Die Biokompatibilität peritonealer Adhäsionsbarrieren

Volker H. Schmitt

Die Biokompatibilität peritonealer Adhäsionsbarrieren

Histologie, Immunhistochemie und Ultrastruktur der Gewebe-Material-Interaktion

Mit Geleitworten von Prof. Dr. mult C. James Kirkpatrick und Priv.-Doz. Dr. Christoph Brochhausen-Delius

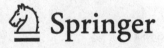

Springer

Dr. med. Volker H. Schmitt
Mainz, Deutschland

Zugl.: Dissertation, Johannes Gutenberg-Universität Mainz, 2013

ISBN 978-3-658-13036-7   ISBN 978-3-658-13037-4   (eBook)
DOI 10.1007/978-3-658-13037-4

Die Deutsche Nationalbibliothek verzeichnet diese Publikation in der Deutschen Nationalbibliografie;
detaillierte bibliografische Daten sind im Internet über http://dnb.d-nb.de abrufbar.

Springer

Gedruckt auf säurefreiem und chlorfrei gebleichtem Papier

Springer ist Teil von Springer Nature
Die eingetragene Gesellschaft ist Springer Fachmedien Wiesbaden GmbH

Meinen lieben Eltern und Geschwistern
und meiner lieben Frau Christine

Geleitwort Professor Dr. mult. C. James Kirkpatrick

Operative Tätigkeit in den großen Körperhöhlen trägt nach wie vor das Risiko der Entwicklung so genannter Adhäsionen (fibröser Bände). So bleiben die Folgen von Interventionen auf dem Gebiet der Viszeral-, Herz- und Thoraxchirurgie eine ständige Herausforderung sowohl für die operativ Tätigen als auch für die Werkstoff- und Lebenswissenschaftler, die gemeinsam nach effektiver Prophylaxe suchen. Klinisch werden verschiedene Lösungsmöglichkeiten angeboten, die vom Ausspülen der betroffenen Höhle bis hin zum Einsatz von Kunststoffmembranen reichen. Im Wesentlichen befasst sich die von Herrn Schmitt verfasste Dissertation mit der Interaktionen der zur Verfügung stehenden Biomaterialien mit der zellulären Innenschicht dieser Körperhöhlen (Mesothel), welche biologisch sehr reaktiv ist und pathomechanistische Basis für die Entwicklung der Adhäsionen darstellt.

Die in der Dissertation aufgeführte Literaturübersicht macht deutlich, dass bisher in der gesamten Weltliteratur keine systematische, histomorphologische und vergleichende Studie über die verschiedenen Barrieren unternommen wurde. Ferner bedeuten mangelnde Kenntnisse über die biologischen Schritte bei der Adhäsionsentwicklung eine fehlende rationale Basis für die Auswahl des geeigneten Biomaterials bzw. Therapieansatzes. Einig jedoch ist sich die klinische Wissenschaft darin, dass eine Separation der mesothelialen Schichten einen wesentlichen präventiven Schritt darstellt. Die von Herrn Schmitt durchgeführte umfangreiche histomorphologische Studie sollte an Hand der Gewebereaktionen in einem Tiermodell, bei welchem ein peritonealer Defekt mit verschiedenen Barriere-Strategien versorgt wurde, neue Erkenntnisse über die ausschlaggebenden biologischen Mechanismen, welche physiologische bzw. pathologische Heilungsreaktionen bedingen, liefern. Zugrunde lagen zahlreiche Gewebeproben aus einer tierexperimentellen Studie an Ratten, welche von Forschungspartnern in der Universitätsfrauenklinik an der Universität Tübingen durchgeführt wurde. Verwendet wurden fünf Adhäsionsbarrieren, die miteinander sowie mit einer unbehandelten Kontrollgruppe verglichen wurden. Dabei bediente sich Herr Schmitt umfangreicher histologischer, immunhistochemischer sowie ultrastruktureller Untersuchungsmethoden.

Aus den detaillierten Beobachtungen von Herrn Schmitt geht eindeutig hervor, dass die unterschiedlichen Barriere-Biomaterialien keine homogene Gewebereaktion induzieren, sondern in Bezug auf wichtige histopathologische Merkmale unterschiedliche Ausprägung aufweisen. So konnte beispielsweise kein Zusammenhang zwischen der Makrophagen-Anzahl und anderen Haupt-Gewebereaktionen, wie akuter Entzündung, Fremdkörperreaktion und Fibrose festgestellt werden. Dennoch konnte Herr Schmitt durch die ausführliche Quantifizierung der einzelnen Gewebereaktionen beobachten, dass für die festen Barrieren eine hohe Präsenz von CD68-positiven Makrophagen mit einer minimalen bzw. praktisch fehlenden Fibrose einherging. Die SupraSeal®-Barriere, welche die beste Adhäsionsprävention aus der Sicht der Makroskopie ergab, zeigte nicht nur eine kräftige Makrophagenreaktion sondern auch eine deutliche initiale granulozytäre Infiltration. Die Ergebnisse unterstreichen die Notwendigkeit in der Biomaterialanwendung, die Inflammation als Teil einer physiologischen Heilungsreaktion zu betrachten und nicht, wie so oft, als auszuschaltendes pathologisches Phänomen. Von großer Nützlichkeit erwies sich die arbeitsintensive, quantitative Rasterelektronenmikroskopie, da somit die mesothelzellfreie und zellbesiedelte Fläche sowie das Ausmaß der Adhäsionsbildung in Abhängigkeit von der Art der Adhäsionsbarrieren ermittelt und verglichen werden konnten. Auch hier konnte gezeigt werden, dass die SupraSeal®-Barriere von allen untersuchten Materialien die größte regenerierte Mesothelfläche aufwies. Darüber hinaus konnte Herr Schmitt durch diesen innovativen Ansatz zeigen, dass die Zeit für die Remesothelialisierung länger ist als bisher beschrieben.

Alles in allem bietet diese Dissertation neue Erkenntnisse über die Heilungsprozesse in den großen Körperhöhlen. Von besonderer Attraktivität ist die Kombination moderner Kenntnisse über die Zellbiologie des Mesothels, innovativer Werkstoffentwicklung durch die Kooperationspartner und eine relevante Schlussfolgerung für die klinische Translation. So präsentiert der Autor beim letzteren Aspekt einen Paradigmenwechsel von der physikalischen Barriere zu einem regenerativen Ansatz, in welchem Biomaterialoptimierung sowie -funktionalisierung im Mittelpunkt stehen. Diese Dissertation stellt ein Novum dadurch dar, dass ein systematischer morphologischer Vergleich der verschiedenen Barrieremodelle für die Adhäsionsprävention in einem relevanten experimentellen Modell durchgeführt wird und gleichzeitig quantitative, durch Morphometrie erzielte Daten bedeutsame zellbiologische Parameter erfassen, welche auf mögliche pathomechanistische Schlüsselereignisse schließen lassen, die in Zukunft beeinflusst werden könnten. Schließlich kann festgestellt werden, dass dieses sehr umfangreiche Werk eine herausragende Leistung im Rahmen einer medizinischen Dissertation darstellt. So überrascht es nicht, dass sie nicht nur mit der höchsten Note ("summa cum laude") beurteilt, sondern auch mit dem Dissertationspreis der Deutschen Gesellschaft für Biomaterialien prämiert wurde. Hinzu kamen u. a. Vortrags-Präsentationen auf dem World Biomaterial Congress 2012 in Chengdu, China sowie anlässlich der Jahrestagung der European Society for Biomaterials 2011 in Dublin, Irland.

Professor C. James Kirkpatrick, MD, PhD, DSc, FRCPath, FBSE
Direktor des Instituts für Pathologie der Universitätsmedizin Mainz

Geleitwort Priv.-Doz. Dr. Christoph Brochhausen-Delius

Obwohl die Erforschung der Pathophysiologie postoperativer Verwachsungen, sogenannter Adhäsionen, in den 70'er Jahren des 20. Jahrhunderts insbesondere durch den britischen Chirurgen Harold Ellis einen entscheidenden Impuls erfuhr, bleiben bis heute relevante Fragen zu den zellulären Mechanismen bei der Entstehung dieser häufigsten Komplikation operativer Eingriffe der großen Körperhöhlen und entscheidende Fragen zur effektiven Prävention ungeklärt. Insbesondere hinsichtlich einer sicheren Adhäsionsprophylaxe existieren keine eindeutigen Daten über die optimale Strategie.

So stellt bis heute die physikalische Trennung der verletzten serösen Häute vom umliegenden Gewebe durch den Einsatz verschiedener Biomaterialien die einzige effektive Prophylaxe zur Vermeidung postoperativer Adhäsionen dar. Im Gegensatz zu einer Vielzahl an makroskopischen Studien zur Untersuchung und zum Vergleich der Effektivität verschiedener Materialien fehlt bislang eine systematische und vergleichende Analyse der zellulären Reaktion auf unterschiedliche Adhäsionsbarrieren. Die vorliegende Arbeit analysiert erstmals systematisch die Gewebereaktion auf fünf im klinischen Alltag zur Adhäsionsvermeidung eingesetzte Biomaterialien aus einem relevantem experimentellen Modell mit aufwendigen histologischen, immunhistologischen und ultrastrukturellen Methoden sowie zusätzlich erstmals mit Synchrotron µCT-Analysen. Auf der Basis des Bewertungssystems DIN EN ISO 10993-6 zur biologischen Beurteilung von Medizinprodukten der europäischen „Organization for Standardization" (ISO) erfolgte erstmalig eine umfassende histologische Charakterisierung und ein Vergleich der Gewebereaktion dieser Barrierematerialien. Hierfür wurden histologisch die granulozytäre und lymphozytäre Entzündungsreaktion, das Ausmaß an Fibrose, die Fremdkörperreaktion und immunhistochemisch die Infiltration CD68-positiver Makrophagen erfasst und evaluiert. Im Hinblick darauf, dass eine histologische Charakterisierung für Barrierematerialien bisher noch nie systematisch durchgeführt wurde, stellt diese Auswertung die erste systematische histologische und statistische Evaluation der Gewebereaktion auf die einzelnen Materialien dar. Durch die vorliegende Arbeit konnte eine histomorphologische Analyse der einzelnen Barrieren nun zudem vergleichend untereinander und mit einer unbehandelten Kontrollgruppe evaluiert werden. Die Bewertung nach dem ISO Bewertungssystem gewährte hierbei eine anwendungsorientierte Gestaltung der Untersuchung der Gewebereaktion und den Vergleich zwischen den Materialien. Ein besonders hervorzuhebendes Ergebnis der histologischen Auswertung stellt der Befund dar, dass eine initial mäßige Entzündungsreaktion mit einem makroskopisch besseren Ergebnis im Sinne der adhäsionsfreien Heilung einherging als eine minimale Entzündungsreaktion. Dieser Befund konterkariert aktuelle Strategien in der

Biomaterialwissenschaften, eine Entzündungsreaktion gänzlich zu vermeiden, und steht im Einklang mit dem Verständnis der kontrollierten Entzündungsreaktion als Teil des Heilungsprozesses. Damit könnten die hier dargestellten Ergebnisse ein Umdenken in materialbasierten Strategien anstoßen.

Über die Einzeluntersuchungen der Materialien hinaus wurde eine mögliche Auswirkung der Materialkonsistenz auf die Gewebereaktion analysiert, da bislang weder bekannt ist, welches Material noch welche Konsistenz optimal für eine Adhäsionsbarriere geeignet ist. In diesem Zusammenhang zeigen die Ergebnisse dieser Arbeit hinsichtlich der Auswirkung der Konsistenz des verwendeten Barrierematerials eine gleichwertige Gewebereaktion, was eine wichtige Erkenntnis für die Materialforschung darstellt.

Neben der Histomorphologie wurde in der vorliegenden Arbeit erstmals die Oberflächenmorphologie von mit Barrierematerialien versorgten Wundflächen mit ultrastrukturellen Methoden analysiert. Mittels Rasterelektronenmikroskopie wurde die Oberfläche eines Präparates jeder Barrieregruppe semiquantitativ ausgewertet. Als Grundlage dafür hat der Autor einen Score zur Flächenauswertung zellbesiedelter Oberflächen für die Rasterelektronenmikroskopie entwickelt. Um weitere morphologische Informationen zu erhalten, wurde zudem eine Probe aus jeder Gruppe transmissionselektronenmikroskopisch untersucht. Hierbei konnte erstmals gezeigt werden, dass die Quantität und Qualität der Remesothelialisierung eines serosalen Wundareals entscheidend dafür sind, ob die Heilung mit oder ohne Bildung von Adhäsionen erfolgt. Zudem wurde exemplarisch die Messung einer der Gewebeproben in einem Synchrotron-μCT durchgeführt, um diese Methode für die Untersuchung von Peritoneum und Adhäsionsbarrieren zu erproben. Es gelang mit dieser innovativen Methode die Daten aus den histologischen, immunhistochemischen und transmissionselektronenmikroskopischen Querschnittpräparaten mit den Ergebnissen der rasterelektronenmikroskopischen Oberflächenanalyse zu verbinden.

Die Ergebnisse der vorliegenden Arbeit sind sowohl vom materialwissenschaftlichen als auch pathophysiologischen Standpunkt aus von immenser Bedeutung, was durch mehrere aus dieser Arbeit entstandene Publikationen in nationalen und internationalen Zeitschriften, durch zahlreiche Präsentationen der Ergebnisse auf nationalen und internationalen Kongressen und durch die Verleihung des Promotionspreises der Deutschen Gesellschaft für Biomaterialien im Jahr 2014 widergespiegelt wird.

Die durchgeführten exakten Analysen und statistischen Evaluationen der durch Adhäsionsbarrieren verursachten Gewebereaktion sind nach dem aktuellen Stand der Literatur bislang einzigartig. Das Bildmaterial ist von einer außergewöhnlichen Qualität und verdeutlicht sehr anschaulich die erhobenen Befunde. Dieses umfassende Werk stellt für die rationale Optimierung von Adhäsionsbarrieren eine herausragende Leistung dar, in dem es innovative perspektiven Eröffnet für die zukünftige Beeinflussung relevanter zellbiologischer Parameter zur Prävention postoperativer Adhäsionen.

Priv.-Doz. Dr. med. Christoph Brochhausen-Delius
Leitender Oberarzt am Institut für Pathologie der Universität Regensburg

Danksagung

Ich danke meinem Doktorvater Herrn Univ.-Prof. Dr. C. James Kirkpatrick, MD, PhD, DSc, FRCPath, FBSE für das Überlassen des Themas, das mir entgegen gebrachte Vertrauen und die hervorragende Betreuung. Meinem wissenschaftlichen Betreuer, Herrn PD Dr. Christoph Brochhausen-Delius, danke ich für die herausragende Betreuung und unermüdliche Unterstützung. Mein Dank gilt zudem dem medizinisch-technischen Personal des Instituts für Pathologie, insbesondere Frau Silke Mitschke und Frau Barbara Platz, dem Team der Elektronenmikroskopie, Frau Marianne Müller, Frau Karin Molter, Frau Rosemarie Delzeit, Frau Luise Meyer und Frau Sabine Aust sowie den Mitarbeitern des Zentrallabors des Instituts für Pathologie. Ich danke unseren Kooperationspartnern für die hervorragende und konstruktive Zusammenarbeit: Herrn Prof. Dr. Heinrich Planck, Herrn Prof. Dr. Michael Doser und Herrn Dr. Helmut Hierlemann vom Institut für Textil- und Verfahrenstechnik Denkendorf, Herrn Prof. Dr. Dr. Diethelm Wallwiener, Herrn PD Dr. Bernhard Krämer, Frau Dr. Constanze N. E. Planck und Herrn Dr. Christian Wallwiener von der Universitäts-Frauenklinik, Eberhard Karls Universität Tübingen, Herrn Dr. Taufiek K. Rajab vom Brigham and Women's Hospital, Harvard Medical School, Boston, USA, Herrn PD Dr. Markus Wallwiener von der Universitäts-Frauenklinik, Ruprecht-Karls-Universität Heidelberg und Herrn Dr. Rolf Zehbe vom Institut für Werkstoffwissenschaften und –technologien, Technische Universität Berlin. Frau Dr. Astrid Schneider vom Institut für Medizinische Biometrie, Epidemiologie und Informatik (IMBEI) der Universitätsmedizin Mainz danke ich für die statistische Betreuung meiner Arbeit. Frau Helga Breitbach von der Stabsstelle Foto-Grafik-Video, Universitätsmedizin Mainz und Frau Kirsten Leistenschneider danke ich für die kompetente technische Hilfestellung. Des Weiteren danke ich meinen Kollegen aus der Arbeitsgruppe um Herrn PD Dr. Brochhausen, insbesondere Herrn Andreas Mamilos und Herrn Dr. Christoph B. Wiedenroth, für rege Diskussion und konstruktiven Ideenaustausch. Den präparationstechnischen Assistenten des Instituts für Pathologie, Herrn Bernd Fewinger, Herrn Adalbert Buchen und Herrn Manfred Messmann, danke ich für ihre stetige Hilfsbereitschaft. Dem Resort Forschung und Lehre der Universitätsmedizin der Johannes Gutenberg-Universität Mainz danke ich für die Gewährung eines Promotions-Förderungsstipendiums. In diesem Zusammenhang gilt mein besonderer Dank Herrn Univ.-Prof. Dr. mult. C. J. Kirkpatrick, Herrn PD Dr. C. Brochhausen, Herrn Prof. Dr. H. Planck, Herrn Univ.-Prof. Dr. Heinz Schmidberger sowie Herrn Dr. Alexander Nisius für ihre Unterstützug bei diesem Vorhaben und der Erstellung von Gutachten. Herrn Prof. Dr. Werner Kneist von der Klinik für Allgemein-, Viszeral- und Transplantationschirurgie, Universitätsmedizin Mainz sowie Herrn Prof. Dr. Günter Klaus, Leiter des KfH-Nierenzentrums für Kinder und Jugendliche, Universitätsklinikum Gießen-Marburg, danke ich für die Erstellung des Zweit- und Drittgutachtens im Rahmen meines Promotionsverfahrens. Der Deutschen Gesellschaft für Biomaterialien danke ich für die Prämierung dieser Arbeit mit dem Promotionspreis der Gesellschaft im Jahre 2014.

Ich danke von ganzem Herzen meiner Familie und meiner Ehefrau Christine für ihre stets volle Unterstützung - man hat leider kaum die Gelegenheit dies zu würdigen, daher an an dieser Stelle mein herzlicher Dank! Überdies danke ich all meinen Freunden, denen ich teilweise bereits seit der Grundschule verbunden bin, für ihre großartige Freundschaft. Der griechische Philosoph Epikur von Samos schrieb: *Von allen Geschenken, die uns das Schicksal gewährt, gibt es kein größeres Gut als die Freundschaft - keinen größeren Reichtum, keine größere Freude.* Ohne meine Familie und Freunde wären mir das Absolvieren meines Studiums und das Anfertigen dieser Arbeit nicht so leicht gefallen.

Inhaltsverzeichnis

Geleitwort Professor Dr. mult. C. James Kirkpatrick VII

Geleitwort Priv.-Doz. Dr. Christoph Brochhausen-Delius IX

Danksagung XIII

Inhaltsverzeichnis XV

Abbildungsverzeichnis...XIX

Tabellenverzeichnis...XXI

Abkürzungsverzeichnis XXV

1 Einleitung und Ziel der Dissertation 1

2 Literaturdiskussion... 3

  2.1 Das Problem peritonealer Adhäsionen 3

  2.2 Das Peritoneum.. 4

    2.2.1 Die Anatomie und Physiologie des Peritoneums 4

    2.2.2 Die peritoneale und dermale Wundheilung 6

      2.2.2.1 Die peritoneale Wundheilung... 6

      2.2.2.2 Der Vergleich der viszeralen und der parietalen Wundheilung.............. 8

      2.2.2.3 Die Quelle regenerierter Mesothelzellen 9

      2.2.2.4 Ein geeignetes Wundheilungsmodell - Die dermale Wundheilung.............. 10

  2.3 Die Pathogenese peritonealer Adhäsionen 11

  2.4 Strategien zur Prävention intraabdomineller Adhäsionen................. 14

    2.4.1 Die chirurgische Technik.. 14

    2.4.2 Die medikamentöse Therapie 15

      2.4.2.1 Entzündungshemmende Medikamente und Antihistaminika 16

      2.4.2.2 Antikoagulantien und fibrinolytische Substanzen 16

      2.4.2.3 Antibiotika.. 17

      2.4.2.4 Weitere medikamentöse Ansätze.. 18

    2.4.3 Antiadhäsive Barrieren 19

      2.4.3.1 Voraussetzungen an eine gute Barriere 20

      2.4.3.2 Flüssige und niedervisköse oder gelförmige Barrieren 20

      2.4.3.3 Feste Barrieren.. 26

3 Methoden 35

  3.1 Der Aufbau dieser Arbeit 35

  3.2 Der Tierversuch 38

    3.2.1 Die Adhäsionsinduktion und Versorgung mit verschiedenen Barrieren 39

    3.2.2 Die Gewebeproben 41

  3.3 Die Anfertigung histologischer und immunhistologischer Färbungen 41

    3.3.1 Die Gewebepräparation und Fertigung von Schnittpräparaten 41

      3.3.1.1 Die Anfertigung von Paraffinschnitten.................................. 42

      3.3.1.2 Die Vor- und Nachbereitung der Schnittpräparate zur Färbung.................... 43

3.3.2 Die histologischen Färbungen 44

    3.3.2.1 Hämatoxylin-Eosin (HE) 45

    3.3.2.2 Elastica van Gieson (EvG) 45

    3.3.2.3 Naphthol-AS-D-Chloracetatesterase (ASD) 48

3.3.3 Die immunhistologische Färbung gegen CD68 48

3.3.4 Zusammenfassung der Methodik histologischer Färbungen 52

3.4 Rasterelektronenmikroskopie 52

3.4.1 Die Aufarbeitung der Präparate 52

3.4.2 Die Gefriertrocknung der Präparate 52

3.4.3 Das Sputtern 54

3.4.4 Die rasterelektronenmikroskopische Untersuchung 54

3.5 Transmissionselektronenmikroskopie 54

3.5.1 Die Aufarbeitung der Präparate 54

3.5.2 Die Herstellung von Semidünnschnitten 55

3.5.3 Die Herstellung von Ultradünnschnitten 55

3.5.4 Die Nachkontrastierung der Ultradünnschnitte 55

3.5.5 Die transmissionselektronenmikroskopische Untersuchung 55

3.6 Synchrotron-µCT 56

3.6.1 Der Aufbau eines Synchrotron-µCT 56

3.6.2 Die Vorteile der Messung mit dem Synchrotron-µCT 56

3.6.3 Die Gewebeaufbereitung und Messung 58

3.7 Datenerhebung und Auswertung der Histologie und Immunhistologie 58

3.7.1 Die Auswertungskriterien 58

3.7.2 Die Datenerfassung 58

3.7.3 Die Datenauswertung und Ermittlung des „Barrierewertes" 59

3.7.4 Der Evaluationsscore 61

3.7.5 Der Vergleich der Barrierekonsistenz 63

3.8 Datenerhebung und Auswertung der Elektronenmikroskopie und der
Synchrotron-µCT 63

3.8.1 Rasterelektronenmikroskopie 63

3.8.2 Transmissionselektronenmikroskopie und Synchrotron-µCT 63

3.9 Statistik 63

4 Materialien **65**

4.1 Arbeitsgeräte 65

4.2 Arbeits- und Verbrauchsmaterialien 67

4.3 Chemikalien 69

4.4 Rezepte und Lösungen 72

4.5 Software 74

5 Ergebnisse **75**

5.1 Histomorphologische und immunhistologische Befunde 75

5.2 Barrierespezifische Analyse 82
    5.2.1 Kontrollgruppe.. 82
    5.2.2 Adept® 83
    5.2.3 Intercoat® 84
    5.2.4 Spraygel® 86
    5.2.5 Seprafilm® 87
    5.2.6 SupraSeal® 89
5.3 Vergleich der Barrieren anhand der untersuchten Parameter............................ 90
    5.3.1 Granulozyten.. 90
    5.3.2 Lymphozyten/Plasmazellen... 94
    5.3.3 Makrophagen in der HE-Färbung.. 96
    5.3.4 Fremdkörperriesenzellen 98
    5.3.5 Fibrose 100
5.4 Barrierevergleich anhand der Gewebereaktion und Bewertung nach
ISO 10993-6... 103
    5.4.1 Vergleich der Barrieren anhand der Entzündungsreaktion...................... 104
    5.4.2 Vergleich der Barrieren anhand der Makrophagen 105
    5.4.3 Vergleich der Barrieren anhand der Fremdkörperreaktion...................... 105
    5.4.4 Vergleich der Barrieren anhand der Fibrosierung 106
    5.4.5 Bewertung der Barrieren nach ISO 10993-6 106
5.5 Immunhistologische Evaluation über das Auftreten CD68-positiver
Makrophagen 108
    5.5.1 Histologische und immunhistologische Analyse der Barrieregruppen 109
        5.5.1.1 Kontrollgruppe 109
        5.5.1.2 Adept®... 109
        5.5.1.3 Intercoat® 110
        5.5.1.4 Spraygel® 111
        5.5.1.5 Seprafilm® 113
        5.5.1.6 SupraSeal® 113
    5.5.2 Barrierevergleich anhand der Gewebereaktion 114
        5.5.2.1 Entzündungsreaktion... 114
        5.5.2.2 Fremdkörperreaktion... 115
        5.5.2.3 Fibrose... 116
        5.5.2.4 CD68-positive Makrophagen 116
    5.5.3 Bewertung der Barrieren nach ISO 10993-6 unter Berücksichtigung der
    CD68-positiven Makrophagen 116
    5.5.4 Korrelation zwischen der Gewebereaktion und des Vorhandenseins
    CD68-positiver Makrophagen.. 118
5.6 Die Untersuchung der Auswirkungen der Barrierekonsistenz auf
die Gewebereaktion 119
    5.6.1 Spezifische histologische Analyse der flüssigen und festen Barrieren 120
        5.6.1.1 Flüssige Barrieren 120

5.6.1.2 Feste Barrieren 121
5.6.2 Vergleich der Gewebereaktion flüssiger und fester Barrieren 122
5.6.2.1 Entzündungsreaktion 122
5.6.2.2 Makrophagen in der HE-Färbung... 125
5.6.2.3 Fremdkörperriesenzellen 126
5.6.2.4 Fibrose... 127
5.6.3 Bewertung und Interpretation nach ISO 10993-6........................... 129
5.6.4 Immunhistologische Evaluation der Infiltration CD68-positiver Makrophagen 130
5.6.4.1 Histologische und immunhistologische Analyse der flüssigen und festen
Barrieren 131
5.6.4.2 Vergleich der Gewebereaktion der Barrierekonsistenz.................... 133
5.6.4.3 Bewertung der Barrieren nach ISO 10993-6................................. 136
5.6.4.4 Korrelation zwischen Gewebereaktion und CD68-positiven Makrophagen..... 136
5.7 Die rasterelektronenmikroskopische Evaluation.......................... 137
5.8 Die transmissionselektronenmikroskopische Evaluation............... 143
5.9 Die Ergebnisse der Synchrotron-μCT 147
5.10 Zusammenfassung der Ergebnisse 147
5.10.1 Zusammenfassende Bewertung der Untersuchung der Barrieren 149
5.10.2 Zusammenfassende Bewertung der Untersuchung der Konsistenz......... 153
5.11 Statistik 153
5.11.1 Die Anzahl und Verteilung der Präparate.................................... 153
5.11.2 Die Statistik des histologischen Barrierevergleiches..................... 155
5.11.3 Die Statistik des histologisch-immunhistochemischen Barrierevergleiches
mit Auswertung der CD68-positiven Makrophagen 162
5.11.4 Die Statistik des histologischen Konsistenzvergleiches.................. 162
5.11.5 Statistik und Auswertung des histologisch-immunhistochemischen
Konsistenzvergleiches bezüglich CD68-positiver Makrophagen.......... 164
6 Diskussion 165
7 Zusammenfassung... 183
8 Literaturverzeichnis 187
9 Anhang.. 245
9.1 Abbildungen 245
9.2 Tabellen 254

Abbildungsverzeichnis

Abbildung 1: Peritoneale Adhäsionen 4

Abbildung 2: Histologische Übersichtsaufnahme des normalen Peritoneums 5

Abbildung 3: Rasterelektronenmikroskopische Darstellung normalen Peritoneums 6

Abbildung 4: Die Phasen der serosalen Wundheilung 7

Abbildung 5: Die Adhäsionskaskade 12

Abbildung 6: Verschiedene Organe befallende Adhäsionen 13

Abbildung 7: Laparoskopische Applikation von Adept® und SupraSeal® 22

Abbildung 8: Das Tiermodell zur Adhäsionsinduktion 38

Abbildung 9: Die Behandlung mit verschiedenen Adhäsionsbarrieren 40

Abbildung 10: Second-look nach 14 Tagen im Tiermodell 41

Abbildung 11: Die Gewebeproben aus Tübingen 42

Abbildung 12: Die verwendeten Färbungen auf einen Blick 53

Abbildung 13: Der Aufbau eines Synchrotrons 57

Abbildung 14: Die Auswertungstabelle zur Datenerfassung 60

Abbildung 15: Die Färbeergebnisse der Kontrollgruppe 76

Abbildung 16: Die Färbeergebnisse der Adept®-Gruppe 77

Abbildung 17: Die Färbeergebnisse der Intercoat®-Gruppe 78

Abbildung 18: Die Färbeergebnisse der Spraygel®-Gruppe 79

Abbildung 19: Die Färbeergebnisse der Seprafilm®-Gruppe 80

Abbildung 20: Die Färbeergebnisse der SupraSeal®-Gruppe 81

Abbildung 21: Die spezifische Gewebereaktion der Kontrollgruppe 84

Abbildung 22: Die spezifische Gewebereaktion der Adept®-Gruppe 85

Abbildung 23: Die spezifische Gewebereaktion der Intercoat®-Gruppe 87

Abbildung 24: Die spezifische Gewebereaktion der Spraygel®-Gruppe 88

Abbildung 25: Die spezifische Gewebereaktion der Seprafilm®-Gruppe 89

Abbildung 26: Die spezifische Gewebereaktion der SupraSeal®-Gruppe 91

Abbildung 27: Vergleich des Barrierewertes bzgl. der Granulozyten 93

Abbildung 28: Vergleich des Barrierewertes bzgl. Lymphozyten/Plasmazellen 95

Abbildung 29: Vergleich des Barrierewertes bzgl. Makrophagen 98

Abbildung 30: Vergleich des Barrierewertes bzgl. der Fremdkörperriesenzellen 100

Abbildung 31: Vergleich des Barrierewertes bzgl. der Fibrose 103

Abbildung 32: Gewebereaktion in der Untersuchung CD68-pos. Makrophagen 112

Abbildung 33: Barrierevergleich anhand CD68-positiver Makrophagen 117

Abbildung 34: Die spezifische Gewebereaktion durch flüssige Barrieren 121

Abbildung 35: Die spezifische Gewebereaktion durch feste Barrieren 123

Abbildung 36: Vergleich des Barrierewertes der Konsistenz bzgl. Granulozyten 124

Abbildung 37: Vergleich der Konsistenz bzgl. Lymphozyten/Plasmazellen 125

Abbildung 38: Vergleich der Konsistenz bzgl. CD68-positiver Makrophagen 126

Abbildung 39: Vergleich der Konsistenz bzgl. der Fremdkörperriesenzellen 127

Abbildung 40: Vergleich der Konsistenz bzgl. der Fibrose 128

Abbildung 41: Vergleich der Konsistenz bzgl. CD68-positiver Makrophagen 135

Abbildung 42: Rasterelektronenmikroskopie gesunden Peritoneums 138

Abbildung 43: Rasterelektronenmikroskopie: Kontrollgruppe, Adept®, Intercoat® .. 140

Abbildung 44: Rasterelektronenmikroskopie: Spraygel®, Seprafilm®, SupraSeal® ... 142

Abbildung 45: Transmissionselektronenmikroskopie gesunden Peritoneums 143

Abbildung 46: Transmissionselektronenmikroskopie der Kontrollgruppe 144

Abbildung 47: Transmissionselektronenmikroskopie der Adept®-Gruppe 145

Abbildung 48: Transmissionselektronenmikroskopie der Intercoat®-Gruppe 145

Abbildung 49: Transmissionselektronenmikroskopie der Spraygel®-Gruppe 145

Abbildung 50: Transmissionselektronenmikroskopie der Seprafilm®-Gruppe.......... 146

Abbildung 51: Transmissionselektronenmikroskopie der SupraSeal®-Gruppe 147

Abbildung 52: SupraSeal® im Synchrotron-µCT 148

Abbildung 53: Optimierung und Funktionalisierung von Barrierematerialien 179

Abbildung 54: Vision einer festen Barriere mit einfacher Anwendbarkeit 180

Abbildung 55: Paradigmenwechsel materialbasierter Barrierestrategien 182

Abbildung 56: Barrierespezifische Analyse der Kontrollgruppe barrierenah 245

Abbildung 57: Barrierespezifische Analyse Kontrollgruppe barrierefern 245

Abbildung 58: Barrierespezifische Analyse der Adept®-Gruppe barrierenah 246

Abbildung 59: Barrierespezifische Analyse der Adept®-Gruppe barrierefern 246

Abbildung 60: Barrierespezifische Analyse der Intercoat®-Gruppe barrierenah 247

Abbildung 61: Barrierespezifische Analyse der Intercoat®-Gruppe barrierefern 247

Abbildung 62: Barrierespezifische Analyse der Spraygel®-Gruppe barrierenah 248

Abbildung 63: Barrierespezifische Analyse der Spraygel®-Gruppe barrierefern 248

Abbildung 64: Barrierespezifische Analyse der Seprafilm®-Gruppe barrierenah 249

Abbildung 65: Barrierespezifische Analyse der Seprafilm®-Gruppe barrierefern 249

Abbildung 66: Barrierespezifische Analyse der SupraSeal®-Gruppe barrierenah 250

Abbildung 67: Barrierespezifische Analyse der SupraSeal®-Gruppe barrierefern 250

Abbildung 68: Der Barrierewert der Kontrollgruppe in der CD68-Auswertung 251

Abbildung 69: Der Barrierewert der flüssigen Barrieren in der CD68-Auswertung . 251

Abbildung 70: Der Barrierewert der festen Barrieren in der CD68-Auswertung 252

Abbildung 71: Die Gesamtzahl an Präparaten pro Barriere 252

Abbildung 72: Die Verteilung der Präparate pro Barriere nach Bauchseiten 253

Tabellenverzeichnis

Tabelle 1: Häufig eingesetzte Adhäsionsbarrieren 32

Tabelle 2: Übersicht über die in dieser Arbeit evaluierten Adhäsionsbarrieren 39

Tabelle 3: Die Vorbereitung der Schnittpräparate für die Färbeprozesse 43

Tabelle 4: Die Nachbereitung der Schnittpräparate nach dem Färbeprozess 44

Tabelle 5: Die Methodik der Hämatoxylin-Eosin-Färbung 46

Tabelle 6: Die Methodik der Färbung nach Elastica van Gieson 47

Tabelle 7: Die Methodik der Färbung mit Naphthol-AS-D-Chloracetatesterase 49

Tabelle 8: Die Methodik der immunhistochemischen Färbung gegen CD68 50

Tabelle 9: Zusammenfassung: Histologische und immunhistologische Färbungen 52

Tabelle 10: Die Punktwertvergabe entsprechend der Gewebereaktion 62

Tabelle 11: Die Evaluation der Gewebereaktion anhand des Gesamtpunktwertes 62

Tabelle 12: Die verwendeten technischen Geräte 65

Tabelle 13: Das verwendete Arbeits- und Verbrauchsmaterial 67

Tabelle 14: Die verwendeten Chemikalien 69

Tabelle 15: Die verwendeten Rezepte und Lösungen 72

Tabelle 16: Die verwendete Software 74

Tabelle 17: Die Auswirkung der Barrieren auf die Fibrose 104

Tabelle 18: Absoluter Vergleich der Gewebereaktion der Barrieren 105

Tabelle 19: Die Bewertung der Barrieren mit Punkten gemäß ISO 10993-6 107

Tabelle 20: Die Gewebereaktion der Barrieren nach ISO 10993-6 108

Tabelle 21: Absoluter Vergleich der Gewebereaktion 115

Tabelle 22: Die Bewertung der Barrieren mit Punkten gemäß ISO 10993-6 118

Tabelle 23: Die Gewebereaktion der Barrieren nach ISO 10993-6 119

Tabelle 24: Die Auswirkung der Barrierekonsistenz auf die Fibrose 128

Tabelle 25: Beurteilung der Gewebereaktion auf die Konsistenz nach ISO-Score 129

Tabelle 26: Die Punktwertvergabe der Gewebereaktion auf die Konsistenz 130

Tabelle 27: Die Gewebereaktion der Barrierekonsistenz nach ISO 10993-6 130

Tabelle 28: Die Gewebereaktion der Konsistenz bzgl. CD68-pos. Makrophagen 133

Tabelle 29: Punktwertvergabe nach ISO bzgl. Makrophagen und Konsistenz 136

Tabelle 30: Gewebereaktion der Konsistenz mit CD68-pos. Makrophagen 137

Tabelle 31: Die Evaluation der Remesothelialisierung der Barrieregruppen 143

Tabelle 32: Zusammenfassung der Ergebnisse der Barriereevaluation 151

Tabelle 33: Zusammenfassung der Ergebnisse der Barrierekonsistenz 154

Tabelle 34: Präparateübersicht mit Verteilung nach Barrieren und Bauchseiten 154

Tabelle 35: Präparateübersicht mit Verteilung nach der Konsistenz 155

Tabelle 36: Statistisches Ergebnis der Kontrollgruppe - linke Bauchseite 254

Tabelle 37: Statistisches Ergebnis der Kontrollgruppe - rechte Bauchseite 254

Tabelle 38: Statistisches Ergebnis aller Präparate der Kontrollgruppe 255

Tabelle 39: Statistisches Ergebnis der Adept®-Gruppe - linke Bauchseite 256

Tabelle 40: Statistisches Ergebnis der Adept®-Gruppe - rechte Bauchseite 257

Tabelle 41: Statistisches Ergebnis aller Präparate der Adept®-Gruppe 257

Tabelle 42: Statistisches Ergebnis der Intercoat®-Gruppe - linke Bauchseite 258

Tabelle 43: Statistisches Ergebnis der Intercoat®-Gruppe - rechte Bauchseite 259

Tabelle 44: Statistisches Ergebnis aller Präparate der Intercoat®-Gruppe 260

Tabelle 45: Statistisches Ergebnis der Spraygel®-Gruppe 260

Tabelle 46: Statistisches Ergebnis der Seprafilm®-Gruppe - linke Bauchseite 261

Tabelle 47: Statistisches Ergebnis der Seprafilm®-Gruppe - rechte Bauchseite 262

Tabelle 48: Statistisches Ergebnis aller Präparate der Seprafilm®-Gruppe 263

Tabelle 49: Statistisches Ergebnis der SupraSeal®-Gruppe - linke Bauchseite 263

Tabelle 50: Statistisches Ergebnis der SupraSeal®-Gruppe - rechte Bauchseite 264

Tabelle 51: Statistisches Ergebnis aller Präparate der SupraSeal®-Gruppe 265

Tabelle 52: Statistisches Ergebnis der Kontrolle bzgl. CD68-pos. Makrophagen 266

Tabelle 53: Statistisches Ergebnis von Adept® bzgl. CD68-pos. Makrophagen 266

Tabelle 54: Statistisches Ergebnis von Intercoat® bzgl. CD68-pos. Makrophagen ... 267

Tabelle 55: Statistisches Ergebnis von Spraygel® bzgl. CD68-pos. Makrophagen ... 267

Tabelle 56: Statistisches Ergebnis von Seprafilm® bzgl. CD68-pos. Makrophagen .. 268

Tabelle 57: Statistisches Ergebnis von SupraSeal® bzgl. CD68-pos. Makrophagen . 268

Tabelle 58: Statistisches Ergebnis der flüssigen Barrieren....................................... 269

Tabelle 59: Statistisches Ergebnis der festen Barrieren 269

Tabelle 60: Statistik des Barrierewertes der Konsistenz für Granulozyten 270

Tabelle 61: Statistik Barrierewert der Konsistenz für Lymphozyten/Plasmazellen ... 271

Tabelle 62: Statistik des Barrierewertes der Konsistenz für Makrophagen 271

Tabelle 63: Statistik Barrierewert der Konsistenz für Fremdkörperriesenzellen 272

Tabelle 64: Statistik des Barrierewertes der Konsistenz für die Fibrose.................... 272

Tabelle 65: Statistischer Vergleich aller Variablen bzgl. der Barrierekonsistenz 273

Tabelle 66: Statistik barrierenahen Gewebes bzgl. Konsistenz nach Makrophagen .. 274

Tabelle 67: Statistik barrierefernen Gewebes bzgl. Konsistenz nach Makrophagen . 274

Tabelle 68: Statistik Barrierewerte bzgl. der Konsistenz nach Makrophagen 275

Tabelle 69: p-Werte Kruskal-Wallis-Test für Granulozyten und Makrophagen........ 276

Tabelle 70: p-Werte Kruskal-Wallis-Test Lymphozyten/Plasmazellen und FKR 278

Tabelle 71: p-Werte Mann-Whitney-U-Test für Granulozyten und Makrophagen ... 280

Tabelle 72: p-Werte Mann-Whitney-U-Test Lymphozyten/Plasmazellen & FKR 282

Tabelle 73: Fibrosebildung in den barrierenahen Arealen 284

Tabelle 74: Fibrosebildung in den barrierefernen Arealen 284
Tabelle 75: Barrierespezifische Fibrosebildung auf der linken Bauchseite 285
Tabelle 76: Barrierespezifische Fibrosebildung auf der rechten Bauchseite 285
Tabelle 77: p-Werte Kruskal-Wallis-Test für Granulozyten und Lymphozyten/
Plasmazellen in der Untersuchung CD68-positiver Makrophagen 286
Tabelle 78: p-Werte Kruskal-Wallis-Test für CD68-positive Makrophagen und
Fremdkörperriesenzellen i.d. Untersuchung CD68-pos. Makrophagen.. 287
Tabelle 79: p-Werte Mann-Whitney-U-Test für Granulozyten und Lymphozyten/
Plasmazellen in der Untersuchung CD68-positiver Makrophagen 288
Tabelle 80: p-Werte Mann-Whitney-U-Test für CD68-positive Makrophagen und
Fremdkörperriesenzellen i.d. Untersuchung CD68-pos. Makrophagen.. 289
Tabelle 81: Fibrose barrierenah in der Untersuchung CD68-pos. Makrophagen 291
Tabelle 82: Fibrose barrierefern in der Untersuchung CD68-pos. Makrophagen 291
Tabelle 83: Fibrose (Barrierewert) in der Untersuchung CD68-pos. Makrophagen .. 291
Tabelle 84: p-Werte Kruskal-Wallis-Test für Granulozyten und CD68-pos.
Makrophagen i.d. Untersuchung der Gewebereaktion der Konsistenz ... 292
Tabelle 85: p-Werte Kruskal-Wallis-Test für Lymphozyten/Plasmazellen und
Fremdkörperriesenzellen bzgl. der Gewebereaktion der Konsistenz 292
Tabelle 86: p-Werte Mann-Whitney-U-Test für Granulozyten und CD68-pos.
Makrophagen bzgl. der Gewebereaktion der Konsistenz 293
Tabelle 87: p-Werte Mann-Whitney-U-Test für Lymphozyten/Plasmazellen und
Fremdkörperriesenzellen bzgl. der Gewebereaktion der Konsistenz 293
Tabelle 88: Fibrosebildung in den barrierenahen Arealen 294
Tabelle 89: Fibrosebildung in den barrierefernen Arealen 294
Tabelle 90: Fibrosebildung (Barrierewert) auf der linken Bauchseite 294
Tabelle 91: Fibrosebildung (Barrierewert) auf der rechten Bauchseite 294
Tabelle 92: p-Werte Kruskal-Wallis-Test für Granulozyten und Lymphozyten/
Plasmazellen bzgl. CD68-pos. Makrophagen und Konsistenz 295
Tabelle 93: p-Werte Kruskal-Wallis-Test für CD68-pos. Makrophagen und
Fremdkörperriesenzellen bzgl. Makrophagen und Konsistenz 295
Tabelle 94: p-Werte Mann-Whitney-U-Test für Granulozyten und Lymphozyten/
Plasmazellen bzgl. CD68-pos. Makrophagen und Konsistenz 295
Tabelle 95: p-Werte Mann-Whitney-U-Test für CD68-pos. Makrophagen und
Fremdkörperriesenzellen bzgl. Makrophagen und Konsistenz 296
Tabelle 96: Fibrose barrierenah in der Untersuchung CD68-pos. Makrophagen 296
Tabelle 97: Fibrose barrierefern in der Untersuchung CD68-pos. Makrophagen 297
Tabelle 98: Fibrose (Barrierewert) in der Untersuchung CD68-pos. Makrophagen .. 297

Abkürzungsverzeichnis

Verwendete Abkürzungen

2nd	second
ad	zu, hinzu
ad libitum	nach Belieben
AG	Aktiengesellschaft
Ak	Antikörper
Aqua bidest.	zweifach destilliertes Wasser
Aqua dest.	einfach destilliertes Wasser
A/S	Aktieselskab (dänische Aktiengesellschaft)
ASD	Naphthol-AS-D-Chloracetatesterase
bzgl.	bezüglich
bzw.	beziehungsweise
CA	Kalifornien, Bundesstaat der USA
ca.	circa = ungefähr, annähernd
CD	Cluster of Differentiation
CMC	Carboxymethylzellulose
CO_2	Kohlendioxid
COX	Zyklooxygenase
COX-2-Inhibitor	Zyklooxygenase-2-Inhibitor
CT	Computertomograph, Computertomographie
CTGF	connective tissue growth factor
DAB	Diaminobenzidin
DAG	Diacylglycerin
DE	Delaware, Bundesstaat der USA
DESY	Deutsches Elektronen-Synchrotron (Hamburg)
EN ISO	Europäische Normierung der International Organization of Standardization
ePTFE	expandiertes Polytetraflourethylen
et al.	und andere
EvG	Elastica van Gieson
f.	und folgende (Seite)
ff	und folgende (Seiten)
FK-Riesenzelle	Fremdkörperriesenzelle
GA	Georgia, Bundesstaat der USA
ggf.	gegebenenfalls

GKSS	Gesellschaft für Kernenergieverwertung in Schiff- bau und Schifffahrt
GmbH	Gesellschaft mit beschränkter Haftung
GmbH & Co. KG	Gesellschaft mit beschränkter Haftung & Compag- nie Kommanditgesellschaft
G-Protein	Guaninnucleotid bindendes Protein
HASYLab	Hamburger Synchrotronstrahlungslabor
HCl	Chlorwasserstoff, Salzsäure
HE	Hämatoxylin-Eosin
hpf	high power field = 400-fach vergrößertes Gesichts- feld
ICAM-1	intercellular cell adhesion molecule-1
IL	Illinois, Bundesstaat der USA
IL-1ß	Interleukin-1 beta
IMBEI	Institut für Medizinische Biometrie, Epidemiologie und Informatik, Universitätsmedizin Mainz
in vitro	im Glas; außerhalb des Organismus durchgeführte Experimente
in vivo	im Lebendigen
Inc.	Incorporated Company
INF-γ	Interferon-gamma
IP$_3$	Inositoltriphosphat
IPOM	intraperitoneal only mesh
ISO	International Organization of Standardization
KGaA	Kommanditgesellschaft auf Aktien
Ltd.	Limited Company
Lym/Pla	Lymphozyten/Plasmazellen
MA	Massachusetts, Bundesstaat der USA
NaOH	Natriumhydroxid, Natronlauge
NJ	New Jersey, Bundesstaat der USA
NK-1R	Neurokinin-1-Rezeptor
NK-1R-Antagonist	Neurokinin-1-Rezeptorantagonist
NO	Stickstoffmonoxid
OF	Oberfläche
PAI	Plasminogenaktivator-Inhibitor
PBS	phosphate buffered saline = phosphatgepufferte Salzlösung

PCT	Poly-D,L-Lactid-ε-Caprolacton-Trimethylencarbonat
PECAM-1	platelet endothelial cell adhesion molecule-1
PEG	Polyethylenglykol
PEO	Polyethylenoxid
PLA	polylactic acid = Polylactid
PLC	Public Limited Company
PMG	polymorphkernige Granulozyten
p-Wert	probability value = Signifikanzwert
Q1	1. Quartil
Q3	3. Quartil
REM	Rasterelektronenmikroskop
REPAIR-lab	Laboratory for REgenerative PAthology & Interface Research; zentrale Forschungseinrichtung des Instituts für Pathologie der Universitätsmedizin der Johannes Gutenberg Universität Mainz (Leitung: Univ.-Prof. Dr. mult. C. J. Kirkpatrick)
S.	Seite bzw. Seiten
sog.	sogenannt
TEM	Transmissionselektronenmikroskop
TGF	transforming growth factor
TGF-ß	transforming growth factor-beta
TIMP-1	tissue inhibitor of metalloproteinase-1
TNF-α	Tumornekrosefaktor-alpha
tPA	tissue plasminogen activator = Gewebeplasminogenaktivator
USA	United States of America
USD	United States Dollar
VACM-1	vascular cell adhesion molecule-1
VEGF	vascular-endothelial growth factor

Verwendete Maßeinheiten

A	Ampere
bar	Bar
d	Tag
eV	Elektronenvolt
g	Gramm
h	Stunde
l	Liter
m	Meter
m^2	Quadratmeter
min	Minute
N	Normalität
sec	Sekunde
W	Watt

Verwendete Präfixe für Maßeinheiten

k	Kilo = Tausend
c	Centi = Hundertstel
m	Milli = Tausendstel
μ	Mikro = Millionstel
η	Nano = Milliardstel

Verwendete Sonderzeichen

°	Winkelgrad
°C	Grad Celsius
±	Plusminus
%	Prozent
®	Registered Trade Mark
TM	Unregistered Trade Mark
&	und
≥	größer oder gleich

1 Einleitung und Ziel der Dissertation

Peritoneale Adhäsionen entstehen nach Schädigungen der Serosa infolge unterschiedlicher Ursachen und führen zu relevanten klinischen Symptomen. Adhäsionen stellen eine der häufigsten Komplikation in der Allgemeinchirurgie und der operativen Gynäkologie dar. Nach Verletzung der Mesothelzellschicht wird ein kaskadenartiger Prozess angestoßen, bei dem die inflammatorische Reaktion mit einer Fibrinexsudation und der Störung des Gleichgewichtes von Fibrinbildung und Fibrinolyse eine wichtige Rolle spielen. Durch den Kontakt der fibrinbedeckten Wundfläche mit umliegendem Gewebe kommt es zur Bildung von Fibrinbrücken, die im weiteren Verlauf zu bindegewebigen Adhäsionen organisiert werden. Aktuell besteht die einzige, erfolgversprechende Strategie zur Prävention postoperativer Adhäsionen darin, den Kontakt des Wundareals mit dem umliegenden Gewebe zu vermeiden.

Trotz einer Vielzahl an bereits klinisch eingesetzten Barrierematerialien gibt es bisher keine systematischen, histomorphologischen Untersuchungen und Vergleiche zur Gewebereaktion nach der Implantation von Adhäsionsbarrieren. Auch das optimale Material zur sicheren und zuverlässigen Vermeidung postoperativer Adhäsionen wurde bisher nicht gefunden. Hierbei sind selbst grundlegende Fragestellungen noch ungelöst, wie etwa die Wahl zwischen flüssigen und festen Barrieren. Zudem ist die komplexe Pathophysiologie der Adhäsiogenese bisher nicht vollständig geklärt. Um diese Prozesse besser zu verstehen, ist es unumgänglich, die zellulären Mechanismen und das Gewebe im Rahmen der peritonealen Wundheilung sowie der Adhäsionsentstehung zu analysieren.

Ziel der vorliegenden Untersuchung war daher der systematische, histomorphologische Vergleich verschiedener, bereits klinisch angewandter Adhäsionsbarrieren hinsichtlich der Biokompatibilität und der Gewebereaktion nach Applikation verschiedener Biomaterialien im Tiermodell nach Induktion von Peritonealschäden. Zu diesem Zweck sollten in unterschiedlichen Teilstudien die entscheidenden Parameter wie inflammatorische Reaktion, Fremdkörperreaktion, Makrophagenbeteiligung und Fibrose jeweils separat analysiert und verglichen werden. Dabei sollten für jeden Parameter nicht nur qualitative, sondern auch statistisch verwertbare Daten generiert werden, welche biometrisch abgesicherte Aussagen erlauben. Um darüber hinaus anwendungsorientierte und allgemeingültige Aussagen treffen zu können, sollten die Gesamtbeurteilungen der Barrieren unter der Anwendung eines etablierten Bewertungssystems der ISO-Norm vergleichend einander gegenüber gestellt werden. Zur Näherung der Frage nach der Überlegenheit flüssiger oder fester Barrieren war es zudem Aufgabe, die Gewebereaktionen im Hinblick auf die Konsistenz der eingesetzten Barrieren gesondert zu analysieren und zu vergleichen. Da die aktive Rolle der Mesothelzellen in der peritonealen Wundheilung weiter untermauert werden sollte, wurden außerdem die Quantität und Qualität der Remesothelialisierung einer geschädigten peritonealen Oberfläche ausgewertet. Hierzu wurde erstmals die Oberflächenmorphologie von Barrierematerialien 14 Tage postoperativ mittels Rasterelektronenmikroskopie semiquantitativ ausgewertet sowie repräsentativ auch transmissionselektronenmikroskopisch untersucht. Die ultrastrukturellen Ergebnisse sollten in Bezug auf die histologischen und makroskopischen Befunde evaluiert werden, um so Hinweise für die Wichtigkeit von Zell-Zell- und Zell-Matrixinteraktionen zu erlangen. Im Falle wegweisender Befunde aus diesen Analysen sollte als ein weiterer, alternativer Ansatz für die Oberflächenuntersuchung exemplarisch die Machbarkeit der Messung mittels Synchrotron-μCT überprüft werden, um diese Methode für die Untersuchung von Adhäsionsbarrieren und Peritonealgewebe zu erproben.

Zunächst werden in dieser Arbeit die Pathogenese der Adhäsionsbildung, basierend auf der physiologischen Rolle seröser Häute, anhand der aktuellen Literatur dargestellt und mit der dermalen Wundheilung verglichen. Zudem werden verschiedene, gegenwärtige Strategien und Biomaterialansätze zur Vermeidung peritonealer Adhäsionen vorgestellt. Anschließend werden die Ergebnisse der unterschiedlichen Teilstudien präsentiert und im Lichte der aktuellen Literatur diskutiert. Zusammenfassend soll in dieser Untersuchung dargestellt werden, ob und in welchen Bereichen die Lebenswissenschaften und die Materialwissenschaften interdisziplinär zusammenwirken können, um so einer Entwicklung zu dienen, welche durch die Ablösung des Einsatzes rein physikalischer Barrieren hin zu einer rationalen Anwendung funktionaler Materialien die Regeneration verletzten Peritoneums einläutet.

2 Literaturdiskussion

2.1 Das Problem peritonealer Adhäsionen

Die Bildung postoperativer Adhäsionen stellt ein relevantes Problem in der Chirurgie dar (1-3), obwohl sich bereits eine Vielzahl an Biomaterialien als präventive Maßnahme in klinischer Anwendung befindet und zahlreiche Wirkstoffe Gegenstand intensiver Forschung sind (4, 5). Postoperative Adhäsionen sind bindegewebige Bänder (Abbildung 1), die sich nach Schädigung der Serosa bilden und durch Entzündung, Endometriose, chemische Peritonitis, Radiotherapie, Fremdkörperreaktion und kontinuierliche peritoneale Dialyse getriggert werden (5-12). Die häufigste Ursache jedoch sind chirurgische Eingriffe (13), als deren Folge Adhäsionen an der Pleura (14-17), dem Perikard (18-20), dem Peritoneum (4, 21), der Synovia (1) sowie dem zentralen Nervensystem (22) entstehen können. Nach intraabdominellen Eingriffen sind bis zu 93% der behandelten Patienten mit postoperativen Adhäsionen behaftet (23), von denen die meisten glücklicherweise symptomlos bleiben. Dennoch stellen peritoneale Adhäsionen in der abdominellen und gynäkologischen Chirurgie eine der häufigsten postoperativen Komplikationen dar (13, 24-26). Sie führen zu relevanten klinischen Symptomen (27) wie chronische abdominelle und pelvine Schmerzen (28-32), mechanische Infertilität bei Frauen (33-36) und intestinaler Obstruktion (37-44). So sind 40% aller postoperativ auftretenden Darmverschlüsse auf Adhäsionen zurückzuführen (31, 34, 38). Des Weiteren können bereits vorhandene Adhäsionen verlängerte Operationszeiten (45), gesteigerte Reoperationsraten (46) sowie ein erhöhtes Auftreten intraoperativer Komplikationen wie Blutungen oder Verletzungen von Hohlorganen verursachen (38, 47, 48). Peritoneale Adhäsionsbildung kann zu 80% bis 90% auf vorangegangene Operationen zurückgeführt werden, während lediglich fünf bis 20% entzündlichen und zwei bis fünf Prozent kongenitalen Ursprungs sind (34, 49). Neben dem Leidensdruck der Patienten durch die Folgen von Adhäsionen spielt auch der wirtschaftliche Faktor eine Rolle: Allein in den USA betragen die direkt durch Adhäsionen verursachten Nachbehandlungskosten jährlich 1,3 Milliarden USD (35, 50).

Die Entstehung peritonealer Adhäsionen stellt ein Zusammenspiel mehrerer zellulärer und humoraler Faktoren dar, deren exakte Pathogenese trotz intensiver Forschung noch nicht abschließend geklärt werden konnte (51). Die momentan vielversprechendste Strategie zur Vermeidung postoperativer Adhäsionen ist die physikalische Trennung peritonealer Wundflächen durch materialbasierte Adhäsionsbarrieren (52, 53). Trotz intensiven Bemühungen in Forschung und Klinik wurde das optimale Material hierfür jedoch noch nicht gefunden (53-57).

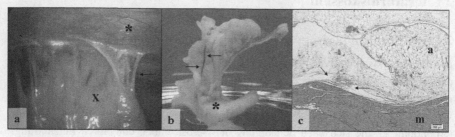

Abbildung 1: a) Laparoskopische Aufnahme einer bindegewebigen Adhäsion (Pfeil), die einen Teil des Mesenteriums (x) an der Bauchwand (*) fixiert. Die lichtreflektierende Serosa bildet die oberste Schicht des Peritoneums und kleidet die intraperitonealen Oberflächen aus. Mit freundlicher Genehmigung von Herrn PD Dr. C. Brochhausen (REPAIR-lab, Institut für Pathologie, Universitätsmedizin Mainz). b) Dauerhafte, an der Bauchwand (*) entspringende Adhäsion aus Binde- und Fettgewebe sowie Blutgefäßen (Pfeile) (in Formalin 4% fixierte, schwimmende Gewebeprobe aus einem Adhäsionsinduktionsmodell an der Ratte) (51). c) Histologisches Schnittbild des Übergangs (Pfeile) einer von der Bauchwand (m, Muskulatur) entspringenden Adhäsion (a) (HE x20).

2.2 Das Peritoneum

2.2.1 Die Anatomie und Physiologie des Peritoneums

Das Peritoneum ist eine seröse Membran, welche die Oberflächen des Bauchraumes auskleidet, also sowohl die Innenseite der Bauchhöhle als auch die Außenseite der intraperitoneal gelegenen Organe und Strukturen. Physiologisch besteht das Peritoneum aus einem einschichtigen Verband flacher Mesothelzellen, der einer Basalmembran und einer dünnen bindegewebigen Schicht aufliegt (58) (Abbildung 2). Auf der Oberfläche des Mesothels befinden sich Mikrovilli (59-61) sowie vereinzelt Zilien (62, 63) (Abbildung 3). Infolge einer peritonealen Reizung nehmen Mesothelzellen hingegen eine Kugelform an, verlieren ihren Mikrovillisaum und lösen sich von der Basalmembran ab (63, 64). Embryologisch sind Mesothelzellen mesodermalen Ursprungs und stellen eine Zwischenstufe zwischen Epithel- und Mesenchymzellen dar (63, 65-67). Sie exprimieren sowohl epitheliale Marker wie Zytokeratine niedrigen und hohen Molekulargewichtes als auch mesenchymale Marker wie Vimentin (63, 67). Das submesotheliale Bindegewebe besteht überwiegend aus locker angeordneten elastischen und kollagenen Fasern mit Fibroblasten, Makrophagen, Mastzellen, Blut- und Lymphgefäßen sowie Nervenfasern (68-71). Anatomisch wird das Peritoneum in zwei Kompartimente geteilt: Die Bauchdecke wird vom parietalen Blatt ausgekleidet, die intraperitoneal liegenden Organe inklusive dem Mesenterium vom viszeralen Blatt. Mit einer Fläche von ca. 2 m^2 bei Erwachsenen stellt das Peritoneum die größte seröse Membran des menschlichen Körpers dar und gleicht in etwa der Fläche der dermalen Haut (72).

Das parietale Blatt umfasst in etwa 10 % der Fläche des Peritoneums, das viszerale Blatt ca. 90% (73).

Das Mesothel ist für die Bildung einer glatten Oberfläche verantwortlich, um ein reibungsarmes Gleiten der intraperitonealen Organe zu gewährleisten (74). Zu diesem Zweck sezernieren Mesothelzellen, ebenso wie Pneumozyten vom Typ II, Surfactant (74-76) und hohe Mengen an Phosphatidylcholin (77-79). Das Peritoneum ist hierbei in der Lage, seine eigene Transportrate zu steuern (80). Mesothelzellen bilden außerdem eine antithrombogene Oberfläche und wirken durch die Synthese von Gewebeplasminogenaktivator (tPA) sowie Plasminogenaktivator-Inhibitor (PAI) regulierend auf das fibrinbildende und fibrinolytische Gleichgewicht. Diese Eigenschaft spielt vermutlich eine wichtige Rolle in der Entstehung peritonealer Adhäsionen, in deren Pathogenese das Gleichgewicht zwischen Fibrinbildung und Fibrinolyse gestört zu sein scheint (5, 81-97).

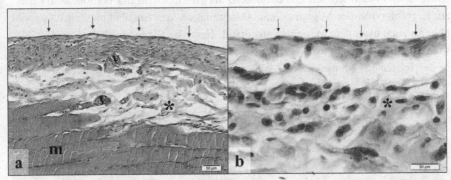

Abbildung 2: Histologische Übersichtsaufnahme des normalen Peritoneums: Ein durchgehender Verband aus flachen Mesothelzellen (Pfeile) bedeckt das submesotheliale, gefäßführende (v), lockere Bindegewebe (*), welches der Muskulatur (m) der Bauchwand aufliegt (HE, a: x100, b: x400).

Mesothelzellen sind aktiv in die Immunregulation involviert und exprimieren zahlreiche Oberflächenmoleküle, die von entscheidender funktioneller Bedeutung sind: So wird über die Expression von Zelladhäsionsmolekülen wie intercellular cell adhesion molecule-1 (ICAM-1), vascular cell adhesion molecule-1 (VCAM-1) und platelet endothelial cell adhesion molecule-1 (PECAM-1) die Rekrutierung und Migration von Granulozyten und Lymphozyten gesteuert, wodurch das Mesothel aktiv am Entzündungsgeschehen beteiligt ist (60, 63, 98-101). Mesothelzellen sind zudem über die Expression von CD40 aktiv an der Präsentation unterschiedlicher Antigene und der Aktivierung von Immunzellen beteiligt. Die funktionelle Aktivität der Mesothelzellen wird unter anderem über die Interaktion mit Proteinen der interzellulären Matrix durch Integrine moduliert. Bei der Entstehung von intraperitonealen Adhäsionen kommt der Zell-Matrix-Interaktion sowie der Freisetzung von Zytokinen eine entscheidende Bedeutung zu, da sie bei der Regulierung der Funktionen beteiligter Zellen mitwirken (69). Aktivierte Mesothelzellen sind außerdem in der Lage, biologisch wirksame Mediatoren, wie proinflammatorische Zytokine, Stickstoffmonoxid, Wachstumsfaktoren, Gewebeplasminogenaktivator sowie Plasminogenaktivator-Inhibitor zu synthetisieren und sind damit aktiv bei der Regulation inflammatorischer Prozesse und der Wundheilung involviert (102, 103).

Die hohe funktionelle Aktivität von Mesothelzellen steht im Gegensatz zu der ursprünglich lange vorherrschenden Meinung, dass das Mesothel eine rein passive Barriere darstellt. In diesem Zusammenhang konnte bereits im 19. Jahrhundert Muscatello die Hypothese aufstellen, dass intraperitoneale Adhäsionen eine Folge von Entzündung oder einer gestörten Wundheilung sind (104). Er untersuchte die peritoneale Entzündung und beschrieb Schäden der Serosa als ersten Schritt der peritonealen Verletzung, gefolgt von der Migration und Akkumulation von Entzündungszellen, sowohl über als auch unter dem Mesothelzellverband. Heute ist allgemein akzeptiert, dass Mesothelzellen in diesem Prozess aktiv involviert sind, wobei das exakte Zusammenspiel in der formalen Pathogenese der Adhäsionsbildung noch nicht abschließend geklärt werden konnte.

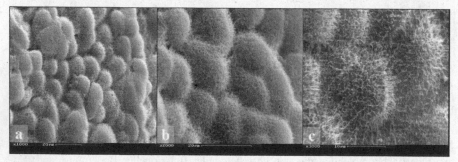

Abbildung 3: Rasterelektronenmikroskopische Darstellung des normalen Peritoneums: Flache Mesothelzellen mit einem prominenten Nucleus kleiden vollständig die peritoneale Oberfläche aus. Das Mesothel selbst wird von einem dichten Mikrovillisaum bedeckt (REM, a: x1000, b: x2000, c: x3000).

2.2.2 Die peritoneale und dermale Wundheilung

2.2.2.1 Die peritoneale Wundheilung

Die Heilung seröser Häute (Abbildung 4) ist unabhängig von der Defektgröße bereits nach fünf bis zehn Tagen abgeschlossen (105-109). Das dynamische Geschehen der zellulären Abläufe während der peritonealen Wundheilung wird durch verschiedene Zytokine und Mediatoren geregelt. In der Tat weisen die Wundheilungsprozesse der Serosa molekulare Gemeinsamkeiten mit der dermalen Heilung auf, welche ein essentielles Modell der Wundheilung repräsentiert. Die Analyse dieser Gemeinsamkeiten und Unterschiede der Wundheilung der inneren und äußeren Häute könnte interessante Erkenntnisse für neue Entwicklungen zur Induzierung der serosalen Heilung und Vermeidung postoperativer Adhäsionen erbringen.

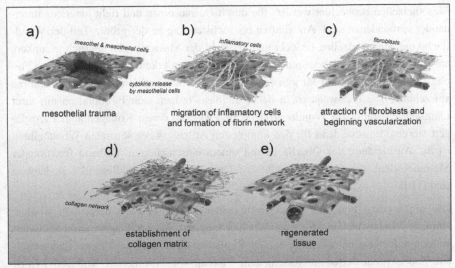

Abbildung 4: Die Phasen der serosalen Wundheilung: a) Nach einem Trauma mit Denudierung der Oberfläche kommt es zur Freisetzung von Zytokinen und nachfolgender Einwanderung von Entzündungszellen in das Wundgebiet. Durch Fibrinexsudation bildet sich eine Fibrinmatrix, die die Wundfläche bedeckt (b). Getriggert durch Wachstumsfaktoren und Zytokine kommt es zur Vaskularisation sowie zur Immigration von Fibroblasten (c). Diese synthetisieren Kollagenfasern, wodurch die Fibrinmatrix bindegewebig organisiert wird. Die Oberfläche der Läsion wird allmählich wieder von Mesothelzellen bedeckt (d). Schließlich ist der Defekt verschlossen und die Oberfläche wieder vollständig remesothelialisiert (e) (53).

Als erste morphologische Reaktion nach einer serosalen Schädigung lässt sich innerhalb der ersten zwölf Stunden ein dichter Fibrinfilz mit zahlreichen polymorphkernigen neutrophilen Granulozyten nachweisen. In den folgenden Stunden steigt die Zellzahl weiter rapide an, wobei nach 24-36 Stunden Makrophagen den Hauptanteil zellulärer Bestandteile ausmachen (110). Nach zwei Tagen ist das Wundgebiet nahezu vollständig mit einer in einem Fibringerüst eingebetteten, einzelligen Schicht aus Makrophagen bedeckt. Daneben sind nun auch zwei weitere Zellarten erkennbar: Zum einen primitive Mesothelzellen, welche auch in tieferen Wundschichten auftreten, sowie Inseln aus reifen, durch Desmosomen und tight junctions verbundene Mesothelzellen, die sich verteilt auf der Wundoberfläche angesiedelt haben. Drei Tage nach der Verletzung des Peritoneums sind Makrophagen zwar noch immer der häufigste Zelltyp auf der Wundoberfläche, die Anzahl der primitiven Mesothelzellen hat jedoch beachtlich zugenommen. Am Wundgrund verstreut befinden sich Mesothelzellen sowie einzelne proliferierende Fibroblasten. Teilweise kann am fünften Tag bereits eine abgeschlossene Wundheilung in Form einer einzelligen, die Oberfläche bedeckenden Schicht aus Mesothelzellen beobachtet werden, die durch Desmosomen und tight junctions miteinander verbundenen sind. Am fünften bis sechsten Tag ist der größte Teil der Wundfläche mit Mesothelzellen bedeckt und die Zahl der Makrophagen deutlich gesunken, am siebten Tag eine diskontinuierliche Basalmembran erkennbar. Die komplette Fläche ist am achten Tag mit Mesothelzellen bedeckt, eine kontinuierliche Basalmembran am zehnten Tag nachweisbar. In der Wundbasis ordnen sich Fibroblasten mit ihrer Längsachse parallel zur Wundoberfläche an, zwischen denen Kollagenbündel abgelagert werden. Entscheidend für den kompletten Abschluss der serosalen Wundheilung ist die Auskleidung der Oberfläche mit einem einschichtigen Verband funktionaler Mesothelzellen, die für die antiadhäsive Oberfläche von grundlegender Bedeutung sind (110).

Das regenerative Potential von Mesothelzellen konnte *in vitro* dargestellt werden. Humane Mesothelzellen, die zwei Wochen lang auf einer Kollagenmatrix kultiviert wurden, bildeten eine einzellige Schicht kopfsteinpflasterartig angelegter, flacher Zellen. Zudem produzierten sie verschiedene Proteine wie Fibronectin, Kollagen Typ III und Laminin. Dies zeigt die Fähigkeit von Mesothelzellen, dem Peritoneum ähnliche Strukturen zu bilden und könnte als Indiz auf eine aktive Beteiligung jener an der peritonealen Heilung verstanden werden (111).

2.2.2.2 Der Vergleich der viszeralen und der parietalen Wundheilung

Die Heilung der beiden Blätter des Peritoneums unterscheidet sich geringfügig. Dies zeigt sich am fünften Tag der Heilung: Die Wundoberflächen des parietalen Blattes weisen gleichartige, durch tight junctions verbundene, proliferierende, fibroblastäre Zellen mit Mikrovillibesatz auf. Im Gegensatz dazu wird das viszerale Peritoneum von Mesothelzellen bedeckt, die durch Desmosomen und tight junctions verbunden sind (110).

Wallwiener *et al.* konnten nachweisen, dass das adhäsiogene Potential des viszeralen Peritoneums signifikant höher ist als das des parietalen Peritoneums (112). Interessanterweise kommt hierbei dem der Leber aufliegenden Teil des viszeralen Peritoneums eine eigene Rolle zu. Raftery zeigte, dass die Remesothelialisierung in diesem Bereich schon einen Tag früher als im restlichen Peritoneum abgeschlossen (113) und nach fünf Tagen bereits eine diskontinuierliche Basalmembran nachweisbar ist (108). Im Bereich des parietalen Blattes sowie des restlichen viszeralen Peritoneums kann eine Basalmembran nicht vor dem siebten postoperativen Tag aufgezeigt werden. Den Grund hierfür vermutete Raftery darin, dass die Leber als festes Organ einen stabileren Untergrund und damit eine bessere Voraussetzung für die Entwicklung von Mesothel bietet, verglichen etwa mit dem Darm oder dem parietalen Blatt, die beide größeren Dehnungen unterliegen (108). Da die Bauchdecke wiederum einen stabileren Untergrund als der Darm darstellt, könnte diese Erläuterung auch die Ergebnisse von Wallwiener *et al.* erklären.

2.2.2.3 Die Quelle regenerierter Mesothelzellen

Der Ursprung der Mesothelzellen für die Regeneration des peritonealen Schadens konnte bisher nicht abschließend geklärt werden. Hierzu gibt es unterschiedliche Theorien: In einer frühen Hypothese wurde vermutet, dass sich Mesothelzellen aus dem umliegenden intakten Peritoneum lösen und die Wundfläche besiedeln, auf der sie proliferieren und dadurch eine durchgehende Mesothelzellschicht ausbilden (114-116). Diese Hypothese konnte tierexperimentell bislang allerdings nicht bestätigt werden (109, 117). Eine weitere Hypothese geht davon aus, dass Mesothelzellen aus einer Metaplasie von Fibroblasten des lockeren Bindegewebes der Subserosa entstehen (109, 118). In einer elektronenmikroskopischen Studie konnte diese Hypothese bestätigt werden. In diesem Zusammenhang beschrieb Raftery einen Typ primitiver Mesenchymzellen während der serosalen Heilung und vermutete, dass regeneriertes Mesothel entweder direkt aus undifferenzierten, primitiven mesenchymalen Zellen oder jedoch über eine Transdifferenzierung subperitoneal gelegener Fibroblasten entstehen könnte (108). Ebenso wird die Rolle mesenchymaler Stammzellen aus umliegendem, intaktem Gewebe diskutiert. In einem Tierversuch wurden Ratten zu verschiedenen Zeitpunkten nach einer Verletzung des Peritoneums Stammzellen in das Wundgebiet transplantiert. Tiere, denen vier bis fünf Stunden nach der Verletzung Stammzellen implantiert wurden, zeigten eine erheblich höhere Anfälligkeit für das Auftreten postoperativer Adhäsionen. Als Grund hierfür wird angenommen, dass die Stammzellen auf bereits gebildete Fibrinbänder implantiert wurden. Dem gegenüber war das Auftreten peritonealer Adhäsionen bei den Versuchstieren signifikant verringert, die unmittelbar nach der Verletzung mit Stammzellen therapiert wurden. Die Hälfte der Tiere aus dieser Gruppe war sogar komplett frei von Adhäsionen. Dies hat zu der Annahme geführt, dass mesenchymale Stammzellen sowohl die Remesothelialisierung als auch die Bildung von Adhäsionen fördern können, je nach dem umgebenden Mikromilieu (119-121).

Insgesamt konnte bisher der Ursprung der regenerierten Mesothelien noch nicht abschließend geklärt werden. Aktuell geht man davon aus, dass ein Zusammenspiel mehrerer Mechanismen, nämlich die Ausreifung aus primitiven mesenchymalen Zellen, die Metaplasie subperitoneal gelegener Fibroblasten, die Differenzierung mesenchymaler Stammzellen und die Proliferation aus dem benachbarten Peritoneum, insbesondere bei großflächigen Schäden, eine Rolle spielen können (110).

2.2.2.4 Ein geeignetes Wundheilungsmodell - Die dermale Wundheilung

Die Wundheilung ist ein dynamischer Prozess, in dem das Zusammenspiel zahlreicher Mediatoren, Blutzellen und der extrazellulären Matrix zur Regeneration innerer oder äußerer Körperoberflächen führt. Die Heilung der dermalen Haut ist gut erforscht und wird als Modell für die pathophysiologischen Mechanismen der Wundheilung angesehen. Diese können nach einem chronologischen Ablauf in vier Phasen unterteilt werden:

In der *exsudativen Phase* wird der Defekt mit koaguliertem Blut und Fibrin aufgefüllt. Fibronectin, ein homodimeres Glykoprotein, vermittelt Querverbindungen zwischen Fibrin und Kollagen sowie weiteren Matrixkomponenten. Hierdurch wird die Wunde stabilisiert. Ein Schorf aus koaguliertem Blut bedeckt die Läsion auf der Oberfläche. Die *resorptive Phase* zeichnet sich durch das Einwandern von Granulozyten, Monozyten und Makrophagen aus. In dieser Phase beginnt zudem der Abbau des Exsudats. Die darauf folgende *reparative Phase* umfasst die Bildung eines Granulationsgewebes durch das Einsprossen von Kapillaren und Fibroblasten. Anschließend wird das Granulationsgewebe durch weitere Resorption des Exsudats sowie ausgeprägter Kollagensynthese in reifes Narbengewebe umgewandelt. Dieser Prozess kann Wochen bis Monate in Anspruch nehmen. Die reparative Phase beinhaltet außerdem die Migration basaler Epithelzellen in den Grenzraum zwischen oberflächlichem Blutschorf und Granulationsgewebe. Aus der entstehenden epithelialen Zone entwickelt sich durch die Proliferation der Epithelzellen ein mehrschichtiges, später regelhaft ausdifferenziertes Epithel (*Reepithelisierung*). Im Anschluss an diese Phase wird der Blutschorf abgestoßen (122).

Dieser Schritt spielt in serösen Häuten eine entscheidende Rolle für eine entweder adhäsionsfreie oder adhäsiogene Wundheilung. Besteht durch Fibrinbrücken Kontakt zwischen der serosalen Wundfläche und umliegendem Gewebe, beispielsweise Darm oder der Bauchdecke, so führt die im Zuge der Gewebereparation stattfindende Orga-

nisation der Fibrinmatrix durch Fibroblasten zur permanenten Adhäsion aus Binde-
und Fettgewebe mit Nerven sowie Blutgefäßen. Bei fehlendem Kontakt zwischen der
Wunde und benachbarten Strukturen wird die durch Fibrin aufgefüllte Läsion von Mesothelzellen bedeckt und eine neue peritoneale Oberfläche gebildet. Nach der Organisation der Fibrinmatrix in subserosales Bindegewebe ist die Peritonealläsion dann ad-
häsionsfrei verheilt. Die Zeitspanne ab der Fibrinexsudation bis zur Remesothelialisierung der Fibrinmatrix stellt demnach die vulnerable Phase der Adhäsionsbildung dar.

Die dermalen Wundheilungsphasen Exsudation, Resorption und Regeneration sind mit
dem Ablauf der serösen Wundheilung vergleichbar. Einige wichtige Mediatoren sind
sogar in der Heilung beider Häute involviert (123, 124), wie beispielsweise die Familie
der transforming growth factors (TGF) (63, 110). Die Parallelen der dermalen und serosalen Heilung kamen in einem Tierversuch zum Vorschein, in welchem Bauch-
wanddefekte mit einer azellulären Dermis geschlossen wurden. Das Resultat waren
eine gute Wundheilung sowie eine geringere Bildung peritonealer Adhäsionen (125).

2.3 Die Pathogenese peritonealer Adhäsionen

Die Entstehung peritonealer Adhäsionen stellt einen kaskadenartig ablaufenden Prozess dar, in dem Mesothelzellen, Fibroblasten, verschiedene Immun- und Entzündungszellen wie Granulozyten, Makrophagen, Lymphozyten und Mastzellen sowie
zahlreiche Mediatoren und Fibrin in einem komplexen Zusammenspiel involviert sind
(51, 126-130) (Abbildung 5). Bei der Genese peritonealer Adhäsionen spielen initial
die lokale, durch Gewebeverletzung bedingte Ischämie, die darauf folgende Entzündungsreaktion sowie der Ablauf prokoagulatorischer und antifibrinolytischer Prozesse
im defekten Gewebe eine entscheidende Rolle (4, 5, 131-136). Die inflammatorische
Reaktion wird einerseits getriggert durch Entzündungsmediatoren und andererseits
durch Fibrinausscheidung auf die geschädigte Oberfläche. Beide Faktoren führen zu
einem Einwandern von Entzündungszellen in den traumatisierten Gewebebereich.

Mesothelzellen spielen durch die Expression von ICAM-1, VCAM-1 und PECAM-1,
welche für die Bindung und Aktivierung von Granulozyten und Lymphozyten verantwortlich sind, bei der Rekrutierung von Entzündungszellen eine aktive Rolle (63, 98,
101, 137). Der mit Entzündungszellen durchsetzte Fibrinschorf stellt eine adhäsive
Oberfläche dar, die unter normalen Umständen durch das fibrinolytische System abgebaut werden würde. Gewebeischämie, das Fehlen von fibrinolytischen Mesothelien
sowie die Wirkung von Zytokinen, beispielsweise der Hemmung von Gewebeplasminogenaktivator bei gleichzeitiger Stimulierung von Plasminogenaktivator-Inhibitor

durch TGF-β (110), führen jedoch im Defektbereich zu einer Dysbalance des fibrino-lytischen Gleichgewichtes zugunsten der Fibrinbildung (102, 138-143). Durch die ge-störte Fibrinolyse wird die adhäsive Oberfläche erhalten (96), an der benachbarte Strukturen wie Bauchorgane und Darmschlingen oder die Bauch- und Beckenwand haften können. Die Fibrinmatrix bildet eine Brücke zwischen den haftenden Geweben (144, 145), die in der Folgezeit unter dem Einfluss von Zytokinen durch Einsprossen von Kapillaren und Fibroblasten in ein Granulationsgewebe umgewandelt und schließ-lich zu einem permanenten, kollagenhaltigen, hochorganisierten Gewebe mit sensiblen Nervenfasern sowie Gefäßen organisiert wird (110, 121, 146-148) (Abbildung 6). Ent-gegen der früheren Annahme, die Entstehung adhäsiver Bänder würde erst nach 36-72 Stunden erfolgen (149, 150), konnten in einer aktuellen Studie Adhäsionen bereits zwei Stunden nach Verletzung des Peritoneums nachgewiesen werden (151).

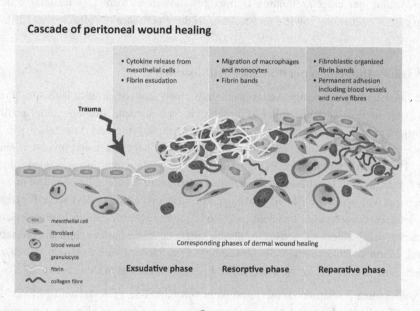

Abbildung 5: Schematische Darstellung der Adhäsionskaskade im Zuge der peritonealen Wundheilung mit Bezug auf die Phasen der dermalen Wundheilung: Nach einem Trauma kommt es zur Fibrinexsu-dation und der Freisetzung von Zytokinen, welche für das Einwandern von Entzündungszellen und Makrophagen verantwortlich sind (exsudative Phase). Später sprossen Kapillaren sowie Fibroblasten ein, die den Fibrinschorf bindegewebig organisieren (resorptive Phase). Haben sich aus der Fibrin-matrix zu umliegenden Strukturen Fibrinbrücken ausgebildet, werden nun auch diese durch die Aktivi-tät der Fibroblasten zu bleibenden, bindegewebigen Adhäsionen mit Blutgefäßen und Nervenfasern strukturiert. Diese werden letztlich, wie auch die nicht adhäsiv heilende Wundfläche, von Mesothel-zellen bedeckt (reparative Phase) (51).

Zytokine spielen eine tragende Rolle in der Entzündungsreaktion und somit der Bildung peritonealer Adhäsionen. Die durch sie vermittelten komplexen Mechanismen sind bis heute noch nicht vollständig aufgeklärt. Bei der Verletzung des Peritoneums werden Zytokine wie Tumornekrosefaktor-α (TNF-α), Interleukin-1β (IL-1β) und Interferon-γ (INF-γ) exprimiert. Sie haben vielfältige Funktionen im Ablauf und der Organisation der Entzündungsreaktion. So locken sie chemotaktisch Immunabwehrzellen an und aktivieren diese, steuern Hämostase, Gefäßtonus sowie -permeabilität, induzieren die Ausschüttung weiterer Mediatoren und regulieren Wachstum sowie Aktivierung von Mesothelzellen. Zudem wird unter dem Einfluss von Zytokinen die Expression von Zelladhäsionsmolekülen durch Mesothelzellen wie E-Selectin, ICAM-1, VCAM-1 und PECAM-1 induziert (60, 63, 101). Eine Reihe dieser Moleküle fördert die Bildung peritonealer Adhäsionen (124). Weitere Mediatoren und Mechanismen, wie Substanz P und dessen Wirkung auf Neurokinin-1-Rezeptoren, Metalloproteinasen

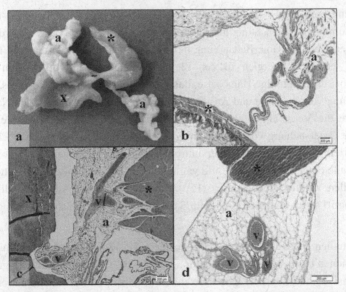

Abbildung 6: a) Darstellung einer aus Binde- und Fettgewebe bestehenden Adhäsion (a), die an der Bauchwand (x) entspringt und diese mit einem Abschnitt des Darmes (*) verbindet. Es lässt sich erahnen, dass derartige Adhäsionen leicht die Beweglichkeit des betroffenen Organs innerhalb der Peritonealhöhle beeinträchtigen können, zur Darmobstruktion führen oder aufgrund des durch die Verbindung zur Bauchwand ständigen Zuges am sensiblen Peritoneum chronische Schmerzen verursachen (Bauchwandexplantat aus einem Adhäsionsinduktionsmodell an der Ratte). b) Histologische Darstellung einer den Darm (*) umfassenden Adhäsion (a) (HE, x20). c) Eine an der Bauchwand (nicht im Bild) entspringende, gefäßführende (v) Adhäsion (a) affektiert sowohl die Milz (x) als auch die Leber (*) (CD68, x20). d) Das Pankreas (*) mit einer vaskularisierten (v), überwiegend aus Fettgewebe bestehenden Adhäsion (a) (HE, x40).

sowie transforming growth factor-β (TGF-β), Stickoxid (NO), Zyklooxygenasen (COX) und Aminosäuren wie Arginin und Citrulin (152), scheinen ebenfalls eine erhebliche Rollen bei der Bildung peritonealer Adhäsionen zu spielen. Diese sind, ebenso wie die zuvor Genannten, noch nicht vollends verstanden und momentan Mittelpunkt intensiver Forschung (63, 123, 153).

2.4 Strategien zur Prävention intraabdomineller Adhäsionen

2.4.1 Die chirurgische Technik

Die Schädigung der Serosaoberfläche des Peritoneums und damit das Vorhandensein einer mesothelfreien Fläche bildet eine Grundvoraussetzung für die Entstehung peritonealer Adhäsionen (110). Blut und das Ungleichgewicht zwischen Fibrinolyse und Fibrinbildung stellen weitere gute Voraussetzungen für Adhäsionen dar (5).

Die Bildung postoperativer Adhäsionen kann daher durch eine vorsichtige chirurgische Ausführung mit Beachtung mikrochirurgischer Prinzipien reduziert werden. Diese schließen die behutsame Behandlung des Gewebes, die Minimierung des Traumas, die Wahl geringer Energien in der Elektrokoagulation und der Argon-Plasma-Koagulation, die sorgfältige Hämostase, das Entfernen nekrotischen Gewebes, die Minimalisierung von Ischämie und Austrocknung, den Einsatz nichtreaktiven Nahtmaterials sowie die Vermeidung von Fremdkörperreaktionen und Infektionen ein (154-165). Eine Untersuchung von Robertson *et al.* zeigte bei gynäkologischen Eingriffen einen Vorteil laparoskopischer Interventionen gegenüber offenen Operationen und dass im Falle einer Hysterektomie die vaginale oder laparoskopische Ausführung der abdominellen Variante überlegen ist (159). Da das Risiko der Adhäsionsbildung mit jedem Eingriff steigt, muss die Notwendigkeit jeder Intervention sorgfältig abgewogen werden (158).

Frühere Studien zur Untersuchung peritonealer Adhäsionen nach Laparotomien zeigten Adhäsionen bei bis zu 94% der Patienten (166, 167). Demgegenüber trägt die minimal-invasive endoskopische Chirurgie durch präzisere Gewebemanipulation zu geringerer Reizung von Gewebe und Organen sowie einem geringeren Ausmaß an Trauma bei (168-170). Interessanterweise führt jedoch allein die Durchführung einer Laparoskopie nicht zwangsläufig zu einer geringeren Bildung von Adhäsionen (171, 172), da nicht die chirurgische Herangehensweise für sich, sondern vielmehr das Ausmaß der Gewebeschädigung ausschlaggebend ist (64, 173-177). Dennoch ist die minimal-invasive Chirurgie nicht nur durch die Möglichkeit der schonenderen Gewebemanipulation der Laparotomie überlegen (178-180). Die Kontamination mit Fremdkörpermaterialien wie Puder aus gepuderten Handschuhen oder Textilfasern von OP-Unterlagen und Bauchtüchern wird ebenfalls vermieden (181, 182). Das Auftreten von Infektionen, ein weiterer Risikofaktor für die Bildung peritonealer Adhäsionen, ist postlaparoskopisch ebenfalls niedriger als nach Laparotomien. Zudem besitzt das bei der Laparoskopie entstehende Pneumoperitoneum den Effekt ähnlich dem einer Tamponade, wodurch die Blutstillung während des chirurgischen Eingriffs erleichtert wird (168). Allerdings kann das in den Bauchraum geleitete Gas zum vermehrten Austrocknen des Peritoneums führen und dadurch die Bildung postoperativer Adhäsionen begünstigen (183). Des Weiteren steigt das Risiko der Adhäsionsbildung sowohl mit der Operationsdauer als auch mit dem Insufflationsdruck des Pneumoperitoneums (184-186). Die adäquate Planung und rasche Durchführung von Operationen sind daher auch im Sinne einer geringeren Bildung von Adhäsionen vorteilhaft. Die Erwärmung des insufflierten CO_2 bewirkt eine verminderte Adhäsionsbildung (187, 188). CO_2 scheint mit einer erhöhten mesothelialen Expression von Plasminogenaktivator-Inhibitor einherzugehen, was die Bildung peritonealer Adhäsionen fördert (189). Bei einer Mischgasinsufflation sollte der Sauerstoffanteil niedrig gehalten werden, da eine Hyperoxie des Peritoneums ebenfalls Adhäsionen induzieren kann (190).

Umstritten ist die Frage, ob der Verschluss des Peritoneums am Operationsende mittels Peritonealnaht notwendig oder ratsam ist (191-197). Die Studienlage zu diesem Diskussionspunkt lässt eine Inzidenz für die Bildung von Adhäsionen nach laparoskopischen Eingriffen von 22% bei erfolgter Peritonealnaht und 16% ohne diese Maßnahme vermuten (193, 194). In der gynäkologischen Tumorchirurgie scheint der Verschluss des Peritoneums mit einer erhöhten Adhäsionsbildung assoziiert zu sein (191), wohingegen sich die Peritonealnaht bei primären Kaiserschnitten kontrovers darstellt, da in verschiedenen Studien einerseits eine erhöhte Adhäsionsbildung (198) und an anderer Stelle eine signifikante Reduzierung von Adhäsionen aufgezeigt wird (192, 199, 200). Eine weitere klinische Studie hingegen zeigte keinen Unterschied zwischen einer Behandlung mit und ohne Peritonealnaht bei primärem Kaiserschnitt (201).

2.4.2 Die medikamentöse Therapie

Die Involvierung vielfältiger physiologischer Systeme sowie die Komplexität der adhäsiogenen Pathophysiologie bieten zahlreiche theoretische Ansätze zur medikamentösen Therapie peritonealer Adhäsionen. Verschiedene systemische sowie lokal in Form von Spülungen applizierte Substanzen, meist mit dem Ziel der Entzündungshemmung oder der Aufrechterhaltung des fibrinolytischen Gleichgewichtes, sind Gegenstand derzeitiger Forschung. Allerdings blieb ein durchschlagender Erfolg der medikamentösen Vermeidung peritonealer Adhäsionen bisher aus.

2.4.2.1 Entzündungshemmende Medikamente und Antihistaminika

Da ein peritoneales Trauma eine Entzündungsreaktion hervorruft, wurde eine Reihe lokaler sowie systemisch wirkender, entzündungshemmender Substanzen bereits auf ihre antiadhäsiogene Wirkung erprobt, darunter Cortison (202, 203), klassische nichtsteroidale Antirheumatika (204-206), selektive Cyclooxygenase-2-Inhibitoren (COX-2-Inhibitoren) (207, 208) sowie der Mitosehemmstoff Colchicin (209, 210). Saed *et al.* (211, 212) zeigten, dass Fibroblasten humaner Adhäsionen einen spezifischen Phänotyp entwickeln, der durch die Expression von COX-2 gekennzeichnet ist. Im Tierversuch konnte das Auftreten postoperativer Adhäsionen sowohl durch die lokale als auch die systemische Verabreichung von COX-2-Inhibitoren reduziert werden (207, 208, 213, 214). Ihr Einsatz am Menschen zur Vermeidung peritonealer Adhäsionen ist jedoch aufgrund der möglichen schweren Nebenwirkungen dieser Medikamente äußerst umstritten (215, 216). Auch Antihistaminika (217, 218), Antioxidantien (219-223) und Steroidhormone (224-227) wurden erprobt. Zwar gibt es tierexperimentell immer wieder kleine Erfolge einer pharmakologisch basierten Adhäsionsminderung, der Durchbruch gelang bisher jedoch nicht (56, 227-234).

2.4.2.2 Antikoagulantien und fibrinolytische Substanzen

Die in der Bildung peritonealer Adhäsionen tragende Rolle der Störung des fibrinolytischen Gleichgewichtes lässt hier einen therapeutischen Ansatz vermuten (235). Heparin wurde aufgrund seiner hemmenden Wirkung auf das Gerinnungssystem bei gleichzeitiger Förderung der Fibrinolyse als wirksames Mittel zur Verhinderung peritonealer Adhäsionen in Betracht gezogen (236, 237). Im Tiermodell konnte eine Reduktion postoperativer Adhäsionen bei Gabe sowohl von unfraktioniertem (238) als auch von fraktioniertem Heparin in die Peritonealhöhle gezeigt werden (239, 240). Außerdem wurde die antiadhäsive Wirkung einer materialbasierten Adhäsionsbarriere (Natrium-Hyaluronsäure mit Carboxymethylzellulose, Seprafilm®) durch den Zusatz intraperitoneal applizierten Heparins verstärkt (241). Eine aktuelle Studie ergab sogar, dass die hochdosierte, intraperitoneale Gabe von Heparin so effektiv und sicher ist wie die Behandlung mit Seprafilm® (242). Die intraperitoneale Gabe von unfraktioniertem Heparin war der Applikation von fraktioniertem Heparin in die Peritonealhöhle unterlegen. In derselben tierexperimentellen Studie wies die Gruppe, deren Therapie allein die subkutane Applikation niedermolekularen Heparins ab dem Operationstag sowie für die folgenden sieben Tage umfasste, keinen signifikanten Unterschied in der Bildung postoperativer Adhäsionen zur unbehandelten Kontrollgruppe auf (243). Demgegenüber zeigte im tierexperimentellen Peritonitismodell die subkutane Gabe von fraktioniertem Heparin eine signifikante Reduktion peritonealer Adhäsionen (244). Trotz allem ergab eine Untersuchung beim Menschen, dass die Heparinspülung bei Frauen nach einer Beckenoperation keinen Einfluss auf die Entstehung von Adhäsionen hat (245). Insgesamt ist der antiadhäsive Effekt einer Spülung der Peritonealhöhle mit Heparinlösung zwar tierexperimentell belegt, jedoch umstritten und bedarf daher weiterer Studien (168, 246, 247).

Das Fibrin bildende und abbauende System wird weitragend von Plasminogenaktivatoren und Plasminogenaktivator-Inhibitoren kontrolliert. Plasminogenaktivatoren, wie der Gewebeplasminogenaktivator, fördern die Bildung von Plasmin aus Plasminogen und somit die Fibrinolyse durch Plasmin. Sie werden von Plasminogenaktivator-Inhibitoren gehemmt, was zur Hemmung der Fibrinolyse führt. Physiologisch liegen diese Modulatoren im Gleichgewicht. Durch Ischämie wird dieses Gleichgewicht zugunsten der Fibrinbildung gestört. Im Tierversuch konnte gezeigt werden, dass ein peritoneales Trauma eine erhöhte Expression von PAI bei gleichzeitig verminderter Bildung von t-PA nach sich zieht (124, 248). Wurde t-PA dagegen in die Peritonealhöhle appliziert, war dies mit einer verminderten Adhäsionsbildung im Vergleich zur unbehandelten Kontrollgruppe assoziiert (249-251). In diesem Zusammenhang zeigten die orale Gabe von Fluvastatin (252) sowie intraperitoneal appliziertes Simvastatin im Tierversuch eine verminderte Bildung peritonealer Adhäsionen, was mit einer Erhöhung der Expression von t-PA erklärt wurde (253, 254). Demgegenüber erbrachte die intraperitoneale Gabe von Atorvastatin als Zusatz zu Seprafilm® keinen Vorteil (255), die Beschichtung von Seprafilm® mit niedrig dosiertem Atorvastatin hingegen führte zu einer geringeren Adhäsionsbildung (256). Der genaue Effekt der Statine auf die Bildung peritonealer Adhäsionen sowie der optimale Applikationsweg müssen noch weiter untersucht werden (257-259).

2.4.2.3 Antibiotika

Der Einsatz von Antibiotika zur Vermeidung peritonealer Adhäsionen ist umstritten. Es gibt zum einen tierexperimentelle Studien, die ein reduziertes Ausmaß an Adhäsionen unter Antibiotikatherapie demonstrierten (260-262). Demgegenüber gibt es jedoch auch Untersuchungen, die im Tiermodell zeigten, dass antibiotische Spülungen die Adhäsionsbildung sogar fördern (263, 264). Insgesamt scheinen intraoperative Spülungen der Bauchhöhle mit antibiotischen Lösungen sowie das Einbringen solcher als bleibendes postoperatives Instillat keinen positiven Effekt im Sinne geringerer Bildung peritonealer Adhäsionen auszuüben (168).

2.4.2.4 Weitere medikamentöse Ansätze

Die Vielfalt der an der Adhäsionsbildung beteiligten physiologischen Systeme sowie die noch nicht gänzlich geklärte Pathophysiologie eröffnen weitere theoretische Ansätze zur Reduktion peritonealer Adhäsionen.

So sind im Bezug auf Wachstumsfaktoren die Mitglieder der *transforming growth factor beta (TGF-β)*-Familie von großem Interesse (265-268). Diese Moleküle sind in der Pathogenese der Fibrose involviert (269) und spielen zudem eine tragende Rolle in der narbenfreien Heilung embryologischer Wunden (270). Aufgrund dieser Erkenntnisse wurde die Rolle der TGF-β in der Entstehung peritonealer Adhäsionen untersucht. Es konnte gezeigt werden, dass TGF-β die Proliferation von Mesothelzellen sowie die Entstehung von Adhäsionen fördert (271-274). Gorvy *et al.* zeigten durch den Einsatz neutralisierender Antikörper gegen die Isoformen TGF-β 1 und TGF-β 2 sowohl zeitliche wie auch räumliche Unterschiede in der Expression von TGF-β Isoformen nach peritonealer Schädigung auf. Zudem war in dieser Studie die Adhäsionsbildung in den mit Antikörper gegen TGF-β behandelten Tieren vermindert (275). Des Weiteren führte die transgene Applikation von Smad7, einem Protein, das den intrazellulären Signalweg von TFG-β hemmt, im Tierversuch zu geringerer Adhäsionsbildung (276). Diese Effekte können durch den Einfluss des TGF-β auf die Expression von t-PA und PAI erklärt werden: Beide Moleküle werden von Mesothelzellen exprimiert und stehen im Gesunden in einem physiologischen Gleichgewicht. TGF-β, das in der Ischämie und Entzündungssituation vermehrt exprimiert wird, verschiebt dieses Gleichgewicht zugunsten einer erhöhten Bildung von PAI. Dies führt zu einer Störung des fibrinolytischen Gleichgewichtes zugunsten der Fibrinbildung und fördert die Bildung peritonealer Adhäsionen (277).

Einen weiteren interessanten Ansatz bietet der *Neurokinin-1-Rezeptor (NK-1R)*. Dieser heterotrimere, G-Protein gekoppelte Membranrezeptor vom Typ $G_{q/11}$ aktiviert im Rahmen des $G_{q/11}$-Signalweges die Phospholipase C, woraufhin Inositoltriphosphat (IP_3) und Diacylglycerin (DAG) als sekundäre Signalmoleküle gebildet werden. Der NK-1R spielt in der Entzündung sowie in der Schmerzwahrnehmung eine wichtige Rolle (278, 279). Das proinflammatorisch wirkende Peptid Substanz P, einer der Hauptliganden des NK-1R, ist in der Entzündungsreaktion sowie der Wundheilung involviert und könnte ein wichtiges Signalmolekül im Rahmen der Adhäsionsentstehung sein (280). Ferner spielen Metalloproteinasen in der Bildung peritonealer Adhäsionen vermutlich eine bedeutende Rolle (110, 123, 153). Diese Annahme wird durch eine Humanstudie unterstützt, in der die Konzentration von Metalloproteinasen in der Peritonealflüssigkeit gemessen wurde. Hierbei zeigten Patientinnen mit Adhäsionen eine geringere Metalloproteinasekonzentration in der Peritonealflüssigkeit als Patientinnen, die keine Adhäsionen aufwiesen (281). Zudem war bei Frauen mit Adhäsionen das Verhältnis von Metalloproteinasen zu deren Inhibitoren, wie tissue inhibitor of metalloproteinase-1 (TIMP-1), zugunsten der Hemmung verschoben (281). Metalloproteinasen sind am Umbau der peritonealen Extrazellulärmatrix beteiligte Enzyme und werden durch Bindung von Substanz P an den NK-1R vermindert exprimiert. In tierexperimentellen Adhäsionsmodellen führte die Blockade des NK-1R durch die Applikation von Neurokinin-1-Rezeptorantagonisten (NK-1R-Antagonisten) zu einer erhöhten Expression und Aktivität von Metalloproteinasen (282, 283), einer signifikanten Reduktion von Adhäsionen (280, 282, 284-287), einer postoperativ gesteigerten Fibrinolyse (283) sowie einem geringeren Grad an oxidativem Stress (280). Die zusätzliche Gabe eines NK-1R-Antagonisten zu Seprafilm® hat die antiadhäsive Wirkung der Barriere in einem Tierversuch verstärkt (288).

Die Applikationsform von Wirkstoffen spielt eine erhebliche Rolle in der medikamentösen Therapie von Adhäsionen. So wäre bei lokaler Verabreichung die Wahrscheinlichkeit erhöht, dass sich die Substanz am Zielort befindet. Weiterhin würden systemische Wirkungen geringer ausfallen, was möglicherweise eine höhere Dosierung der Wirkstoffe erlaubt. Fortschritte im Bezug auf die Applikation konnten durch die Entwicklung medikamentefreisetzender Barrieren erzielt werden. Jedoch haben tierexperimentelle Studien bisher noch keinen suffizienten klinischen Effekt durch den Einsatz antifibrinolytischer oder koagulationshemmender Wirkstoffe aus antiadhäsiven Hydrogelen zeigen können (106, 107, 138, 289, 290).

2.4.3 Antiadhäsive Barrieren

Eine durch peritoneales Trauma entstandene, denudierte Wundfläche mit frei liegender extrazellulärer Matrix sowie der Bildung von Fibrinbrücken stellt die Grundvoraussetzungen für die Entstehung postoperativer Adhäsionen dar (110). Ausschlaggebend für eine adhäsionsfreie Heilung ist die rasche Besiedelung der geschädigten Oberfläche mit Mesothelzellen, so dass die adhäsiogenen Komponenten der extrazellulären Matrix nicht mehr frei liegen und Fibrin durch den Einfluss des Mesothels degradiert werden kann. Das Konzept der materialbasierten Adhäsionsprophylaxe beruht auf der physikalischen Trennung des Wundareals vom umliegenden Gewebe bis die Remesothelialisierung vollständig abgeschlossen ist (164, 168, 291).

2.4.3.1 Voraussetzungen an eine gute Barriere

Es gibt weitreichende Anforderungen an das Material einer optimalen Adhäsionsbarriere:

1. Die effektive Gewebetrennung sowie der Schutz peritonealer Oberflächen sollten gewährt sein.

2. Die Barriere sollte die gesamte Wundfläche zuverlässig erfassen.

3. Das Material sollte eine gute Biokompatibilität mit möglichst geringer Fremdkörper- und Entzündungsreaktion aufweisen.

4. Die Applikation muss für den Chirurgen schnell und einfach durchführbar sein, sowohl in der offenen als auch in der minimal-invasiven Anwendung.

5. Das Material sollte vollständig resorbierbar sein, um die Notwendigkeit einer Nachoperation zur Entfernung der Barriere zu vermeiden.

6. Die Abbauprodukte der Barriere dürfen nicht toxisch auf regenerierende Mesenchym- oder Mesothelzellen wirken (292).

7. Das Material sollte ein gutes Haftvermögen an der Wundoberfläche aufweisen, um die Notwendigkeit einer Nahtfixierung zu vermeiden. Die Naht zur Befestigung der Barriere würde durch das zusätzlich verursachte Trauma sowie dem adhäsionsinduktiv wirkenden Nahtmaterial die Bildung von Adhäsionen fördern.

8. Die Förderung des Wundheilungsprozesses durch das verwendete Material wäre ebenfalls sehr wünschenswert (293, 294). Dies könnte einerseits durch die Materialeigenschaften, andererseits auch durch die Integration pharmakologischer Substanzen erreicht werden.

9. Einem geringen Kostenfaktor kommt aus gesundheitsökonomischen Aspekten ebenfalls eine bedeutende Rolle zu (34, 295).

Derzeit befinden sich sowohl flüssige, niedervisköse als auch feste Barrieren in Form von Folien oder Membranen im klinischen Einsatz (51, 53) (Tabelle 1, S. 32 f.).

2.4.3.2 Flüssige und niedervisköse oder gelförmige Barrieren

Flüssige oder niedervisköse Barrieren sind, verglichen mit festen Barrieren, leicht anwendbar. Im Vergleich zu festen Barrieren, die eine präzise Platzierung direkt auf der Wundfläche erfordern, ist es technisch einfacher, flüssige Barrieren in die Bauchhöhle einzubringen. Dies stellt vor allem für die minimal-invasive Chirurgie einen großen Vorteil dar, da flüssige Barrieren über die Trokaröffnung verabreicht werden können

(296-298). Andererseits unterliegen sie aufgrund der fehlenden Haftung einem ständigen Wechsel ihrer Lokalisation, entsprechend der Körperlage des Patienten. Dadurch kann nicht gewährleistet werden, dass sich stets genügend Barrieresubstanz im Wundbereich befindet und ihre optimale Wirkung kann daher nicht immer garantiert werden (299).

Kristalloide Lösungen und Dextran 70

Zunächst war eine häufige Methode zur Prävention peritonealer Adhäsionen das Einbringen salzhaltiger Lösungen (300-500 ml) am Ende einer Operation. Ziel war es, benachbarte peritoneale Oberflächen mittels Hydroflotation voneinander zu trennen (49, 300). Neben kristalloiden Lösungen wie normale Kochsalz- und Ringer-Lactat-Lösung, wurde auch eine 32%ige Dextran 70 Lösung verwendet. Außerdem wurden wahlweise Heparin oder Corticosteroide hinzugefügt, so dass jede der Lösungen sowohl mit als auch ohne diese Zusätze zum Einsatz kam. In Studien konnte jedoch für keine Substanz ein signifikant antiadhäsiver Effekt nachgewiesen werden (56, 109, 142, 301, 302). Dies lag in der schnellen peritonealen Resorption dieser Lösungen von 30-60 ml/h begründet. Nach zehn bis zwölf Stunden waren die Infusionen beinahe vollständig aus der Peritonealhöhle resorbiert (303-305), während die peritoneale Heilung fünf bis zehn Tage bedarf (105-109). Diese Erkenntnis hatte zur Etablierung flüssiger Barrieren mit einer längeren Verweildauer in der Peritonealhöhle geführt.

Icodextrin (Adept®)

Die Icodextrin 4% Lösung (Adept®, ML Laboratories PLC, Hampshire, Vereinigtes Königreich) besteht aus einem hydrophilen, hochmolekularen α-1,4-verknüpften Glukosepolymer in einer Elektrolytlösung. Vor dem Einsatz als Adhäsionsbarriere wurde diese Substanz in höherer Konzentration (Icodextrin 7,5%) bereits mehrere Jahre als Dialysat für die Peritonealdialyse eingesetzt (306). Als kolloidosmotisches Agens bewirkt 4% Icodextrin eine Flüssigkeitsansammlung in der Peritonealhöhle (168) und bildet dadurch einen kontinuierlichen Flüssigkeitsfilm zwischen den Oberflächen des Peritoneums. Diese induzierte Hydroflotation wirkt antiadhäsiv (34, 296, 298). Über den Lymphweg erreicht Icodextrin das Blutkreislaufsystem und wird durch die im Blut enthaltene α-Amylase über niedermolekulare Oligosaccharide zu Maltose und letztendlich zu Glukose metabolisiert. Die Größe des Moleküls und das Fehlen der α-Amylase in der Peritonealflüssigkeit erklären die lange Verweildauer von Icodextrin in der Peritonealhöhle, verglichen mit den kleinen Molekülen der 32%igen Dextran 70 oder den kristalloiden Lösungen. Das hochmolekulare Glukosepolymer Icodextrin kann in der Peritonealhöhle nicht abgebaut und dadurch nur langsam resorbiert werden (299). Ein Volumen von zwei Litern 4%iger Icodextrinlösung verbleibt nachweislich für einen Zeitraum von ein bis zwei Tagen in der Peritonealhöhle. Danach nimmt die Menge langsam ab, auf etwa die Hälfte des ursprünglichen Volumens nach vier Tagen (307). Diese Eigenschaft des Icodextrins eröffnet weitere vielfältige Anwendungsmöglichkeiten, beispielsweise als Trägersubstanz für Wirkstoffmoleküle (308-310). In tierexperimentellen Studien wurde gezeigt, dass Adept® sowohl das Ausmaß an gebildeten Adhäsionen als auch deren Festigkeit reduziert (34, 298, 311). Ebenso haben Humanstudien belegt, dass Adept® ein sicheres und effektives Mittel gegen die Bildung von Adhäsionen, auch bei laparoskopischen Eingriffen, darstellt (56, 218, 296, 299, 312-317). Abbildung 7 zeigt die intraoperative Anwendung von Adept® in einer humanen Pilotstudie (53).

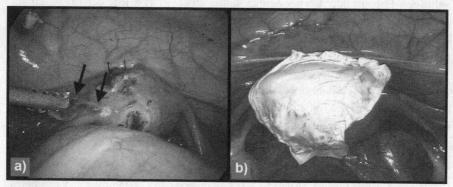

Abbildung 7: Laparoskopische Applikation der flüssigen Barriere Adept® (a, Pfeile) sowie der festen Barriere SupraSeal®, die als weiße Membran imponiert (b). Die Anwendungen erfolgten jeweils im Rahmen einer Myomektomie (53).

Hyaluronsäurelösung (Sepracoat®) und Hyaluronsäuregel (Intergel®)

Hyaluronsäure ist eine natürliche und somit biologisch resorbierbare Komponente der extrazellulären Matrix. In wässriger Lösung beansprucht dieses Molekül ein riesiges Volumen und bildet ein viskóses Gel. Im Binde- und Stützgewebe dient Hyaluronsäure vor allem als Wasserspeicher (318). Diese Eigenschaften werden in der Prävention peritonealer Adhäsionsbildung genutzt. Für eine Hyaluronsäurelösung (Sepracoat®, Genzyme, Cambridge, MA, USA) wurde die signifikante Reduktion peritonealer Adhäsionen sowohl im Tiermodell (319) als auch am Menschen nachgewiesen. Aufgrund der guten Verträglichkeit in der Humanstudie wurde die Hyaluronsäurelösung als eine für Patienten sichere Substanz angesehen (320). Die Hyaluronsäurelösung wird innerhalb von fünf Tagen vollständig abgebaut. Da für eine optimale Wirksamkeit die Viskosität und Verweildauer der Hyaluronsäure in der Peritonealhöhle entscheidend sind, wurde ein Hyaluronsäuregel (Intergel®, Gynecare, New Brunswick, NJ, USA) entwickelt. In diesem wurde durch den Zusatz von Eisenionen die Vernetzung der Hyaluronsäure optimiert und dadurch eine höhere Viskosität erzielt. Intergel® war bereits im Handel erhältlich und erzielte in einer europaweiten klinischen Studie zuerst gute Ergebnisse in seiner antiadhäsiven Wirkung (321). Allerdings zeigte die Barriere im Tiermodell erhöhte Mortalitätsraten und verursachte schwere Nebenwirkungen in einer weiteren klinischen Studie, worauf der Hersteller das Intergel® freiwillig wieder vom Markt nahm (322, 323). Die Vernetzung mit Eisenionen wurde hierbei als mögliche Ursache der Nebenwirkungen diskutiert (324, 325).

Fibrinkleber (Tisseel VH®)

Fibrinkleber (Tisseel VH®, Baxter, Deerfield, IL, USA) wird im klinischen Alltag zur Hämostase, zum Versiegeln und Verkleben von Gewebe sowie zur Förderung der Wundheilung verwendet (304). Über einen antiadhäsiven Effekt von Fibrinkleber gibt es widersprüchliche Daten. So konnten manche Autoren im Tierversuch keine antiadhäsive Wirkung feststellen (326, 327). Andere Tierstudien hingegen zeigten einen signifikanten antiadhäsiven Effekt von Fibrinkleber (328-331). Vom pathophysiologischen Gesichtspunkt aus sind diese Ergebnisse außerordentlich interessant, da Fibrin selbst als adhäsiogenes Molekül zu den entscheidenden Einflussfaktoren in der Pathogenese peritonealer Adhäsionen zählt (109, 110, 117, 118, 121). Neben der mechanischen Funktion scheint Fibrinkleber in der Zellkultur die mesotheliale Expression von t-PA und PAI zu beeinflussen, ein Effekt, der eine reduzierte Adhäsionsbildung begünstigen könnte (332). Der Einsatz von Fibrinkleber als Adhäsionsbarriere im Menschen ist umstritten und klinische Daten sind begrenzt. So konnte zwar nach Salpingostomie eine verminderte Adhäsionsbildung festgestellt werden, nicht jedoch nach tubarer Anastomose (333). Dem Grund dieser lokal unterschiedlichen Wirksamkeit sollte in weiteren Studien nachgegangen werden. Als biologisches Produkt, das aus menschlichem Blut gewonnen wird, birgt Fibrinkleber theoretisch ein Risiko für die Übertragung infektiöser Krankheiten (168).

Phospholipidemulsion

Phospholipide werden physiologischerweise von Mesothelzellen synthetisiert und sind für die Gleitfähigkeit der Serosaoberflächen innerhalb der Peritonealhöhle verantwortlich. Sie wirken in Form von Phosphorsäurediestern als Surfactant-ähnliche Substan-

zen und besitzen sowohl hydrophile als auch hydrophobe Anteile (334). Es wird angenommen, dass die positiv geladenen Kopfgruppen der Phospholipide mit der negativen
Oberfläche des Peritoneums adhärieren, während ihre hydrophoben Schwanzgruppen
in das innere der Peritonealhöhle gerichtet sind. Bei Kontakt mit ebenfalls von Phos-
pholipiden ausgekleidetem Peritoneum stoßen sich die beiden hydrophoben Oberflächen gegenseitig ab. Durch den von ihnen gebildeten Flüssigkeitsfilm trennen sie ge-
genüberliegende peritoneale Oberflächen und wirken so antiadhäsiv (250). Im Tierversuch konnte eine signifikante Reduktion von Adhäsionen ohne Nebenwirkungen (335-
337) unter verschiedenen Rahmenbedingungen, auch in der Anwesenheit von Blut
(338) und bei Entzündungen der Serosa (339), festgestellt werden. Eine weitere Untersuchung bestätigte den signifikanten, antiadhäsiven Effekt sowohl in der alleinigen
Applikation der Phospholipidemulsion als auch in der Kombination mit t-PA (250). In
einer vergleichenden, tierexperimentellen Studie war die Phospholipidemulsion jedoch
anderen flüssigen Barrieren wie Icodextrin 4% (Adept®) in ihrer antiadhäsiven Wirkung unterlegen (34).

Polyethylenglykol (Spraygel® und SprayShield®)

SprayShield® (Covidien PLC, Dublin, Irland), früher Spraygel® (Confluent Surgical
Inc., Waltham, MA, USA), ist ein System aus zwei Komponenten, welches aus zwei
auf Polyethylenglykol (PEG) basierten Flüssigkeiten besteht. Kommen diese Komponenten zusammen, so bilden sie innerhalb von Sekunden ein visköses Gel. Die beiden
Flüssigkeiten werden mittels einer Sprühvorrichtung auf die Wundflächen aufgetragen. Damit der Operateur erkennen kann, welche Areale bereits behandelt wurden, ist
die Barriere blau angefärbt. Innerhalb weniger Sekunden haftet das PEG in Gelform
am Gewebe und deckt so die adhäsionsfördernden, frei liegenden Wundflächen effektiv ab (340).

Die Modifikation von Spraygel® zu SprayShield® durch Covidien PLC, nachdem sie
Confluent Surgical Inc. aufkaufte, umfasst eine Verkürzung der Absorptionszeit
(Spraygel® 7-14 Tage, SprayShield® 5-7 Tage) und den Austausch von Methylenblau
(Spraygel®) gegen die Lebensmittelfarbe Brilliant Blue FCF (SprayShield®) (341,
342). Kleinere klinische Studien belegten bereits für Spraygel® eine hohe Effizienz in
der Vermeidung postoperativer Adhäsionen (343-348). Die Amerikanische Gesellschaft für Reproduktionsmedizin sowie das Ergebnis einer großen Metaanalyse bestätigten die vielversprechenden Resultate von Spraygel® und empfahlen die Durchführung weiterer klinischer Studien mit größeren Patientenzahlen, um die Wirkung von
PEG besser bewerten zu können (56, 168).

In einem Tierversuch konnte gezeigt werden, dass SprayShield® sicher ist und signifikant Adhäsionen reduziert, zudem war es einfach anwendbar (340). Aufgrund der bisherigen, vielversprechenden Ergebnisse dieses Gels einschließlich der einfachen Handhabung und der antiadhäsiven Effektivität sollte SprayShield® im Hinblick auf die Anwendung am Menschen weiter untersucht werden (51).

Polyethylenoxid mit Carboxymethylzellulose (Intercoat®)

Intercoat® (Ethicon, New Brunswick, NJ, USA) ist ein Gel aus Carboxymethylzellulose (CMC), Polyethylenoxid (PEO) und Calciumchlorid, das als Oxiplex® (hergestellt von FzioMed, San Luis Obispo, CA, USA und vertrieben von DePuy, Leeds, Vereinigtes Königreich sowie von Medtronic, Tolochenaz, Schweiz) bereits zur Reduktion periduraler Adhäsionen in der Neurochirurgie eingesetzt wird (1, 349-351). Das anionische Polysaccharid CMC weist eine gute Haftung an Gewebe auf und wirkt als mechanische Barriere. Es wurde als Adhäsionsbarriere bereits in verschiedenen Formen erforscht und findet auf diesem Gebiet breite Anwendung (352). PEO ist ein wasserlösliches Polymer, das die Interaktion von Proteinen mit der Gewebeoberfläche unterbindet. Komplexe Proteine wie Fibrin, welches durch die Bildung von Fibrinbrücken zwischen benachbarten Geweben in der Adhäsionsbildung eine weittragende Rolle spielt, interagieren aufgrund sterischer Hinderung schlecht mit PEO. Dies erklärt seine gute antiadhäsive und antithrombogene Wirkung (353-356). Die Fließeigenschaft der CMC und PEO-Rezeptur wird durch die Beigabe von Calciumchlorid, was zur Bildung eines CMC-Carboxylat-Calciumchlorid-Komplexes führt, modifiziert. Dieser Komplex unterstützt die Interaktion zwischen CMC und PEO, die ausschlaggebend für die Fließeigenschaft, der Gewebehaftung und der Verweildauer des Gels in der Peritonealhöhle ist (357). Das Gel ist so konzipiert, dass seine Fließeigenschaft von der Schergeschwindigkeit, der es ausgesetzt wird, abhängt. Besonders vorteilhaft ist dies für den minimal-invasiven Einsatz: Bei großer Schergeschwindigkeit ist die Viskosität niedrig, was die Applikation durch eine Kanüle oder einen Trokar erleichtert. Eine hohe Viskosität besteht dagegen bei geringer oder nicht vorhandener Schergeschwindigkeit, was nach erfolgtem Auftragen auf die gewünschte Oberfläche wiederum eine gute Gewebehaftung und somit Effektivität als Barriere gewährleistet (1). Die Sicherheit des Materials und eine signifikante Reduktion von Adhäsionen wurden sowohl tierexperimentell (298, 358-360) als auch in klinischen Studien (361-366) aufgezeigt.

2.4.3.3 Feste Barrieren

Als feste Barrieren werden Folien oder Membranen aus verschiedenen synthetischen und natürlichen Materialen eingesetzt, die auf die geschädigte Serosaoberfläche aufgelegt werden und ein Verkleben des geschädigten Areals mit benachbartem, gesundem Gewebe verhindern sollen. Feste Barrieren müssen direkt auf die Wundfläche platziert werden und bergen somit bei unsachgemäßer Applikation das Risiko, Teile der Wunde unbedeckt zu lassen. Das denudierte Areal muss vollständig abgedeckt sein und bis zum Abschluss des Heilungsprozesses an der platzierten Stelle verweilen, was bei manchen festen Barrierematerialien die Fixierung mittels Naht erfordert.

Natrium-Hyaluronsäure mit Carboxymethylzellulose (Seprafilm® und SepraSpray®)

Die Kombination aus Natrium-Hyaluronsäure und Carboxymethylzellulose (Seprafilm®, Genzyme, Cambridge, MA, USA) bildet eine transparente und resorbierbare Membran, die als mechanische Trennung zweier sich gegenüberliegender Gewebeflächen eingesetzt werden kann. Carboxymethylzellulose wird als Füllstoff in Nahrungsmitteln, Kosmetikartikeln und Medikamenten eingesetzt. Seprafilm® ist biologisch resorbierbar und bleibt unter physiologischen Bedingungen für sieben Tage erhalten (367).

Becker *et al.* zeigten in einer randomisierten, prospektiven Multicenterstudie, dass Seprafilm® bei offenen Eingriffen am Abdomen eine sichere und effektive Adhäsionsbarriere darstellt (166). Die gute Verträglichkeit dieser Barriere wurde in einer weiteren Untersuchung bestätigt (368), selbst unter Chemo- oder Radiotherapie (369). In einer anderen klinischen Studie konnte bei mit Seprafilm® behandelten Frauen nach offener abdomineller Myomektomie eine geringere Adhäsionsbildung beobachtet werden als bei den Patientinnen der Kontrollgruppe (370). Weiterhin wurde nachgewiesen, dass die Inzidenz sowie das Ausmaß an postoperativen Adhäsionen nach einer Hartmann-Operation durch den Einsatz dieser Barriere reduziert werden kann (371). In der Verlaufskontrolle dieser Studie bot Seprafilm® keinen Schutz vor postoperativem Darmverschluss, erniedrigte aber signifikant die Inzidenz chronischer abdominaler Beschwerden (372). Der Literatur zufolge wird Seprafilm® in der klinischen Praxis routinemäßig zur Reduktion adhäsionsbedingter Darmverschlüsse eingesetzt (373, 374). Dennoch, ein vermindertes Auftreten von Darmobstruktion sowie die antiadhäsive Effizienz von Seprafilm® werden kontrovers diskutiert (55, 373-378). Als feste Barriere bedeckt Seprafilm® lediglich das behandelte Gewebe ohne dabei entlegene Flächen zu schützen, so dass Adhäsionen von barrierefernen Arealen ausgehen können (379, 380). Darüber hinaus ist Seprafilm® aufgrund der hohen Fragilität des Materials für den praktischen Einsatz, besonders in der minimal-invasiven Chirurgie, nur begrenzt einsetzbar (31, 168, 381-384). Aus diesem Grund wurde Seprafilm® in verschiedenen Studien vor der Applikation zu einem Brei verarbeitet (385, 386), der im Tiermodell (380) sowie in der Anwendung am Menschen bei gynäkologischen Laparoskopien (387) und laparoskopischen Kolektomien (388) sicher und hocheffektiv war in der Vermeidung postoperativer Adhäsionen.

Seit 2008 ist SepraSpray® (Genzyme, Cambridge, MA, USA), eine Puderform von Natrium-Hyaluronsäure mit Carboxymethylzellulose, in verschiedenen europäischen und asiatischen Ländern zugelassen. Diese sprühbare Variante von Seprafilm® hat bereits vielversprechende Ergebnisse bezüglich der Verträglichkeit und antiadhäsiven Effektivität in einem Tierversuch (389) sowie einer randomisierten, humanen Multicenter-Pilotstudie erzielt (390). Diese ermutigenden Ergebnisse und neuen Möglichkeiten der sprühbaren Form von Seprafilm® könnten die Bemühungen der postoperativen Adhäsionsprophylaxe voranbringen und sollten daher weiter untersucht werden (51).

Oxidierte Regeneratzellulose (Interceed®)

Oxidierte Regeneratzellulose (Interceed®, Ethicon, New Brunswick, NJ, USA) ist eine netzartige Adhäsionsbarriere, die auch laparoskopisch leicht handhabbar ist, da sie nicht mit Nahtmaterial am Gewebe fixiert werden muss. Aus dem auf die Wundfläche aufgelegten Material bildet sich rasch eine weiche, gelatineartige Masse, die schützend das geschädigte Gewebe bedeckt. Sie wird zu Monosacchariden abgebaut und innerhalb von zwei Wochen nach dem Einbringen resorbiert (391, 392). Kontrollierte klinische Studien bestätigten die antiadhäsive Wirkung nach laparoskopischen und offenen chirurgischen Eingriffen sowohl für neu auftretende als auch für rezidivierende Adhäsionen (55, 392-394). Allerdings stellte Wiseman in einem Tierversuch bezüglich der klinischen Anwendung fest, dass Interceed® bei laparoskopischem Einsatz verrutschen kann, wodurch nicht das gewünschte Areal des Peritoneums bedeckt wird und damit letztlich die optimale antiadhäsive Wirkung nicht mehr gegeben ist (34). Zudem erfordert die Applikation eine vollständige Blutstillung, da die Barriere in der Anwesenheit von Blut an Effektivität einbüßt (159, 395). Zur weiteren Optimierung der antiadhäsiven Wirkung wurde Heparin als Antikoagulanz zur oxidierten Regeneratzellulose beigegeben. Obwohl damit im Tierversuch eine Verbesserung der Wirkung erzielt werden konnte, zeigte sich in der Anwendung beim Menschen kein zusätzlicher Nutzen. Dies bestätigt die bekannte Beobachtung, dass Ergebnisse aus Tierversuchen nicht zwingendermaßen auf die Situation im Menschen übertragen werden können (237).

Polyethylenglykol und Polylactid (Repel-CV®)

Filme aus Polyethylenglykol (PEG) und Polylactid (PLA) wurden als Adhäsionsbarrieren in der Herz-Thorax-Chirurgie erprobt und erzielten einen vielversprechenden Erfolg sowohl im Tier- als auch im Humanversuch (396, 397). In einer Tierstudie wurden verschiedene Mischverhältnisse von PEG und PLA untersucht. Repel-CV® (SyntheMed, Iselin, NJ, USA) zeigte mit seinem Mischverhältnis von PEG/PLA = 1,5 die besten Ergebnisse in der Prävention postoperativer Adhäsionen zwischen Epikard und Perikard sowie zwischen Epikard und Sternum nach Eingriffen am Herzen (398). Auch zur Vermeidung peritonealer Adhäsionen haben Filme aus Polyethylenglykol und Polylactid in einem Tierversuch mit Hasen eine hohe Effektivität gezeigt. In dieser Studie erzielten die PEG/PLA-Filme vielversprechende Ergebnisse sowohl in der Abwesenheit als auch in der Anwesenheit von Blut (399).

Expandiertes Polytetrafluorethylen (Gore-Tex Surgical Membrane®)

Expandiertes Polytetrafluorethylen (ePTFE, Gore-Tex Surgical Membrane®, W. L. Gore & Associates, Newark, DE, USA) ist eine nicht resorbierbare Adhäsionsbarriere, die in dünnen Schichten (0,1 mm Dicke) mit einer durchschnittlichen Porengröße von weniger als 1 μm hergestellt wird. Im Gegensatz zu Interceed® und Seprafilm® muss Gore-Tex Surgical Membrane® mit Nahtmaterial am Gewebe fixiert werden (400), dennoch ist die laparoskopische Anwendug möglich (401). In einer randomisierten Studie wurde gezeigt, dass ePTFE das Auftreten von Adhäsionen nach Myomektomie sowie das Vorkommen von Adhäsionen an der seitlichen Beckenwand reduziert (402). In seiner antiadhäsiven Wirksamkeit ist ePTFE effektiver als die oxidierte Regeneratzellulose (Interceed®), die Notwendigkeit des Annähens und der späteren chirurgischen Entfernung des Materials durch einen Zweiteingriff haben den Einsatz dieser Barriere jedoch limitiert (55).

Pepsinisiertes Kollagenlyophilisat (Prevadh®)

Prevadh® (Sofradim Production, Trevoux, Frankreich) ist ein aus drei Lagen verschiedener Komponenten bestehendes, resorbierbares Netz. Die erste Lage ist mit Poren versehen und besteht aus lyophilisiertem, also gefriergetrocknetem, Schweinekollagen. Die zweite Lage wird von einer nicht porigen, glatten Schicht aus Schweinekollagen, Polyethylenglykol und Glycerin gebildet. Die dritte Lage umfasst ein großporig gestricktes Netz aus Multifilament-Polylactid, das zwischen den beiden Kollagenschichten eingebracht ist. Die porig angelegte Seite ist weich und hydrophil und gewährleistet in der Kombination mit dem ebenfalls porigen Netz eine gute Fixierung mit raschem Einwachsen in das Gewebe. Die glatte, porenfreie Seite verhindert den Kontakt des abgedeckten Gewebes zu benachbarten Oberflächen. Das Netz ist vollständig re-sorbierbar: Die porige Seite wird innerhalb einer Woche resorbiert, die porenfreie, glatte Schicht innerhalb von drei Wochen. Das Multifilament-Polylactidnetz behält seine Struktur für mindestens zwölf Wochen bei, erst dann wird auch dieses degra-diert. Das Netz soll hierdurch neben seiner Funktion als Adhäsionsbarriere auch die Wundheilung unterstützen, indem es das Gewebe während der Heilungsphase mecha-nisch stabilisiert (403). Prevadh® zeigte sich in der Hernienchirurgie bei der Anwen-dung der intraperitoneal onlay mesh-Technik (IPOM) als effektive Adhäsionsbarriere. Im Rahmen dieser Operationstechnik wird die Bruchlücke von innen mit einem Netz versorgt, indem dieses an der Innenseite der Bauchwand befestigt wird und dadurch die Hernie verschließt. Postoperative Adhäsionen stellen hierbei, bedingt durch das Trauma sowie das adhäsiogen wirkende Material der eingesetzten Herniennetze, ein großes Problem dar (404). Auch nach Thorakotomien wurde Prevadh® erfolgreich an-tiadhäsiv eingesetzt (405). Weiterhin wurde in einer gynäkologischen Studie im Ver-gleich mit Ringer-Lactat-Lösung eine signifikante Reduktion von Adhäsionen nach offener Myomektomie nachgewiesen (406). Eine 78 Patienten umfassende, prospekti-ve Multicenterstudie mit verschiedenen chirurgischen Eingriffen wie Cholezystekto-mien, Leber- und Kolonresektionen bestätigte die Sicherheit von Prevadh® und seine antiadhäsive Wirkung bei minimal-invasiver und offener Anwendung. Eine große, randomisierte und kontrollierte Studie ist nun erforderlich, um die Effektivität des Netzes auch im klinischen Langzeitergebnis zu untersuchen (407).

Kollagenbasierte azelluläre Materialien (Alloderm®, Parietex®, Permacol®, Surgisis®)

Kollagen ist in Biomaterialien und biomedizinischen Anwendungen in Form von Fa-sern, Beschichtungen sowie Filmen weit verbreitet (408) und wird auch in der Rekon-struktion der Bauch- und Thoraxwand eingesetzt (409-411). Produkte wie Alloderm® (LifeCell, Branchburg, NJ, USA) (412-415), Parietex® (Covidien, Dublin, Irland) (416-419), Permacol® (Covidien, Dublin, Irland) (420-423) und Surgisis® (Cook Group, Bloomington, IL, USA) (424-426) haben gute Ergebnisse in Tier- und Human-studien demonstriert (427-430). In der Behandlung abdomineller Hernien stellen peri-toneale Adhäsionen aufgrund der adhäsiogenen Wirkung der eingebrachten Netze ein bekanntes Problem dar (431-434). Der Einsatz azellulärer, kollagenbasierter Materia-lien zeigte hier eine Reduktion der Adhäsionsbildung (435-441). Neben der Reduktion peritonealer Adhäsionen hat die Zugabe azellulärer, kollagenbasierter Materialien zu einer verbesserten Biokompatibilität der in der Hernientherapie eingesetzten Netze geführt (442). In einem Tierversuch wurde gezeigt, dass der Kollagenüberzug der Netze am siebten postoperativen Tag antiadhäsiv hoch effektiv war. Aufgrund von Phagozytose war die Effektivität der absorbierbaren Kollagenbeschichtung jedoch am Tag 30 stark verringert (443). In Anbetracht der guten Ergebnisse der Studien zur Untersuchung kollagenbeschichteter Herniennetze und der Tatsache, dass die peritoneale Heilung nach sieben bis zehn Tagen abgeschlossen ist (105-109), spielt der allmähliche Verlust der antiadhäsiven Kollagenbeschichtung für die Adhäsionsbildung in den untersuchten Herniennetzen vermutlich keine relevante Rolle. Im Tierversuch wiesen kollagenbasierte Adhäsionsbarrieren eine hohe Effektivität in der Vermeidung postoperativer Adhäsionen nach Baucheingriffen auf (444, 445) und erzielten sogar bessere antiadhäsive Ergebnisse als Interceed® (446). Während der Einsatz eines auf Kollagen basierenden Hämostasemittels (durch Glutaraldehyd aktiviertes Kollagen, BioGlue®, CryoLife, Kennesaw, GA, USA) zu einem höheren Ausmaß an Adhäsionen, Entzündung, Nekrose und Fremdkörperreaktion in Tierversuchen führte (447, 448), bewiesen kollagenbasierte, azelluläre Materialien eine exzellente Biokompatibilität. In einer prospektiven, humanen Pilotstudie zur Vermeidung parastomaler Herniation bei Patienten mit loop-Stomaanlage waren diese Barrieren lediglich mit einer minimalen entzündlichen Reaktion assoziiert (449). Eine Studie, in der wiedergewonnenes Material aus behandelten Tieren histologisch untersucht wurde, zeigte, dass die Oberfläche der Kollagenmatrix von einem einschichtigen Verband aus mesothelzellartigen Zellen bedeckt war. Das Ergebnis unterstreicht die hohe Biokompatibilität kollagenbasierter Materialien und bietet eine mögliche Erklärung ihrer Erfolg versprechenden, antiadhäsiven Wirkung (450). In einer *in vitro* Studie wurde die Oberfläche kollagenbasierter Materialien erfolgreich mit einem einschichtigen Verband menschlicher Mesothelzellen besiedelt. Interessanterweise produzierte das Mesothel in dieser Studie in hohem Maße fibrinolytische Substanzen und nur geringe Mengen an antifibrinolytischen und entzündungsfördernden Mediatoren (451). Einen weiteren interessanten Ansatz stellen biotechnisch synthetisierte, peritoneumähnliche Materialien dar, die neben Kollagen auch weitere Komponenten wie Fibroblasten und Mesothelzellen enthalten (452). Kollagenbasierte Materialien repräsentieren einen aussichtsreichen Ansatz in der Prävention peritonealer Adhäsionen.

PCT Copolymer (Suprathel® und SupraSeal®)

Suprathel® (PolyMedics Innovations GmbH, Denkendorf, Deutschland) ist eine resorbierbare Membran aus einem Poly-D,L-Lactid-ε-Caprolacton-Trimethylencarbonat Copolymer (PCT Copolymer) mit einer Porengröße von 2-50 µm. Sie wird klinisch erfolgreich zur Versorgung von Brand- und Hauttransplantationswunden, Spalthautentnahmestellen, bei Narbenkorrekturen sowie zur Versorgung großflächiger Schürfwunden eingesetzt (453-457). Suprathel® weist eine hohe Verformbarkeit auf und passt sich bei Körpertemperatur unmittelbar nach dem Auflegen an die Wundflächen an. Seine porige Struktur verhindert die Ansammlung von Wundexsudat und ermöglicht den Stoffaustausch zwischen der Wunde und dem umliegenden Milieu. Zudem sorgt das PCT Copolymer für ein feuchtes Wundmilieu und fördert dadurch eine rasche Reepithelialisierung und schnelle Wundheilung der Hautläsion. Die Transparenz von PCT Copolymer nach Auflegen auf die Wundfläche ermöglicht die Beobachtung und Beurteilung von Wunden und deren Heilungserfolg ohne die Membran dafür entfernen zu müssen (453).

Die PCT Copolymer Membran wurde außerdem als SupraSeal® (PolyMedics Innovations GmbH, Denkendorf, Deutschland) bereits erfolgreich im Tierversuch (458, 459) sowie im Rahmen einer ersten klinischen Humanstudie bei Myomektomie als peritoneale Adhäsionsbarriere eingesetzt (460) und zeigte eine gute Effektivität in der Reduktion postoperativer Adhäsionen. Weitere Eigenschaften des PCT Copolymers sind für den Einsatz als Adhäsionsbarriere vielversprechend: Der bei 32°C liegende Glaspunkt ermöglicht dem Operateur bei Raumtemperatur das problemlose Zuschneiden des Materials auf die gewünschte, der Wundfläche angepassten Größe. Anschließend, bei Körpertemperatur und damit Überschreiten des Glaspunktes, passt sich die Membran der anatomischen Beschaffenheit ihrer Unterfläche an. Durch die porige Struktur wird der Stoffaustausch gewährleistet und ferner die gute Haftung der Membran an das feuchte Peritoneum begründet. Die Wasserpermeabilität sorgt zudem für ein feuchtes Wundmilieu und fördert damit die serosale Heilung. Die Membran wird vollständig degradiert. Die entstehenden Produkte sind atoxisch und werden selbst vielfach in der Herstellung anderer operativ eingesetzter Biomaterialien verwendet (34, 458). Abbildung 7 (S. 22) zeigt den klinischen Einsatz von SupraSeal® im Rahmen einer laparoskopischen Myomektomie.

Tabelle 1: Häufig eingesetzte Adhäsionsbarrieren (51)

Barriere	Hersteller	Konsistenz	Materialbestandteile	in der Literatur beschriebene klinische Anwendungsform	in der Literatur beschriebene chirurgische Besonderheiten	stützende Belege
kristalloide Lösungen	verschiedene	flüssig	jeweils abhängig von der verwendeten Lösung; meist sind Natriumchlorid, Natriumlactat, Kalziumchlorid, Kaliumchlorid enthalten	laparoskopisch und offen chirurgisch	einfach anwendbar, jedoch kaum von Nutzen	kein Nachweis eines begünstigenden Effekts in Metaanalyse
Adept®	ML Laboratories PLC, Hampshire, Vereinigtes Königreich	flüssig	Icodextrin, Natriumchlorid, Natriumlaktat, Kalziumchlorid, Magnesiumchlorid	laparoskopisch und offen chirurgisch	minimal-invasiv und offen chirurgisch anwendbar, kann laparoskopisch mittels Trocar appliziert werden	Nachweis durch individuelle Tier- und Humanstudien, jedoch metaanalytisch nicht gestützt
Sepracoat®	Genzyme Cambridge, MA, USA	flüssig	Hyaluronsäure	offen chirurgisch		Nachweis durch Tier- und Humanstudien sowie durch Metaanalyse
Tisseel®	Baxter, Deerfield, IL, USA	flüssig	Proteinkonzentrat, Thrombin, Fibrinolyseinhibitorlösung, Kalziumchloridlösung	keine klinischen Daten, offene Applikation in Tierstudien	Blutprodukt, daher Risiko der Übertragung einer Infektionskrankheit	Nachweis durch randomisierte, kontrollierte Tierstudien
SprayShield®	Covidien plc, Dublin, Irland	flüssig	Polyethylenglycol, Wasser	laparoskopisch und offen chirurgisch	früher Spraygel®, minimal-invasiv und offen chirurgisch applizierbar mittels spezieller Sprühvorrichtung; Barriere ist blau gefärbt, um behandelte Areale zu kennzeichnen	Nachweis durch individuelle Tier- und Humanstudien
Intercoat®	Ethicon, New Brunswick, NJ, USA	gelförmig	Carboxymethylzellulose, Polyethylenoxid	laparoskopisch	minimal-invasiv und offen chirurgisch anwendbar, kann laparoskopisch mittels Trocar appliziert werden	Nachweis durch Tier- und Humanstudien
Intergel® (vom Markt genommen)	Gynecare, New Brunswick, NJ, USA	gelförmig	0,5% Eisen-(III)-Hyaluronsäuregel		aufgrund unerwünschter Nebenwirkungen vom Markt genommen	Nachweis durch Tier- und Humanstudien sowie durch Metaanalyse

Fortsetzung von Tabelle 1

Barriere	Hersteller	Konsistenz	Materialbestandteile	in der Literatur beschriebene klinische Anwendungsform	in der Literatur beschriebene chirurgische Besonderheiten	stützende Belege
SepraSpray®	Genzyme, Cambridge, MA, USA	Puder	Natriumhyaluronsäure mit Carboxymethylzellulose	laparoskopisch	modifizierte, sprühbare Puderform von Seprafilm® um die minimal-invasive Applikation zu erleichtern; erste Tier- und Humanstudien waren vielversprechend	Nachweis durch erste Tier- und Humanstudien
Seprafilm®	Genzyme, Cambridge, MA, USA	fest	Natriumhyaluronsäure mit Carboxymethylzellulose	laparoskopisch und offen chirurgisch	hohe Fragilität limitiert den praktischen Einsatz v.a. in der minimal-invasiven Chirurgie; vielversprechende Studien über die Gabe als Brei oder Sprühpulver (SepraSpray®)	Nachweis durch individuelle, randomisierte, kontrollierte Studien, jedoch metaanalytisch nicht gestützt
Interceed®	Ethicon, New Brunswick, NJ, USA	fest	oxidierte Regeneratzellulose	laparoskopisch und offen chirurgisch	Risiko der Dislokation des Materials während der laparoskopischen Applikation; erfordert vollständige Hämostase	Nachweis durch Tier- und Humanstudien sowie durch Metaanalyse
Repel-CV®	SyntheMed, Iselin, NJ, USA	fest	Polyethylenglycol, Polymilchsäure	offen chirurgisch	effektive und sichere Adhäsionsbarriere in der Thoraxchirurgie nach Sternotomie	Nachweis durch Tier- und Humanstudien in der Herz- und Thoraxchirurgie, für die abdominale Anwendung lediglich durch Tierstudie
Gore-Tex Surgical Membrane®	W. L. Gore & Associates, Newark, DE, USA	fest	expandiertes Polytetrafluorethylen (ePTFE)	laparoskopisch und offen chirurgisch	hocheffiziente Adhäsionsbarriere, erfordert jedoch Nahtfixierung sowie Materialentfernung durch Zweiteingriff	Nachweis durch Tier- und Humanstudien sowie durch Metaanalyse
Prevadh®	Sofradin Production, Trevoux, Frankreich	fest	lyophilisiertes Schweinekollagen, Polymilchsäure, hydrophiler Kollagenfilm	laparoskopisch und offen chirurgisch	im Tierversuch auch erfolgreiche Applikation nach Sternotomie	Nachweis durch Tier und Humanstudien
Kollagen-basierte, zellfreie Materialien	verschiedene	fest	Kollagen	laparoskopisch und offen chirurgisch	es sind vielzählige Produkte vorhanden; vielversprechende Ergebnisse auch in der Hernienchirurgie	Nachweis durch Tier- und Humanstudien
SupraSeal®	PolyMedics Innovations, Denkendorf, Deutschland	fest	resorbierbare Membran aus Poly-D,L-Lactid-ε-Caprolacton-Trimethylencarbonat	laparoskopisch	vielversprechendes Material für die Adhäsionsprävention, bisher jedoch nur experimentelle Tier- und eine humane Pilotstudie	Nachweis durch Tierstudie, klinische Pilotstudie läuft

3 Methoden

Die Gewebeproben der in Kapitel 3.2 (S. 38 ff) beschriebenen Tierstudien wurden am Institut für Pathologie der Universitätsmedizin der Johannes Gutenberg-Universität Mainz histomorphologisch und ultrastrukturell untersucht. Die vorliegende experimentelle Arbeit umfasst die histologische, immunhistologische und raster- sowie transmissionselektronenmikroskopische Aufarbeitung und Auswertung der Gewebeproben hinsichtlich der Evaluation der Gewebereaktion und Biokompatibilität verschiedener Adhäsionsbarrieren und deren Vergleich miteinander, die Erhebung des Ausmaßes an remesothelialisierter Fläche sowie der Morphologie der die Oberfläche bekleidenden Zellen. Als Kriterien zur Beurteilung der Gewebereaktion wurden die Zellmorphologie und der Grad der Entzündung, der Fremdkörperreaktion sowie der Fibrose für die einzelnen Barrieren ermittelt und kritisch betrachtet. Hierfür wurden unterschiedliche histologische und immunhistochemische Färbemethoden zur Darstellung verschiedener Zell- und Faserarten angewandt. Es wurden zudem semiquantitativ rasterelektronenmikroskopische (REM) und deskriptiv transmissionselektronenmikroskopische (TEM) Analysen sowie Untersuchungen mittels Synchrotron-μCT durchgeführt.

3.1 Der Aufbau dieser Arbeit

Bisher gibt es keine systematischen, histomorphologischen Daten über die Gewebereaktion von Adhäsionsbarrieren. Um erstmals eine umfassende histomorphologische Analyse der Gewebereaktion verschiedener Adhäsionsbarrieren zu erhalten, war es notwendig, mehrere Aspekte bezüglich der Gewebereaktion, Biokompatibilität und Gewebe-Material-Interaktion systematisch zu untersuchen. Aus diesem Grund ist die vorliegende Arbeit in verschiedene Teilstudien unterteilt, in welchen die unterschiedlichen Fragestellungen beleuchtet werden. Zur Übersicht sollen die unterschiedlichen Teilstudien an dieser Stelle kurz dargestellt werden.

1. Zuerst wurden die Gewebeproben histomorphologisch analysiert. Die Befunde bilden das histomorphologische Korrelat zur makroskopisch sichtbaren Adhäsion und stellen die Gewebesituation dar, wie sie nach der Implantation der spezifischen Barrieren vorliegt.

2. Anschließend erfolgte die statistische Auswertung der Gewebereaktion der einzelnen Barrieren. Die verschiedenen, semiquantitativ ermittelten Parameter wurden spezifisch für jedes Material ausgewertet und beschrieben. Das Ergebnis ist eine detaillierte, statistische Analyse dieser histologischen Parameter für jede der

untersuchten Barrieren. Im Hinblick darauf, dass eine histologische Charakterisierung für die Barrierematerialien bisher noch nie durchgeführt wurde, stellt diese Auswertung die erste systematische histologische und statistische Evaluation der Gewebereaktion auf die einzelnen Materialien dar.

3. Als nächstes wurden die verschiedenen Barrieregruppen anhand der untersuchten Variablen verglichen. Zu diesem Zweck wurden die einzelnen Barrieren hinsichtlich jeder Variablen analysiert und verglichen. Durch diese Untersuchung lag für jeden Parameter eine detaillierte Gegenüberstellung aller Barrieren vor, was einen direkten Vergleich der Barrieren für jede untersuchte Variable ermöglichte.

4. Die Gewebeproben wurden, um die Untersuchung der Gewebereaktion und ihren Vergleich zwischen den Materialien anwendungsorientiert zu gestalten, gemäß ihrer histologisch-statistischen Resultate nach einem etablierten Bewertungssystem der International Organization for Standardization (ISO) zur Biologischen Beurteilung von Medizinprodukten (461, 462) bewertet und einander vergleichend gegenüber gestellt.

5. Neben den bereits in den vorherigen Teilstudien histologisch untersuchten Parametern stellen Makrophagen eine weitere, für die Adhäsionsbildung sehr interessante Zellgruppe dar. Zwar wurde in der HE-Färbung evaluiert, ob zehn bzw. mehr als zehn Makrophagen in einem Gesichtsfeld vorhanden waren oder weniger. Jedoch sind diese Zellen in der HE-Färbung nicht leicht erkenn- und von anderen Zellarten unterscheidbar. Makrophagen lassen sich spezifisch mit einer immunhistologischen Färbung gegen CD68 darstellen. Diese Untersuchung wurde an jeweils sieben Präparaten pro Gruppe durchgeführt. Auch hier erfolgte eine semiquantitative Erhebung der Zellzahl im Gewebe mit anschließender, statistischer Auswertung. Da in dieser Teilstudie eine geringere Fallzahl als in den vorherigen Untersuchungen vorlag, mussten neben der Anzahl an CD68-positiven Makrophagen auch die übrigen Variablen in den entsprechenden sieben Präparaten pro Gruppe ermittelt und statistisch ausgewertet werden. Hierdurch konnten die Daten der CD68-positiven Makrophagen mit den übrigen Variablen statistisch verglichen und auch statistisch korrekte Schlussfolgerungen gezogen werden.

Als Konsequenz erfolgte hier, ähnlich wie in den vorherigen Studien, speziell für die sieben betroffenen Präparate pro Gruppe zuerst eine barrierespezifische Analyse, dann ein Vergleich zwischen den Barrieren anhand der untersuchten Parameter und der Gewebereaktion und im Anschluss die Einteilung nach dem ISO Score. Zum Schluss wurde untersucht, ob eine Korrelation zwischen dem Auftreten CD68-positiver Makrophagen und einer bestimmten Gewebereaktion vorliegt.

6. Weiterhin wurde die Auswirkung der Materialkonsistenz auf die Gewebereaktion untersucht. Bisher ist weder bekannt, welches Material noch welche Konsistenz optimal ist für eine Adhäsionsbarriere. In dieser Teilstudie wurden die Barrieregruppen daher entsprechend ihrer Konsistenz in feste und flüssige Materialien aufgeteilt und die Gewebereaktion dieser beiden Gruppen analysiert. Die Ergebnisse wurden miteinander sowie mit der Kontrollgruppe verglichen und nach dem ISO Score bewertet. Auch im Hinblick auf die Konsistenz wurde, in einer eigenen Subuntersuchung, die Variable der CD68-postiven Makrophagen evaluiert, was als Konsequenz wieder die gesonderte Analyse aller Parameter für diese Substudie nach sich zog. Hierdurch konnte jedoch im Gegenzug ermittelt werden, ob die Konsistenz der Barrieren eine Auswirkung hat auf die Anzahl an CD68-positiven Makrophagen und ob Korrelationen zwischen diesen Zellen und der übrigen Gewebereaktion bestehen.

7. Darüber hinaus wurde erstmals die Oberflächenmorphologie von Wundflächen, die mit Barrierematerialien versorgt wurden, ultrastrukturell analysiert. Hierfür wurde mittels Rasterelektronenmikroskopie die Oberfläche eines Präparates jeder Barrieregruppe semiquantitativ ausgewertet. Um weitere morphologische Informationen zu erhalten, wurde zudem eine Probe aus jeder Gruppe transmissionselektronenmikroskopisch analysiert. Da Mesothelzellen in der peritonealen Wundheilung eine wichtige Rolle spielen, wäre es möglich, dass auch die Quantität und Qualität der Remesothelialisierung eines serosalen Wundareals entscheidend dafür sind, ob die Heilung mit oder ohne der Bildung von Adhäsionen erfolgt. Die Evaluation der Ergebnisse dieser ultrastrukturellen Analyse erfolgte auch unter Berücksichtigung der histologischen Gewebereaktion und makroskopischen Befunde.

8. Zudem wurde exemplarisch die Messung einer der Gewebeproben in einem Synchrotron-μCT durchgeführt, um diese Methode für die Untersuchung von Peritoneum und Adhäsionsbarrieren zu erproben. Es gelang mit dieser innovativen Methode die Daten aus den histologischen, immunhistochemischen und transmissionselektronenmikroskopischen Querschnittpräparaten mit den Ergebnissen der rasterelektronenmikroskopischen Oberflächenanalyse zu verbinden.

Die Aufteilung in verschiedene Teilstudien sowie die eigene Analyse und statistische Auswertung für jeden Parameter in jeder Untersuchung mag zunächst kompliziert erscheinen. Die genaue Analyse und statistische Evaluation der durch Adhäsionsbarrieren verursachten Gewebereaktion ist nach dem aktuellen Stand der Literatur jedoch bisher einzigartig, für die rationale Optimierung von Adhäsionsbarrieren sind Untersuchungen wie diese aber unerlässlich.

3.2 Der Tierversuch

Der Tierversuch und die makroskopische Beurteilung der Adhäsionsbildung anhand eines Adhäsionsscores wurden von der Universitätsfrauenklinik Tübingen durchgeführt. Ziel dieser Tierversuche war zunächst das Etablieren eines geeigneten Tiermodells zur Induktion peritonealer Adhäsionen, um an diesem Modell die Effektivität von Adhäsionsbarrieren ermitteln zu können (161) (Abbildung 8). Des Weiteren wurde untersucht, welche Barrierekonsistenz - fest oder flüssig - den größten Erfolg in der Vermeidung postoperativer Adhäsionen verspricht. Hierzu wurden flüssige sowie feste Barrieren auf deren antiadhäsiven Effekt untersucht und anhand eines Adhäsionsscores miteinander verglichen (34).

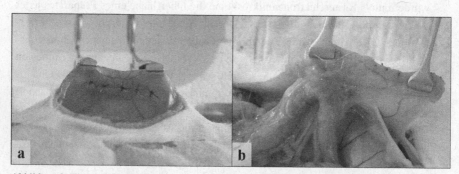

Abbildung 8: Tiermodell zur Adhäsionsinduktion: Die standardisierte Adhäsionsinduktion der Universitätsfrauenklinik Tübingen mit Elektrokoagulation und Einzelknopfnähten (a) führte ohne Behandlung mit einer Barriere zu einer ausgedehnten Adhäsionsbildung im Second-look nach 14 Tagen (b). Mit freundlicher Genehmigung von Frau Dr. C.N.E. Planck (Universitäts-Frauenklinik Tübingen).

In einem weiteren Versuch wurden die im Handel erhältlichen Adhäsionsbarrieren Adept®, Seprafilm®, Spraygel® und Intercoat® miteinander sowie mit einer Kontrollgruppe ohne Barriere verglichen (298). Zudem wurde die antiadhäsive Wirkung von Suprathel® analysiert, einem DL-Polylactid Copolymer, welches als Hautersatz bei Verbrennungswunden und bei Hauttransplantationen klinisch eingesetzt wird. Auch als Adhäsionsbarriere erzielte Suprathel® unter dem Namen SupraSeal® in Untersuchungen der Universitätsfrauenklinik Tübingen, sowohl im Tierversuch als auch am Patienten, bereits vielversprechende Ergebnisse (458, 460) (Tabelle 2).

Tabelle 2: Übersicht über die in dieser Arbeit evaluierten Adhäsionsbarrieren

Handelsname	Art	Hersteller	Bestandteile
Adept®	flüssig	ML Laboratories PLC, Hampshire, Vereinigtes Königreich	Icodextrin, Natriumchlorid, Natriumlactat, Calciumchlorid, Magnesiumchlorid
Intercoat®	gelförmig	Ethicon, Somerville, NJ, USA	Carboxymethylzellulose, Polyethylenoxid
Spraygel®	gelförmig	Confluent Surgical Inc., Waltham, MA, USA	Polyethylenglykol, Wasser
Seprafilm®	fest	Genzyme, Cambridge, MA, USA	Natrium-Hyaluronsäure mit Carboxymethylzellulose
SupraSeal®	fest	PolyMedics Innovations GmbH, Denkendorf, Deutschland	resorbierbare Polymermembran aus Poly-D,L-Lactid-ε-Caprolacton-Trimethylencarbonat

3.2.1 Die Adhäsionsinduktion und Versorgung mit verschiedenen Barrieren

Weibliche, nicht trächtige Wistar Ratten (Charles River GmbH, Sulzfeld, Deutschland) mit einem Gewicht von 220 g bis 280 g wurden unter standardisierten Laborkonditionen gehalten (Temperatur 21°C ± 2°C, Luftfeuchtigkeit 55% ± 10%, 12:12 h Nacht-Tag-Rhythmus). Futter und Wasser standen *ad libitum* zur Verfügung. Das gleiche Chirurgenteam führte sämtliche Interventionen mit puderfreien Handschuhen durch. Die Tiere wurden mit Ketamin (100 mg/kg) und Xylazin (5 mg/kg) gemäß den Standardprotokollen anästhesiert. Das Protokoll dieser Tierstudie wurde von der Ethikkommission der Eberhard Karls Universität Tübingen genehmigt.

Nach erfolgter Laparotomie mittels ventraler Inzision über 5 cm wurden im parietalen Peritoneum beidseitig durch bipolare Elektrokoagulation (Vio® 300 D Hochfrequenz-System auf 40 W eingestellt, ERBE Elektromedizin, Tübingen, Deutschland) über einer Fläche von 20 mm x 5 mm Läsionen gesetzt. Anschließend wurden fünf Einzelknopfnähte (3-0 Vicryl®, Ethicon, Somerville, NJ, USA) in gleichen Abständen im traumatisierten Gewebe platziert, um neben der thermischen Schädigung auch eine Ischämie zu induzieren. Je nach Versuchsgruppe wurde die Läsion mit einer der fünf Barrieren versorgt oder in der Kontrollgruppe unbehandelt belassen und die Bauchdecke im Anschluss zweischichtig fortlaufend verschlossen (Abbildung 9).

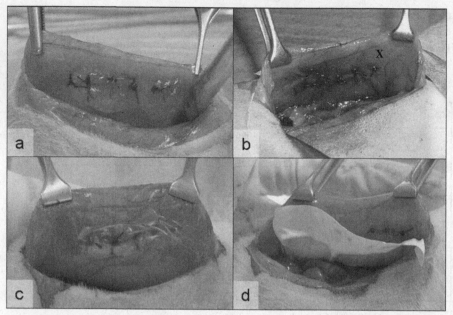

Abbildung 9: Der Einsatz verschiedener Adhäsionsbarrieren zur Behandlung peritonealer Läsionen in einem experimentellen Tiermodell mit Wistar Ratten: a) Gelförmige Barrieren wie Intercoat® wurden durch einen Trokar appliziert. b) Spraygel® enthält eine blaue Indikatorlösung (x), die es ermöglicht, bereits barrierebedeckte Areale von noch nicht behandelten Flächen zu unterscheiden. Feste Barrieren wie Seprafilm® (c) oder Supra-Seal® (d) wurden über das Defektareal positioniert und bei Bedarf mit Nähten fixiert (53).

Postoperativ wurden die Tiere mit subkutan appliziertem Buprenorphin (0,05 mg/kg) behandelt und täglich auf klinische Symptome wie Wundheilungsstörung, Gewichtsverlust, Apathie oder derangiertem Erscheinungsbild untersucht. Nach 14 Tagen wurde das Experiment mittels inhalativer CO_2-Applikation beendet und eine Second-look-Laparotomie durchgeführt (Abbildung 10). Das Ausmaß an Adhäsionsbildung wurde makroskopisch anhand der von Adhäsionen bedeckten Fläche, ihrer Dicke sowie ihrer Festigkeit evaluiert. Die Bauchwand mit der Barriere wurde inklusive des umliegenden, gesunden Peritoneums entnommen und in gepuffertem, 4%igem Formalin fixiert. Das fixierte Material wurde anschließend auf dem Postweg in das REPAIR-lab des Instituts für Pathologie der Universitätsmedizin der Johannes Gutenberg-Universität Mainz gesandt.

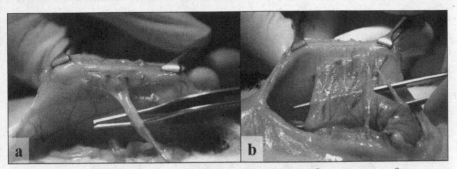

Abbildung 10: Second-look nach 14 Tagen am Beispiel von Seprafilm® (a) und Intercoat® (b). In diesem Beispiel ist in der Seprafilm®-Gruppe ein geringeres Ausmaß an Adhäsionen zu verzeichnen als in dem mit Intercoat® behandelten Tier. Gut erkennbar stellen sich der in der Läsion liegende Adhäsionsursprung dar sowie die erhebliche Beteiligung der Bauchwand und der Bauchorgane, wie hier am Beispiel des Darmes. Mit freundlicher Genehmigung von Frau Dr. C.N.E. Planck (Universitäts-Frauenklinik Tübingen).

3.2.2 Die Gewebeproben

Jede Gewebeprobe war eigens in einem mittels Schraubdeckel verschließbaren Kunststoffgefäß (Abbildung 11a, S. 42) in gepuffertem, 4%igem Formalin (siehe Kapitel 4.4 Rezepte und Lösungen, S. 74 ff) gelagert. Die Gefäße waren zur eindeutigen Zuordnung der Präparate mit der Fallnummer des jeweiligen Tieres beschriftet. Die Gewebeproben bestanden jeweils aus der Bauchwand der Tiere, an einer Seite das Fell, auf der anderen das Peritoneum mit gesunden Anteilen sowie den teilweise sehr ausgeprägten Adhäsionen. In einigen Fällen waren Teile anderer Organe wie Abschnitte des Darmes, die mit dem adhäsiven Gewebe fest verwachsen waren, enthalten. Je nach Barriereart war makroskopisch das eingesetzte Material zu sehen (Abbildung 11b, S. 42 sowie Abbildung 1b, S. 4 und Abbildung 6a, S. 13).

3.3 Die Anfertigung histologischer und immunhistologischer Färbungen

3.3.1 Die Gewebepräparation und Fertigung von Schnittpräparaten

Nach der Entnahme der fixierten Gewebeproben aus den Gefäßen wurden, unter sorgfältiger Schonung aller Oberflächen, mit einem Skalpell (B. Braun Melsungen AG, Melsungen, Deutschland) und einer anatomischen Pinzette (Anatomische Pinzette 13 cm, Carl Martin GmbH, Solingen, Deutschland) Querschnitte der Präparate angefertigt. Es wurde hierbei darauf geachtet, dass später im histologischen Schnittpräparat

sowohl der Übergang vom gesunden zum pathologisch veränderten Peritoneum einschließlich adhäsivem Gewebe erfasst war als auch die Reaktion des umliegenden
Gewebes auf die Barriere gesehen werden konnte.

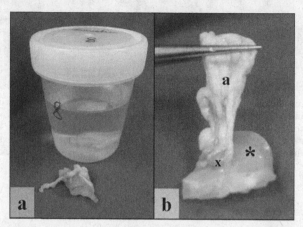

Abbildung 11: a) Die Gewebeproben wurden in verschließbaren, mit Formalin 4% gefüllten Kunst-
stoffgefäßen aufbewahrt. b) Bauchwandexplantat (*) mit einer vorrangig aus Fettgewebe bestehenden
Adhäsion (a). An der Basis der Adhäsion ist leicht bläulich schimmernd Fadenmaterial (x) erkennbar,
welches komplett vom Adhäsionsgewebe überwachsen ist.

3.3.1.1 Die Anfertigung von Paraffinschnitten

Anschließend wurden die Gewebeproben mittels automatisierter und standardisierter
Methode im Gewebeentwässerungsautomaten (Sakura Finetek Germany GmbH, Stau-
fen, Deutschland) über Nacht entwässert. Die entwässerten Gewebeproben wurden mit
Hilfe der Ausgießstation (Shandon Histocenter 2, Thermo Fisher Scientific GmbH,
Dreieich, Deutschland) in Paraffin (Klinika Medical GmbH, Usingen, Deutschland)
eingebettet. Dabei wurde auf eine exakte, plane Ausrichtung der Gewebeproben geachtet, um so den gesamten Querschnitt der Bauchwand inklusive Adhäsionen und
ggf. Biomaterialresten im Schnittpräparat zu erfassen. Das Ergebnis waren fest in Paraffin fixierte Gewebeblöckchen. Von diesen Blöckchen wurden mit dem Mikrotom
(Leica SM 2000 R, Leica Microsystems GmbH, Wetzlar, Deutschland) Schnitte von 3-
4 µm Dicke angefertigt. Nach dem Strecken im Wasserbad (Medax WB 24, Medax
GmbH & Co.KG, Neumünster, Deutschland) wurden diese auf die für die jeweilige
Färbung benötigten Objektträger aufgetragen. Zum endgültigen Strecken und Entfernen von Lufteinschlüssen wurden die Schnitte dann auf eine Wärmeplatte (Kunz HPL-
2, Thermo Fisher Scientific GmbH, Dreieich, Deutschland) gelegt. Es lagen nun unge-

färbte, auf Objektträger fixierte Schnittpräparate von 3-4 µm Dicke des zu untersuchenden Gewebes vor.

3.3.1.2 Die Vor- und Nachbereitung der Schnittpräparate zur Färbung

Vor der Färbung mussten die Präparate entparaffiniert werden. Hierzu wurden die Objektträger senkrecht in einem Brutschrank (Heraeus Function Line B6, Thermo Scientific Heraeus Function Line UB6, Thermo Scientific Heraeus Function Line B 6060, alle von Thermo Fisher Scientific GmbH, Dreieich, Deutschland) bei 60°C aufgestellt und erwärmt, wodurch das Paraffin ablaufen konnte, nachdem es geschmolzen war. Um das Paraffin vollständig aus den Präparaten zu lösen, erfolgte im Anschluss die Entparaffinierung mittels Xylol (VWR International GmbH, Darmstadt, Deutschland). Danach wurden die Schnittpräparate durch eine absteigende Alkoholreihe wieder dem Wasser zugeführt, da die Farbstoffe der folgenden Färbeprozesse auf Wasser basierten. Die Entparaffinierung und die absteigende Alkoholreihe erfolgten durch verschiedene Bäder in standardisierten und automatisierten Verfahren: Zuerst wurden die Präparate dreimal für jeweils fünf Minuten in Xylol gebadet, anschließend zweimal für jeweils fünf Minuten in 100%igem Ethanol (AppliChem GmbH, Darmstadt, Deutschland), darauf einmal für fünf Minuten in 96%igem Ethanol und im Anschluss einmal für fünf Minuten in 70%igem Ethanol. Abschließend erfolgte die einmalige Spülung mit *Aqua dest.* (Medizintechnik der Universitätsmedizin Mainz) (Tabelle 3).

Tabelle 3: Die Vorbereitung der Schnittpräparate für die Färbeprozesse

Vorbereitung der Schnittpräparate zur Färbung	
1. Ablaufen lassen des Paraffins	Erwärmung der Präparate im Brutschrank
2. Entparaffinierung	3 mal Xylol für jeweils 5 min.
3. absteigende Alkoholreihe	2 mal 100%iges Ethanol für jeweils 5 min.
	1 mal 96%iges Ethanol für 5 min.
	1 mal 70%iges Ethanol für 5 min.
	1 mal Spülen mit *Aqua dest.*

Nun erfolgten die unten beschriebenen Färbeprozesse. Im Anschluss an die Färbung wurden die Schnitte je nach Färbung mit dem Eindeckautomaten (Leica Eindeckautomat CV 5030, Leica Microsystems GmbH, Wetzlar, Deutschland) oder per Hand eingedeckt. Der Eindeckautomat verwendete Entellan (VWR International GmbH, Darmstadt, Deutschland) als Eindeckmedium, das für die Haftung zwischen Objektträger mit histologisch gefärbtem Präparat und der Deckplatte (Fisher Scientific GmbH, Schwerte, Deutschland und Gerhard Menzel GmbH, Braunschweig, Deutschland) sorgte. Entellan ist nicht wasserlöslich, weshalb die Schnittpräparate zur Dehydrierung nach Abschluss des jeweiligen Färbeprotokolls mit einer aufsteigenden Alkoholreihe und abschließend mit Xylol behandelt wurden. Dies erfolgte ebenfalls in unterschiedlichen Bädern von jeweils fünfminütiger Dauer in standardisierter Weise: Das erste Bad enthielt *Aqua dest.*, das zweite Bad 70%iges Ethanol, darauf folgten zwei Bäder in 96%igem Ethanol, anschließend wieder zweimaliges Baden in 100%igem Ethanol und abschließend erfolgten drei Bäder in Xylol. Das Eindecken der Schnittpräparate per Hand erfolgte mittels Kaiser's Glycerin-Gelatine (VWR International GmbH, Darmstadt, Deutschland) als Eindeckmedium mit anschließender Aushärtung im Kühlschrank (Liebherr KBes 4260, Liebherr-International AG, Bulle, Schweiz). Eine vorhergehende aufsteigende Alkoholreihe zur Dehydrierung war für die Anwendung der Kaiser's Glycerin-Gelatine als Eindeckmedium nicht erforderlich (Tabelle 4).

Tabelle 4: Die Nachbereitung der Schnittpräparate nach dem Färbeprozess

Nachbereitung der Schnittpräparate nach erfolgter Färbung	
4. Färbung der Schnitte	
Eindecken per Eindeckautomat: 5. aufsteigende Alkoholreihe	1 mal *Aqua dest.* für 5 min.
	1 mal 70%iges Ethanol für 5 min.
	2 mal 96%iges Ethanol für jeweils 5 min.
	2 mal 100%iges Ethanol für jeweils 5 min.
	3 mal Xylol für jeweils 5 min.
6. Eindecken der Präparate	Entellan
Eindecken per Hand: 5. Eindecken der Präparate 6. Aushärten im Kühlschrank	Kaiser's Glycerin-Gelatine

3.3.2 Die histologischen Färbungen

Abhängig davon, welche Zell- oder Fasertypen angefärbt werden sollten, wurden verschiedene, für die jeweiligen Strukturen spezifische Färbemethoden angewandt. Zur Darstellung von Fremdkörperriesenzellen, Makrophagen, Lymphozyten und Plasmazellen wurden daher Färbungen mit Hämatoxylin-Eosin (HE) angefertigt. Für den spezifischen Nachweis von polymorphkernigen Granulozyten wurden Schnitte mit Naphthol-AS-D-Chloracetatesterase (ASD) und zur Beurteilung der Fibrose mit Elastica van Gieson (EvG) gefärbt.

3.3.2.1 Hämatoxylin-Eosin (HE)

Die Färbungen der Paraffinhistologie für HE (Tabelle 5, S. 46) wurden mittels Färbeautomaten (Leica ST 4040 Linear Stainer, Leica Microsystems GmbH, Wetzlar, Deutschland) angefertigt. Die Schnittpräparate durchliefen entparaffiniert und unbeschichtet auf Objektträgern (Gerhard Menzel GmbH, Braunschweig, Deutschland) die folgenden Bäder in den angegebenen Agenzien. Jedes Bad dauerte 50 Sekunden, in denen das Präparat in die entsprechende Lösung eingegeben war. Begonnen wurde mit acht Bädern in Xylol, darauf folgten drei Bäder in 100%igem Isopropanol (Brenntag GmbH, Mülheim an der Ruhr, Deutschland), anschließend zwei Bäder in 96%igem Isopropanol und darauf zwei Bäder in 70%igem Isopropanol. Im Anschluss wurden die Präparate einmalig mit *Aqua dest.* gespült, daraufhin dreimal für 50 Sekunden in Hämalaun nach Gill (4%) (Kapitel 4.4, S. 74 ff) und einmal in Hämalaun Wasser (Kapitel 4.4, S. 74 ff) gebadet. Nun erfolgte dreimal ein Bad in Leitungswasser sowie zweimal in Eosin (VWR International GmbH, Darmstadt, Deutschland) mit Essigsäure (VWR International GmbH, Darmstadt, Deutschland). Anschließend wurden die Schnitte jeweils einmal in Isopropanol 70% und in Isopropanol 96% und dreimal in Isopropanol 100% gebadet. Den Abschluss bildeten zwei Bäder in Xylol, wie alle anderen Bäder ebenfalls für die Dauer von 50 Sekunden. Die fertig gefärbten Schnittpräparate wurden anschließend mittels Entellan im Eindeckautomaten eingedeckt.

Die Färbelösungen (Hämalaun und Eosin) wurden einmal wöchentlich im Automaten gewechselt. Hierbei wurde die erste Küvette erneuert und an die letzte Färbeposition gesetzt, wobei die übrigen Küvetten hierdurch eine Position nach vorne rückten.

Das Ergebnis der Färbung war die Blaufärbung der Zellkerne sowie die Violettfärbung von Zytoplasma und Bindegewebsfasern. Erythrozyten färbten sich in den so behandelten Schnittpräparaten rot-violett (318).

3.3.2.2 Elastica van Gieson (EvG)

Die Färbung nach Elastica van Gieson (Tabelle 6, S. 47) erfolgte nicht in einem Färbeautomaten, sondern per Hand. Zur Vorbereitung auf die Färbung wurden die Schnittpräparate zuerst im warmen Wasserbad vorgestreckt und anschließend zur besseren Haftung des Gewebes auf Superfrostobjektträger (Fisher Scientific GmbH, Schwerte, Deutschland) aufgetragen. Um ein gutes Antrocknen zu gewährleisten, wurde dem

Schnitt das Wasser mit Zellstoff (Kurt Müller GmbH, Pulheim-Brauweiler, Deutschland) entzogen und der Objektträger auf der Wärmeplatte gelagert. Anschließend erfolgten die Lagerung im Brutschrank und die Entparaffinierung einschließlich absteigender Alkoholreihe bis zum 96%igen Ethanol. Die absteigende Alkoholreihe wurde nicht komplett durchgangen, da die EvG-Färbelösungen weniger wasserbasierende Eigenschaften aufweisen als andere Färbungen und sich so die Rehydrierung bis zum 96%igen Ethanol als für das Färbeergebnis am günstigsten erweist. Anschließend erfolgte die eigentliche Färbung in Form von Bädern verschiedener Lösungen: Zu Beginn wurden die Schnittpräparate für 15 Minuten in Resorcinfuchsinlösung nach Wei-

Tabelle 5: Die Methodik der Hämatoxylin-Eosin-Färbung

Hämatoxylin-Eosin (HE)	
Schnittpräparate	entparaffiniert auf unbeschichteten Objektträgern
Ablauf	Bäder in angegebener Reihenfolge
Reagenz	**Zeit**
Xylol	8 mal jeweils 50 sec.
Isopropanol 100%	3 mal jeweils 50 sec.
Isopropanol 96%	2 mal jeweils 50 sec.
Isopropanol 70%	2 mal jeweils 50 sec.
Aqua dest.	1 mal 50 sec.
Hämalaun nach Gill 4%	3 mal jeweils 50 sec.
Hämalaun Wasser	1 mal 50 sec.
Leitungswasser	3 mal jeweils 50 sec.
Eosin + Essigsäure	2 mal jeweils 50 sec.
Isopropanol 70%	1 mal 50 sec.
Isopropanol 96%	1 mal 50 sec.
Isopropanol 100%	3 mal jeweils 50 sec.
Xylol	2 mal jeweils 50 sec.
Eindecken	mit Entellan per Färbeautomat
Färbelösungen (Hämalaun und Eosin) einmal wöchentlich im Automaten wechseln	Die jeweils erste Küvette wird erneuert und an die letzte Färbeposition gesetzt, wobei die restlichen Küvetten damit eine Position nach vorne rücken.
Färbeergebnis	Zellkerne — blau
	Zytoplasma, Bindegewebsfasern — violett
	Erythrozyten — rot-violett

gert (Waldeck GmbH & Co Division Chroma, Münster, Deutschland) gegeben, anschließend für fünf Minuten mit Leitungswasser ausgewaschen und danach mit *Aqua dest.* gespült. Daraufhin folgte ein 15-minütiges Bad in Hämatoxylinlösung nach Weigert (Kapitel 4.4, S. 74 ff), im Anschluss wieder fünfminütiges Auswaschen (sog. Bläuen) mit Leitungswasser und danach Spülen mit *Aqua dest.* Zum Abschluss des Färbeprozesses wurden die Präparate für 20 Minuten in Pikrofuchsinlösung (Waldeck GmbH & Co Division Chroma, Münster, Deutschland) gegeben und danach mit *Aqua dest.* gespült. Das darauf folgende Eindecken erforderte, wie bei der HE-Färbung, eine aufsteigende Alkoholreihe zur Dehydrierung der Schnittpräparate, da das Eindeckme-

Tabelle 6: Die Methodik der Färbung nach Elastica van Gieson

Elastica van Gieson (EvG)	
Schnittpräparate	Schnitte vorstrecken im warmen Wasserbad auf Superfrost-Objektträger mittels Zellstoff möglichst das komplette Wasser entziehen und gut antrocknen lassen, Lagerung auf Wärmeplatte
	Ablaufen lassen des Paraffins im Brutschrank
	Entparaffinieren bis Ethanol 96%
Ablauf	Bäder in angegebener Reihenfolge
Reagenz	**Zeit**
Resorcinfuchsin nach Weigert	15 min.
Bläuen mit Leitungswasser	5 min.
Spülen mit *Aqua dest.*	
Hämatoxylin nach Weigert	15 min.
Bläuen mit Leitungswasser	5 min.
Spülen mit *Aqua dest.*	
Pikrofuchsin	20 min.
Spülen mit *Aqua dest.*	
2 mal Spülen mit Ethanol 96%	
2 mal Spülen mit Ethanol 100%	
3 mal Spülen mit Xylol	
Eindecken	mit Entellan per Färbeautomat
Färbeergebnis	Zellkerne — schwarz-braun
	Zytoplasma, Muskulatur — gelb-braun
	kollagene Fasern — rot
	elastische Fasern — blass gelb

dium Entellan nicht wasserlöslich ist. Dies geschah durch eine zweimalige Spülung mit 96%igem Ethanol gefolgt von zweimaliger Spülung mit 100%igem Ethanol. Den Abschluss bildeten drei Spülungen mit Xylol sowie das Eindecken der Schnittpräparate mittels Eindeckautomat und Entellan.

Als Ergebnis der Färbung waren Zellkerne schwarz-braun, Zytoplasma, Muskulatur und Erythrozyten gelb-braun, kollagene Fasern rot und elastische Fasern blass gelb gefärbt (318).

3.3.2.3 Naphthol-AS-D-Chloracetatesterase (ASD)

Wie die EvG- wurde auch die Naphthol-AS-D-Chloracetatesterase (ASD)-Färbung (Tabelle 7, S. 49) per Hand durchgeführt und die Präparate nach Vorstrecken im warmen Wasserbad auf Superfrost-Objektträger aufgetragen. Nach der wie oben beschriebenen Trocknung, dem Abfließen des Paraffins im Brutschrank und der Entparaffinierung bis zur Spülung mit *Aqua dest.* begann der eigentliche Färbeprozess.

Die Schnittpräparate wurden für 30 Minuten in ASD-Lösung (Kapitel 4.4, S. 74 ff) gegeben und für diese Zeit in verschlossener und verdunkelter Küvette (VWR International, Darmstadt, Deutschland) auf den Rüttler (Heidolph Unimax 2010, Heidolph Instruments GmbH & Co. KG, Schwabach, Deutschland) gestellt. Anschließend wurden die Präparate mit *Aqua dest.* abgespült und unter dem Mikroskop (Olympus CH20, Olympus Deutschland GmbH, Hamburg, Deutschland) kontrolliert, ob die Reaktion des Gewebes mit der Naphthol-AS-D-Chloracetatesterase und somit die Färbung erfolgreich war. Ein positives Ergebnis lag vor, wenn die Zellen rosa gefärbt waren. Im Anschluss erfolgte ein Bad von 50 Sekunden in Hämatoxylin nach Gill II (VWR International GmbH, Darmstadt, Deutschland), darauf ein fünfminütiges Auswaschen der Präparate unter fließendem Leitungswasser, das sog. Bläuen, gefolgt von einem Bad in *Aqua dest.* Zuletzt wurden die Schnittpräparate per Hand mittels Kaiser's Glycerin-Gelatine eingedeckt und im Kühlschrank ausgehärtet.

Im Ergebnis zeigte diese Färbetechnik eine abhängig vom Reifungsgrad intensiv hellrote Färbung neutrophiler und basophiler Granula sowie eine blassblaue Färbung der Kerne und des Zytoplasmas (318).

3.3.3 Die immunhistologische Färbung gegen CD68

Immunhistologisch wurden Makrophagen mittels CD68 Antikörper detektiert (Tabelle 8, S. 50). Hierfür wurden die Schnittpräparate, wie bereits bei den EvG- und ASD-

Färbungen beschrieben, im warmen Wasserbad vorgestreckt, auf Superfrostobjektträger aufgetragen und nach dem Trocknen sowie dem Abfließen des Paraffins im Brutschrank mittels dreimaligen Bades in Xylol und absteigender Ethanolreihe bis zur Spülung mit *Aqua dest.* entparaffiniert. Im Anschluss an die Entparaffinierung begann die spezielle Vorbereitung zur Demarkierung der Antigene für den immunhistochemischen Färbeprozess. Die Schnittpräparate wurden für eine Dauer von 35 Minuten in einer Citrat-Pufferlösung (EN Vision™ Flex Target Retrieval Solution Low pH (50x), pH = 6,1, Dako Denmark A/S, Glostrup, Dänemark) im Dampfgarer (Braun 3216, Braun GmbH, Kronberg/Taunus, Deutschland) gekocht. Die Pufferlösung wurde vor der Zugabe der Schnitte bereits für 30 Minuten im Dampfgarer erhitzt. Im Anschluss wurden die Schnittpräparate 15 Minuten im Wasserbad abgekühlt und danach für fünf Minuten in einer 1:20 verdünnten Waschpufferlösung (EN Vision™ Flex Wash Buffer, Tris-gepufferte Kochsalzlösung mit Tween 20, Dako Denmark A/S, Glostrup, Dä-

Tabelle 7: Die Methodik der Färbung mit Naphthol-AS-D-Chloracetatesterase

Naphthol-AS-D-Chloracetatesterase (ASD)		
Schnittpräparate	Schnitte vorstrecken im warmen Wasserbad	
	auf Superfrost-Objektträger mittels Zellstoff möglichst das komplette Wasser entziehen und gut antrocknen lassen, Lagerung auf Wärmeplatte	
	Ablaufen lassen des Paraffins im Brutschrank	
	Entparaffinieren bis zur Spülung mit *Aqua dest.*	
Ablauf	Bäder in angegebener Reihenfolge	
Reagenz	**Zeit**	
ASD-Lösung	30 min. auf Rüttler in verschlossener und verdunkelter Küvette	
Spülen mit *Aqua dest.*		
mikroskopische Kontrolle der Färbung		
Hämatoxylin nach Gill II	50 sec.	
Bläuen mit Leitungswasser	5 min.	
Spülen mit *Aqua dest.*		
Eindecken	per Hand mit Kaiser's Glycerin-Gelatine	
im Kühlschrank aushärten lassen		
Färbeergebnis	neutrophile und basophile Granula	intensiv hellrot
	Zellkerne, Zytoplasma	Blassblau

nemark) bei einem pH-Wert von 7,6 gepuffert. Daraufhin erfolgte die immunhisto-chemische Färbung mittels Färbeautomat (Dako Cytomation Autostainer plus, Dako Deutschland GmbH, Hamburg, Deutschland). In diesem wurde zuerst eine wasser-stoffperoxidhaltige Phosphatpufferlösung (EN Vision™ Flex Peroxidase-Blocking Reagent, Dako Denmark A/S, Glostrup, Dänemark) auf die Präparate pipettiert und für fünf Minuten inkubiert. Im Anschluss wurden die Präparate mit der Waschpufferlö-sung gespült. Daraufhin wurden die Präparate mit einer CD68 Antikörperlösung (CD68 Antikörper, Santa Cruz Biotechnology Inc., Heidelberg, Deutschland) in 1:600-facher Verdünnung (EN Vision™ Flex Antibody Diluent, Dako Denmark A/S, Glos-trup, Dänemark) für 20 Minuten inkubiert. Nach erneutem Spülen mit der Waschpuf-ferlösung wurde eine Lösung mit einem tertiären Antikörper (EN Vision™ Flex/HRP, Dako Denmark A/S, Glostrup, Dänemark) auf die Schnittpräparate pipettiert. Die In-kubationszeit betrug auch hier 20 Minuten. Im Anschluss wurde wieder mit der Waschpufferlösung gespült. Daraufhin wurde den Präparaten zweimal für jeweils fünf Minuten eine DAB+Chromogen-Lösung (12 Tropfen EN Vision™ Flex DAB+Chro-mogen, Dako Denmark A/S, Glostrup, Dänemark in 12 ml EN Vision™ Flex Substra-te Buffer, Dako Denmark A/S, Glostrup, Dänemark) aufgetragen, die zwischen diesen beiden Durchgängen mit Luft abgeblasen wurde. Nach anschließendem Spülen mit der Waschpufferlösung wurden die Schnittpräparate mit einer Hämatoxylinlösung (EN Vision™ Flex Hematoxylin, Dako Denmark A/S, Glostrup, Dänemark) betropft und diese für drei Minuten auf den Schnitten belassen. Abschließend wurden die Präparate mit *Aqua dest.* gespült. Nach der Färbung im Färbeautomaten wurden die Präparate dem Automaten entnommen, unter fließendem Leitungswasser ausgewaschen (sog. Bläuen) und in *Aqua dest.* gegeben. Im Anschluss erfolgte eine aufsteigende Alkohol-reihe und Spülung mit Xylol. Das Eindecken erfolgte mit Entellan per Hand.

Tabelle 8: Die Methodik der immunhistochemischen Färbung gegen CD68

CD68	
Schnittpräparate	Schnitte vorstrecken im warmen Wasser-bad
	auf Superfrost-Objektträger mit Zellstoff Wasser entziehen, Lagerung auf Wär-meplatte
	Ablaufen lassen des Paraffins im Brut-schrank
	3 mal Bad in Xylol
	Entparaffinieren bis zur Spülung mit *Aqua dest.*
Ablauf	Bäder in angegebener Reihenfolge

Fortsetzung von Tabelle 8

Reagenz	Zeit
EN Vision™ Flex Target Retrieval Solution Low	35 min.
Wasserbad	15 min.
EN Vision™ Flex Wash Buffer	5 min.
weiter im Färbeautomat:	
EN Vision™ Flex Peroxidase-Blocking Reagent	5 min.
Spülen mit EN Vision™ Flex Wash Buffer	
CD68 AK in EN Vision™ Flex Antibody Diluent	20 min.
Spülen mit EN Vision™ Flex Wash Buffer	
EN Vision™ Flex/HRP	20 min.
Spülen mit EN Vision™ Flex Wash Buffer	
12 Tropfen EN Vision™ Flex DAB+Chromogen in 12 ml EN Vision™ Flex Substrate Buffer	5 min. (2 mal)
Spülen mit EN Vision™ Flex Wash Buffer	
EN Vision™ Flex Hematoxylin	3 min.
Spülen mit *Aqua dest.*	
weiter per Hand:	
Bläuen mit Leitungswasser	
Spülen mit *Aqua dest.*	
1 mal Spülen mit Ethanol 50%	
1 mal Spülen mit Ethanol 75%	
2 mal Spülen mit Ethanol 96%	
2 mal Spülen mit Ethanol 100%	
3 mal Spülen mit Xylol	
Eindecken	mit Entellan per Hand
Färbeergebnis	Makrophagen gelb-braun

Das Ergebnis der immunhistochemischen Färbung mit CD68 Antikörperlösung waren gelblich-braun angefärbte Makrophagen.

3.3.4 Zusammenfassung der Methodik histologischer Färbungen

Die Anfertigung histologischer Färbungen wird anhand Tabelle 9 zusammengefasst. Abbildung 12 (S. 53) zeigt das Ergebnis der verschiedenen Färbemethoden im fertigen Schnittpräparat.

Tabelle 9: Zusammenfassung der Methodik histologischer und immunhistologischer Färbungen

Zusammenfassung: Methodik histologischer Färbungen	
1. Anfertigung histologischer Schnitte	Zuschneiden des Gewebes
	Einlegen der Gewebeproben in Kapseln
	Einbetten in Paraffin
-	Anfertigung 3-4 μm dicker Schnitte aus Paraffin-blöcken
	Auftragen der Schnitte auf Objektträger
2. Vorbereitung zur Färbung	Paraffin ablaufen lassen im Brutschrank
	Entparaffinierung mit Xylol und absteigender Alkoholreihe
3. Färbung	
4. Eindecken	
- per Eindeckautomat	aufsteigende Alkoholreihe und Eindecken mit Entellan
- per Hand	Kaiser's Glycerin-Gelatine und Aushärten im Kühlschrank

3.4 Rasterelektronenmikroskopie

3.4.1 Die Aufarbeitung der Präparate

Die Gewebeproben wurden mit Hilfe eines Einmal-Skalpells (B. Braun Melsungen AG, Melsungen, Deutschland) und einer anatomischen Pinzette (Dumont Pinzette 24, Plano GmbH, Wetzlar, Deutschland) so zugeschnitten, dass die zu untersuchende Fläche eine für rasterelektronenmikroskopische Verfahren ideale Größe von 1 cm^2 umfasste. Bei der Präparation wurde unter sorgfältiger Schonung der Oberflächen darauf geachtet, dass behandeltes Areal sowie der Übergang zu nichtbehandeltem Areal für die rasterelektronenmikroskopische Untersuchung erfasst wurden.

3.4.2 Die Gefriertrocknung der Präparate

Nach dem Zuschneiden wurden die Proben in einem Gefriertrockenautomaten (Christ Alpha 1-4 LSC, Martin Christ Gefriertrocknungsanlagen GmbH, Osterode am Harz,

Deutschland) im Vakuum gefriergetrocknet. Hierfür wurden die Gewebeproben aus dem 4%igen Formalin entnommen und mit Phosphatpuffer (Kapitel 4.4, S. 74 ff) gespült. Es wurde nun ein mit Isopentan (Sigma-Aldrich Chemie GmbH, München, Deutschland) gefülltes Gefäß in flüssigem Stickstoff (Linde AG Gases Division Germany, Pullach, Deutschland) vorgekühlt, ohne den Stickstoff über den Rand in das Isopentan gelangen zu lassen. Nach erfolgtem Wärmeabdampfen wurde die Gewebeprobe in das im Stickstoffbad liegende Isopentangefäß gegeben. Zuvor wurden die Proben zum Auswaschen des Phosphatpuffers zweimal in ein Bad mit *Aqua dest.* getaucht. Um ein Festfrieren der Gewebeproben an den stark gekühlten Behältern und damit die Zerstörung der zu evaluierenden Oberflächenstruktur der Proben zu vermeiden, wurde darauf geachtet, die Gewebestücke direkt ohne Berührung des Gefäßrandes in das Isopentan zu geben. Nach wenigen Sekunden wurde die Probe wieder aus dem Isopentan entfernt und es folgte die Gefriertrocknung im Gefriertrockenautomaten bei -60°C im Vakuum mit 0,52 mbar und einer Stellflächentemperatur von +20°C.

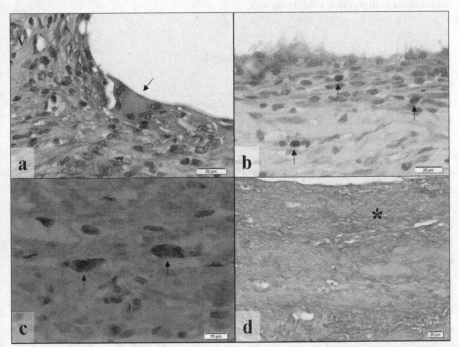

Abbildung 12: Die verschiedenen Färbungen auf einen Blick: a) HE-Färbung mit Fremdkörperriesenzelle (Pfeil) und Gefäßanschnitt (v). b) Drei dunkelrot gefärbte Granulozyten (Pfeile) in der ASD-Färbung. c) Zwei braun gefärbte CD68-positive Makrophagen (Pfeile). d) Hellrote Fibrose (Stern) in der EvG-Färbung.

3.4.3 Das Sputtern

Im Anschluss wurden die Proben für eine Dauer von viereinhalb Minuten unter Hochspannung (40 mA) im Vakuum mit Gold (Plano GmbH, Wetzlar, Deutschland) gesputtert. In diesem Vorgang wurde der Oberfläche der Gewebeproben im Sputter Coater (Edwards S150B Sputter Coater, Edwards GmbH, Kirchheim, Deutschland) Gold in ionisierter Form aufgedampft. Das Sputtern stellt eine Grundvoraussetzung zur Durchführung der Rasterelektronenmikroskopie organischen Materials dar, denn durch das ionisiert aufgedampfte Gold erhält die Oberfläche des Gewebes erst die für den Elektronenstrahl des Rasterelektronenmikroskops notwendige Leitfähigkeit.

3.4.4 Die rasterelektronenmikroskopische Untersuchung

Die anschließende ultrastrukturelle Analytik erfolgte mit dem Rasterelektronenmikroskop (Zeiss REM-DSM 962, Carl Zeiss MicroImaging GmbH, Jena, Deutschland). Die Bilddokumentation erfolgte elektronisch.

3.5 Transmissionselektronenmikroskopie

3.5.1 Die Aufarbeitung der Präparate

Die Gewebeproben wurden unter sorgfältiger Schonung der Oberflächen auf eine für transmissionselektronenmikroskopische Verfahren ideale Größe von 0,1 cm x 0,1 cm x 0,1 cm zugeschnitten und in 2,5%igem Glutaraldehyd (Kapitel 4.4, S. 74 ff) über Nacht bei 4°C fixiert. Die Proben wurden in der weiteren Bearbeitung für zweimal 15 Minuten in 0,1 molarer Phosphatpufferlösung (Kapitel 4.4, S. 74 ff) bei 4°C ausgewaschen, dann für zwei Stunden in 1%igem Osmiumtetroxyd (Kapitel 4.4, S. 74 ff) nachfixiert, anschließend wieder für zweimal 15 Minuten in 0,1 molarer Phosphatpufferlösung bei 4°C ausgewaschen und schließlich bei Raumtemperatur über eine aufsteigende Alkoholreihe für jeweils zweimal 15 Minuten in 50%, 70%, 90% und 100% Ethanol entwässert. Abschließend erfolgte für 15 Minuten ein Bad in Propylenoxid (Serva Electrophoresis GmbH, Heidelberg, Deutschland). Die Proben wurden danach für 60 Minuten in eine Mischung aus Propylenoxid und Agar 100 Resin (Kapitel 4.4, S. 74 ff) in einem Verhältnis von 2:1 gegeben. Im Anschluss erfolgte ein 60-minütiges Bad in der Propylenoxid-Agar 100 Resin-Mischung, nun jedoch im Verhältnis 1:2. Abschließend blieben die Proben in Agar 100 Resin über Nacht bei 4°C. Die Proben wurden dann in mit Agar 100 Resin gefüllte Gelatinekapseln eingebettet und bei 60°C über 24 Stunden polymerisiert.

3.5.2 Die Herstellung von Semidünnschnitten

Die Blöcke wurden nun mit Rasierklingen (Plano GmbH, Wetzlar, Deutschland) getrimmt und Semidünnschnitte von ca. 1 µm Dicke mittels Glasmessern (Agar Scientific Ltd., Stansted, England) angefertigt. Die Semidünnschnitte wurden auf unbeschichtete Objektträger aufgebracht und auf einer Heizplatte (Stuart Digital Hotplate SD 300, Bibby Scientific Ltd, Stone, England) bei 100°C getrocknet. Im Anschluss wurden die Semidünnschnitte mit der Färbelösung nach Richardson (Kapitel 4.4, S. 74 ff) für eine Minute auf der Heizplatte bei 100°C angefärbt und danach mit *Aqua dest.* abgespült. Abschließend wurden die Schnitte mit Entellan eingedeckt und histologisch beurteilt.

3.5.3 Die Herstellung von Ultradünnschnitten

Anhand der Semidünnschnitte wurden nun lichtmikroskopisch (Olympus CH20, Olympus Deutschland GmbH, Hamburg, Deutschland) geeignete Schnittregionen ausgewählt. Als geeignet galt eine Schnittregion, wenn sie Mesothelzellen bzw. Peritoneum oder Materialkomponenten mit umgebendem Gewebe enthielt. Die Blöcke wurden mit Rasierklingen auf dem Ultramikrotom (Reichert-Jung Ultracut E und Leica Ultracut R, beide von Leica Microsystems GmbH, Wetzlar, Deutschland) getrimmt und anschließend mittels Diamantmessern (Agar Scientific Ltd., Stansted, England) Ultradünnschnitte von ca. 90 ηm Dicke hergestellt. Diese wurden auf befilmte Kupfergrids (Plano GmbH, Wetzlar, Deutschland) aufgetragen.

3.5.4 Die Nachkontrastierung der Ultradünnschnitte

Die Kupfergrids mit den Ultradünnschnitten wurden nun zur Nachkontrastierung für zehn Minuten auf eine 1%ige alkoholische Uranylacetatlösung (Kapitel 4.4, S. 74 ff) gelegt und anschließend mit *Aqua dest.* gespült. Danach wurden die Kupfergrids auf Bleicitrat nach Reynolds (Kapitel 4.4, S. 74 ff) gegeben und abschließend wieder mit *Aqua dest.* gespült.

3.5.5 Die transmissionselektronenmikroskopische Untersuchung

Nach dem Trocknen wurden die Proben in den Transmissionselektronenmikroskopen Zeiss EM 910 (Carl Zeiss MicroImaging GmbH, Jena, Deutschland) und Philips EM 410 (Philips Deutschland GmbH, Hamburg, Deutschland) mikroskopiert. Die Fotodokumentation erfolgte auf Kleinbildfilm oder Planfilm (6 x 9 cm). Die Abzüge der Aufnahmen wurden von der Stabsstelle Foto-Grafik-Video der Universitätsmedizin der

Johannes Gutenberg-Universität Mainz erstellt. Durch Einscannen des Bildmaterials wurden die Abzüge digitalisiert.

3.6 Synchrotron-µCT

Eine der Proben aus der SupraSeal®-Gruppe wurde exemplarisch am Synchrotron-µCT Beamline BW2 des Hamburger Synchrotronstrahlungslabors (HASYLab) im GKSS Forschungszentrum am Deutschen Elektronen-Synchrotron (DESY, Hamburg) untersucht.

3.6.1 Der Aufbau eines Synchrotron-µCT

Der Aufbau und die Funktion eines Synchrotron-µCT sind komplex und sollen hier nur kurz erläutert werden. Detaillierte Beschreibungen über den Aufbau und die Funktion des Synchrotron Messaufbaus des HASYLab bieten die Werke von Beckmann (463) und Müller *et al.* (464). Das Synchrotron ist ein Elektronenbeschleuniger, in dem Elektronen auf relativistische Geschwindigkeiten beschleunigt werden. Durch Undulatoren und Wiggler werden die beschleunigten Elektronen wieder abgebremst, wodurch sie Energie verlieren, die in Form von elektromagnetischer Strahlung abgegeben wird. Die Strahlung umfasst einen großen Bereich des elektromagnetischen Spektrums und reicht von infraroter Strahlung bis zu harter Röntgenstrahlung. Für Anwendungen im Bereich der µCT werden Röntgenstrahlen unterschiedlicher Energien verwendet (465) (Abbildung 13).

3.6.2 Die Vorteile der Messung mit dem Synchrotron-µCT

Die für die Synchrotron-µCT Experimente genutzte Röntgenstrahlung ist der Strahlung aus klassischen Röntgenröhren qualitativ überlegen. Insbesondere ist die durch das Synchrotron produzierte elektromagnetische Strahlung von hoher Intensität, so dass auch nach Verwendung von Monochromatoren noch ausreichend Intensität verfügbar ist. Weiterhin ist die Strahlung von hoher Brillanz und kann vorteilhafte Eigenschaften hinsichtlich der Kohärenz und der Polarisation aufweisen (465, 467-470). Diese Eigenschaften erlauben meist Darstellungsmöglichkeiten, die mit röhrenbasierten Geräten nicht zu realisieren sind. Maßgeblich für die Auflösung von Objektdetails sind jedoch die Kamera, die Optik und das verwendete Detektormaterial (Szintillator). Bei optimiertem Messaufbau ist damit eine genaue mikrostrukturelle Visualisierung auch von kleinen und empfindlichen Objekten (471), biologischem Material und sogar von einzelnen Zellen (472) möglich. Aufgrund dieser Vorteile wurde die Methodik der Synchrotronstrahlung auch bereits in der Darstellung von Biomaterialien und deren Interaktion mit Gewebe und Zellen erfolgreich eingesetzt (465, 472-476).

In unserem Versuch wurde exemplarisch die Material-Gewebe-Interaktion einer Adhäsionsbarriere mittels Synchrotron-µCT dreidimensional dargestellt. Da SupraSeal® das beste makroskopische (298, 458) sowie rasterelektronenmikroskopische (61) Ergebnis erzielt hatte, fiel die Wahl auf dieses Barrierematerial.

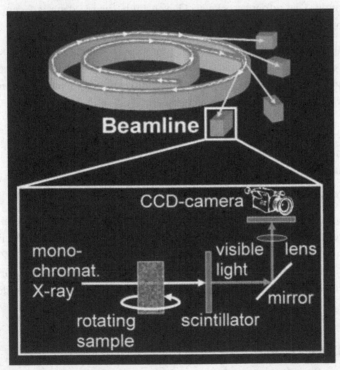

Abbildung 13: Aufbau eines Synchrotrons: Die im inneren Ring des Synchrotrons beschleunigten Elektronen werden auf dem äußeren Ring gespeichert. An den Messstellen (Beamlines) kann die Strahlung vor der Probenmessung bei Bedarf monochromatisiert werden. Die anschließenden Aufnahmen erfolgen digital (466). Mit freundlicher Genehmigung von Dr. R. Zehbe (Institut für Werkstoffwissenschaften und -technologien, Technische Universität Berlin) und PD Dr. C. Brochhausen (REPAIR-lab, Institut für Pathologie, Universitätsmedizin Mainz)

3.6.3 Die Gewebeaufbereitung und Messung

Die in Formalin 4% fixierte Gewebeprobe wurde erst für zehn Minuten mit PBS-Puffer (Kapitel 4.4, S. 73 ff, Lösung A der ASD-Lösung) und dann mit *Aqua dest.* gespült. Anschließend wurde die Probe in ein mit Isopentan gefülltes Gefäß gegeben. Das Isopentan wurde mittels flüssigen Stickstoffs auf ca. -120°C abgekühlt und anschließend die ca. 8 mm breite Probe hinzugefügt. Die Probe wurde nun wieder dem Isopentan entnommen und sofort auf einer mit flüssigem Stickstoff vorgekühlten Teflonplatte in den Gefriertrockner gestellt, wo sie für ca. 1,5 Wochen bei -50°C und 0,1 mbar gefriergetrocknet und für einen Tag bei Raumtemperatur und 0,1 mbar nachgetrocknet wurde. Die gefriergetrocknete Gewebeprobe wurde dann auf dem Postweg nach Hamburg versandt.

Im Rahmen der Aufnahmen mit dem Synchrotron-μCT wurden mit einer Energie von 10 keV insgesamt 720 Aufnahmen bei einem Drehwinkel von je 0,25° erstellt. Die Ortsauflösung betrug 7,34 μm/pixel. Die Einzelbilder wurden anhand eines mathematischen Verfahrens dreidimensional rekonstruiert.

3.7 Datenerhebung und Auswertung der Histologie und Immunhistologie

3.7.1 Die Auswertungskriterien

Die histologischen und immunhistochemischen Schnittpräparate wurden semiquantitativ ausgewertet. Hierfür wurden die Entzündungsreaktion, die Fremdkörperreaktion, das Vorhandensein von Makrophagen sowie die Fibrosebildung betrachtet. Zur Beurteilung der Entzündungsreaktion wurde die Anzahl an polymorphkernigen Granulozyten und Lymphozyten/Plasmazellen ermittelt, die Fremdkörperreaktion wurde anhand der Anzahl an Fremdkörperriesenzellen evaluiert.

3.7.2 Die Datenerfassung

Im Lichtmikroskop (Leica DM LB, Leica Microsystems GmbH, Wetzlar, Deutschland sowie Olympus BX40 und Olympus BX46, beide von Olympus Deutschland GmbH, Hamburg, Deutschland) wurden in 400-facher Vergrößerung von jedem Präparat in jeder Färbung jeweils zehn Gesichtsfelder nahe der Barriere bzw. der Läsion und zehn Gesichtsfelder im umliegenden, gesunden Gewebe ausgewertet. In diesen 20 Gesichtsfeldern pro Präparat und Färbung wurde nun jede der beschriebenen Zellarten in ihrer jeweiligen Färbung ausgezählt und in eine mit dem Tabellenkalkulationsprogramm

Microsoft Excel 2000 (Microsoft Deutschland GmbH, Unterschleißheim, Deutschland) erstellte Tabelle eingetragen (Abbildung 14, S. 60). Eine Besonderheit stellte hierbei die Bewertung der Makrophagen dar, da diese Zellen zweimal auf verschiedene Weisen ausgewertet wurden. Die erste Auswertung erfolgte im HE-Schnitt. Da Makrophagen in der HE-Färbung weniger gut erkennbar sind als in einer immunhistologischen Färbung, wurde hier nicht die gesamte Zellzahl ermittelt, sondern die Gesichtsfelder danach beurteilt, ob zehn bzw. mehr als zehn Makrophagen zu sehen waren oder weniger. Zur genauen Evaluation dieser Zellart wurden exemplarisch von jeder Gruppe sieben Präparate (jeweils die linke Bauchseite) mit Antikörper gegen CD68 gefärbt. In dieser immunhistochemischen Färbung wurden die CD68-positiven Makrophagen nun, genauso wie oben bereits für die anderen Zellarten beschrieben, ausgezählt. Der Grad der Fibrose wurde anhand der Breite des Fibrosebandes bewertet. Auch hier wurden jeweils das gesunde und das barrierenahe bzw. läsionsnahe Gewebe beurteilt.

Am Übergang von gesundem zu pathologischem Gewebe wurde zur Abgrenzung dieser beiden Areale ein Gesichtsfeld unbewertet übergangen. In Präparaten, in denen Fadenmaterial erkennbar war, wurde das den Faden unmittelbar umgebende Gewebe nicht berücksichtigt. Die Verfälschung der Barriereevaluation durch eine aufgrund des Fadenmaterials bedingte Gewebereaktion sollte ausgeschlossen werden. Fremdkörperriesenzellen und Lymphozyten/Plasmazellen wurden in der HE-Färbung ermittelt, polymorphkernige Granulozyten in der ASD-Färbung und die Fibrose in der EvG-Färbung. Makrophagen wurden in der HE-Färbung (mit dem Kriterium zehn bzw. mehr als zehn oder weniger als zehn Makrophagen im Gesichtsfeld) sowie immunhistochemisch mittels Antikörper gegen CD68 (zur Ermittlung der genauen Zellzahl pro Gesichtsfeld) ausgewertet.

3.7.3 Die Datenauswertung und Ermittlung des „Barrierewertes"

In jedem Präparat wurde für jede Variable die Zellzahl in zehn läsionsnahen und in zehn läsionsfernen Gesichtsfeldern ermittelt. Die Auswertung eines Präparats erfolgte nun durch die Ermittlung des Mittelwertes für jede Variable läsionsnah und läsionsfern. Dies geschah durch Addition der in den zehn Gesichtsfeldern gezählten Zellen einer Art und anschließender Division durch zehn. Die Auswertung der Makrophagen im HE-Schnitt erfolgte ähnlich. Statt der Zellzahl wurde hier die Summe der Gesichtsfelder, die zehn bzw. mehr als zehn Makrophagen zeigten, durch zehn dividiert. So errechnete sich beispielsweise für ein Präparat, das in drei Gesichtsfeldern zehn bzw. mehr als zehn Makrophagen aufwies, der Wert 0,3. Als Ergebnis der jeweils für die barrierenahen und die barrierefernen Bereiche eines Präparats durchgeführten Auswertung lag die durchschnittliche Anzahl eines jeweiligen Zelltyps in einem Gesichtsfeld von 40-facher Vergrößerung im entsprechenden Bereich vor.

Aus den Mittelwerten der barrierenahen und barrierefernen Areale wurde anschließend ein barrierespezifischer Wert, der sog. Barrierewert, ermittelt. Er wurde für jede Variable eines jeden Präparates erhoben. Dies ergab sich aus der Subtraktion des barrierefern ermittelten Wertes einer entsprechenden Variablen von der barrierenah erfassten Größe. Das Ergebnis war der Wert, der den Unterschied zwischen barrierenahem und barrierefernem Gewebe darstellte. Durch diesen Barrierewert wurde die Grundsituation des Gewebes der einzelnen Tiere in diesem Modell berücksichtigt und eliminiert. Hierdurch war es möglich, gezielt allein die unter dem Einfluss der jeweiligen Barriere entstandene Gewebesituation darzustellen. Wäre ein Tier folglich individuell bedingt

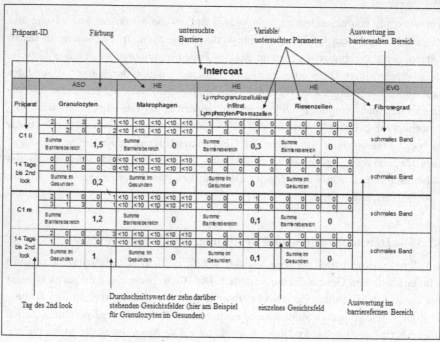

Abbildung 14: Auswertungstabelle zur Datenerfassung: Für jedes histologische Präparat (hier C1 li und C1 re) wurden pro Variable 20 Gesichtsfelder bewertet, zehn in barrierenahen und zehn in barrierefernen Arealen. In die kleinen Felder wurde hierbei die entsprechende Zellzahl des Gesichtsfeldes eingetragen. Die Barriere (hier Intercoat®) sowie die Variablen sind mit ihren entsprechenden Färbungen in der obersten Zeile vermerkt. Die Fibrose wurde nicht mittels zehn Gesichtsfeldern, sondern für das gesamte barriereferne und barrierenahe Areal beurteilt.

oder durch die Folgen einer Infektion im Rahmen der Operation mit beispielsweise höheren Zahlen an Entzündungszellen im Gewebe behaftet, ohne ihre Ursache in der Barriere zu finden, würde sich diese erhöhte Zellzahl auch im gesunden umliegenden Gewebe zeigen und in dem angewandten Modell nicht der Barriere zu Lasten fallen. Andererseits kann bei geringerer Zellzahl in Barrierenähe und somit negativem barriererespezifischen Wert ein positiver Effekt der Barriere vermutet werden. Nicht nur eine optimierte Beurteilung der Gewebereaktion auf das verwendete Material soll durch den Barrierewert gewährleistet werden, sondern auch ein möglichst objektiver Vergleich der verschiedenen Materialien bezüglich ihrer Gewebereaktion. Dieses Modell ermöglicht die Ermittlung der einzig unter dem Einfluss der verschiedenen Barrieren entstandenen Gewebesituation.

Um individuelle Eigenschaften der Tiere weiter abzugrenzen, wurden auch die Bauchseiten der Tiere getrennt ausgewertet. Würden alle Präparate nur zusammen betrachtet werden, gäbe man vor, es wäre für jedes Präparat ein eigenes Tier vorhanden gewesen, also die doppelte Anzahl an Versuchstieren. Dies würde die Ergebnisse möglicherweise verzerren, da individuelle Eigenschaften der Tiere stärker mit berücksichtigt würden. Um jedoch nicht den sogenannten „Tiereffekt", sondern den Effekt der Barrieren zu ermitteln und eine mögliche Verzerrung aufzuzeigen, wurde die Auswertung der Präparate sowohl zusammen als auch nach getrennten Bauchseiten durchgeführt.

3.7.4 Der Evaluationsscore

Die histologischen und immunhistochemischen Schnittpräparate wurden semiquantitativ am Lichtmikroskop gemäß der internationalen Norm „ISO 10993-6: Biologische Beurteilung von Medizinprodukten-Teil 6: Prüfung auf lokale Effekte nach Implantation" (461, 462) evaluiert.

Hierbei wurde die Gewebereaktion beurteilt und das Präparat mit einem dieser Reaktion entsprechenden Punktwert evaluiert. Es konnten null Punkte bei einer nicht vorhandenen Reaktion bzw. einem nicht vorhandenen Auftreten einer bestimmten Zellart im Gesichtsfeld und maximal vier Punkte für eine sehr starke Reaktion vergeben werden. Polymorphkernige Granulozyten, Lymphozyten/Plasmazellen und Makrophagen wurden bei Abwesenheit mit null Punkten bewertet, mit einem Punkt bei seltenem Auftreten (1-5 Zellen pro Gesichtsfeld), mit zwei Punkten bei 5-10 Zellen pro Gesichtsfeld, mit drei Punkten bei einem starken Infiltrat und mit vier Punkten bei dicht gelagerten Zellkonglomeraten. Die Bewertung der Fremdkörperriesenzellen erfolgte ähnlich: Kein Punkt wurde vergeben, wenn keine Zelle vorhanden war, ein Punkt bei 1-2 Zellen pro Gesichtsfeld, zwei Punkte bei 3-5 Zellen pro Gesichtsfeld, drei Punkte bei einem starken Infiltrat und vier Punkte bei einem Vorhandensein mehrerer Zelllagen. Die Fibrose wurde wie folgt in die fünf Kategorien eingeteilt, wofür, wie auch bei der zellulären Auswertung, null bis vier Punkte vergeben wurden: Keine Fibrose, schmales Band, mäßig breites Band, breites Band, ausgedehntes Band (Tabelle 10).

Tabelle 10: Punktwertvergabe gemäß ISO 10993-6 (461, 462) entsprechend der Gewebereaktion

Zelltyp / Gewebereaktion	Punktevergabe gemäß dem Evaluationsscore				
	0	1	2	3	4
	keine	minimal	leicht	mäßig	schwer
Polymorphkernige Granulozyten	0	selten, 1 bis 5*	5 bis 10*	starkes Infiltrat	dicht gelagerte Zellkonglomerate
Lymphozyten/ Plasmazellen	0	selten, 1 bis 5*	5 bis 10*	starkes Infiltrat	dicht gelagerte Zellkonglomerate
Makrophagen	0	selten, 1 bis 5*	5 bis 10*	starkes Infiltrat	dicht gelagerte Zellkonglomerate
Fremdkörper- riesenzellen	0	selten, 1 bis 2*	3 bis 5*	starkes Infiltrat	Lagen
Fibrose	keine	schmales Band	mäßig brei- tes Band	breites Band	ausgedehntes Band
*Zellzahl pro 400-fach vergrößertem Gesichtsfeld					

Die Punktwerte der begutachteten Parameter wurden im Anschluss an die Untersuchung addiert und die Gesamtreaktion des Gewebes auf das Implantat anhand eines zweiten Scores ermittelt. Das Material wurde bei einem Punktwert von 0 bis 2,9 als das Gewebe nicht reizend angesehen, bei einer Summe von 3,0 bis 8,9 Punkten als das Gewebe leicht reizend und bei 9,0 bis 15,0 Punkten als das Gewebe mäßig reizend. Ein Punktwert über 15,1 entsprach einem stark gereizten Gewebe (Tabelle 11).

Tabelle 11: Die Gewebereaktion auf das eingesetzte Material gemäß ISO 10993-6 (461, 462)

Punktwert insgesamt	Schlussfolgerung
	Die Probe wird angesehen als für das Gewebe
0,0 bis 2,9	nicht reizend
3,0 bis 8,9	leicht reizend
9,0 bis 15,0	mäßig reizend
> 15,1	stark reizend

3.7.5 Der Vergleich der Barrierekonsistenz

Die Barrieren wurden, um eine möglichen Einfluss der Konsistenz der Barrieren auf die Gewebereaktion und Biokompatibilität zu untersuchen, in flüssige und feste Barrieren unterteilt. Hierfür umfasste die Gruppe der flüssigen und gelförmigen Barrieren die mit Adept®, Intercoat® und Spraygel® behandelten Tiere. Die Präparate von Seprafilm® und SupraSeal® bildeten die Gruppe der festen Barrieren. Die Ergebnisse der Auswertung der flüssigen und festen Barrieren wurden miteinander sowie mit der Kontrollgruppe verglichen.

3.8 Datenerhebung und Auswertung der Elektronenmikroskopie und der Synchrotron-μCT

3.8.1 Rasterelektronenmikroskopie

Die rasterelektronenmikroskopische Auswertung erfolgte semiquantitativ. Zu diesem Zweck wurden die Proben in Viertel unterteilt und in jedem Viertel 25 randomisiert ausgewählte Gesichtsfelder von 500-facher Vergrößerung ausgewertet. Hierbei wurden die Gesichtsfelder mit einem Score aus fünf Kategorien entsprechend des prozentualen Anteiles an ihrer mit Zellen bedeckten Oberfläche bewertet (0%, 1-25%, 26-50%, 51-75%, 76-100%). Infolgedessen wurden von jeder Probe 100 Gesichtsfelder von 500-facher Vergrößerung ausgewertet. Zudem wurde überprüft, ob die Zellen von Mikrovilli bedeckt waren oder nicht. Für diese Beurteilung waren oftmals stärkere Vergrößerungen notwendig.

3.8.2 Transmissionselektronenmikroskopie und Synchrotron-μCT

Die Auswertungen der transmissionselektronenmikroskopischen Daten und des Synchrotron- μCT erfolgten deskriptiv.

3.9 Statistik

Die statistische Auswertung erfolgte mit freundlicher Unterstützung des Instituts für Medizinische Biometrie, Epidemiologie und Informatik (IMBEI) der Universitätsmedizin der Johannes Gutenberg-Universität Mainz mit dem Statistikprogramm SPSS Statistics 17.0 (IBM Deutschland GmbH, Ehningen, Deutschland).

Für stetige Daten wie Granulozyten, Makrophagen, Lymphozyten/Plasmazellen und Fremdkörperriesenzellen wurden Median, Minimum, 1. und 3. Quartil (Q1 und Q3), Maximum und die Standardabweichung ermittelt, bei Eingipfligkeit im Histogramm der Mittelwert und die Standardabweichung. Außerdem wurden der Kruskal-Wallis-sowie der Mann-Whitney-U-Test durchgeführt. Zum Vergleich kategorialer Daten, wie der Barrierekonsistenz (flüssig oder fest) und dem Fibrosegrad, wurden Kreuztabellen erstellt. Die graphische Darstellung erfolgte mittels Boxplots, Histogrammen und Balkendiagrammen.

Kruskal-Wallis-Test

Mit Hilfe des Kruskal-Wallis-Tests wurde ermittelt, ob es generell einen Unterschied zwischen den Barrieren bezüglich der Auswirkung auf die Gewebereaktion gab. Dies bedeutet, dass sich bei einem in diesem Test ermittelten Unterschied auch die Anwendung der verschiedenen Barrierearten bzgl. der getesteten Zielgröße, also beispielsweise der Anzahl an Fremdkörperriesenzellen, unterscheidet. Ein Unterschied konnte nachgewiesen werden, wenn der p-Wert kleiner 0,05 betrug.

Mann-Whitney-U-Test

Die Barrieren wurden anschließend paarweise mit dem Mann-Whitney-U-Test überprüft, um aufzuzeigen, welche Barrieren sich nun bei welchen Variablen voneinander unterscheiden. Auch hier war bei einem p-Wert kleiner 0,05 ein Unterschied zu verzeichnen.

Kreuztabellen

Für kategoriale Daten wurden Kreuztabellen erstellt. Kreuztabellen zeigen eine Beziehung beziehungsweise eine nicht vorhandene Beziehung zwischen zwei Variablen an.

4 Materialien

4.1 Arbeitsgeräte

Tabelle 12: Technische Geräte

Geräte	Technische Daten	Hersteller / Lieferant
Ausgießstation	Shandon Histocenter 2	Thermo Fisher Scientific GmbH, Dreieich, Deutschland
Brut-/ Trockenschränke	Heraeus Function Line B6	Thermo Fisher Scientific GmbH, Dreieich, Deutschland
	Thermo Scientific Heraeus Function Line UB6	Thermo Fisher Scientific GmbH, Dreieich, Deutschland
	Thermo Scientific Heraeus Function Line B 6060	Thermo Fisher Scientific GmbH, Dreieich, Deutschland
Dampfgarer	Braun 3216	Braun GmbH, Kronberg / Taunus, Deutschland
Eindeckautomat	Leica Eindeckautomat CV 5030	Leica Microsystems GmbH, Wetzlar, Deutschland
Färbeautomat für HE	Leica ST 4040 Linear Stainer	Leica Microsystems GmbH, Wetzlar, Deutschland
Färbeautomat für die Immunhistochemie	Dako Cytomation Autostainer plus	Dako Deutschland GmbH, Hamburg, Deutschland
Gefriertrockner	Christ ALPHA 1-4 LSC	Martin Christ Gefriertrocknungsanlagen GmbH, Osterode am Harz, Deutschland
Gewebeentwässe-rungs-Automat	Sakura Tissue-Tek VIP 5	Sakura Finetek Germany GmbH, Staufen, Deutschland
Heizplatte	Stuart Digital Hotplate SD300	Bibby Scientific Ltd., Stone, England
Kapseldrucker	Leica IPC	Leica Microsystems GmbH, Wetzlar, Deutschland
Kühlplatte	Medite TKF 22	Medite GmbH, Burgdorf, Deutschland
Kühlschrank	Liebherr KBes 4260	Liebherr-International AG, Bulle, Schweiz
Laborwaage	Sartorius LC 4200	Sartorius AG, Göttingen, Deutschland
Lichtmikroskope	Leica DM LB	Leica Microsystems GmbH, Wetzlar, Deutschland
	Olympus BX40	Olympus Deutschland GmbH, Hamburg, Deutschland
	Olympus BX46	Olympus Deutschland GmbH, Hamburg, Deutschland

Geräte	Technische Daten	Hersteller / Lieferant
	Olympus CH20	Olympus Deutschland GmbH, Hamburg, Deutschland
Mikroskopkamera	Olympus SC30	Olympus Deutschland GmbH, Hamburg, Deutschland
Mikrotom	Leica SM 2000 R	Leica Microsystems GmbH, Wetzlar, Deutschland
Magnetrührer	Heidolph MR 3001 K	Heidolph Instruments GmbH & Co. KG, Schwabach, Deutschland
	IKA RCT	IKA®-Werke GmbH & Co. KG, Staufen, Deutschland
Objektträgerstrecktisch	Medite OTS 40	Medite GmbH, Burgdorf, Deutschland
Paraffin-Einbettsystem	Medite TES 99	Medite GmbH, Burgdorf, Deutschland
Paraffin-Filtrierautomat	Medite PLC 18	Medite GmbH, Burgdorf, Deutschland
pH-Meter	WTW Series InoLab® ph 720	WTW Wissenschaftlich-Technische Werkstätten GmbH, Weilheim, Deutschland
Pinzette anatomisch	Anat. Pinzette 13 cm 792/13	Carl Martin GmbH, Solingen, Deutschland
Pinzette fein, gebogene Spitzen	DUMONT Pinzette 7 T503	Plano GmbH, Wetzlar, Deutschland
Pinzette geriffelte Spitzen	DUMONT Pinzette 24 T520	Plano GmbH, Wetzlar, Deutschland
Pipette	Brand Transferpette®	Brand GmbH & Co. KG, Wertheim, Deutschland
Präzisionswaagen	Sartorius CP 4201	Sartorius AG, Göttingen, Deutschland
	Shimadzu UW2200H	Shimadzu Europa GmbH, Duisburg, Deutschland
Raster-elektronenmikroskop	Zeiss REM-DSM 962	Carl Zeiss MicroImaging GmbH, Jena, Deutschland
Rüttler	Heidolph Unimax 2010	Heidolph Instruments GmbH & Co. KG, Schwabach, Deutschland
Sputter Coater	Edwards S150B Sputter Coater	Edwards GmbH, Kirchheim, Deutschland
Thermometer	Amarell Electronic E 906 750	Amarell GmbH & Co. KG, Kreuzwertheim, Deutschland
Transmissions-elektronenmikroskope	Zeiss EM 910	Carl Zeiss MicroImaging GmbH, Jena, Deutschland

Geräte	Technische Daten	Hersteller / Lieferant
Ultramikrotome	Philips EM 410	Philips Deutschland GmbH, Hamburg, Deutschland
	Reichert-Jung Ultracut E	Leica Microsystems GmbH, Wetzlar, Deutschland
	Leica Ultracut R	Leica Microsystems GmbH, Wetzlar, Deutschland
Wärmeplatte	Kunz HPL-2	Thermo Fisher Scientific GmbH, Dreieich, Deutschland
Wasserbad	Medax WB 24	Medax GmbH & Co.KG, Neumünster, Deutschland

4.2 Arbeits- und Verbrauchsmaterialien

Tabelle 13: Arbeits- und Verbrauchsmaterial

Material	Hersteller / Lieferant	Bestellnummer
Deckgläser 24x60 Medite	Fisher Scientific GmbH, Schwerte, Deutschland	3400.400
Deckgläser 24x60	Gerhard Menzel GmbH, Braunschweig, Deutschland	BB024060A1
Diamantmesser	Agar Scientific Ltd., Stansted, England	nur telefonische Bestellung
Edelstahlgießformen 10x10x5 mm	Thermo Fisher Scientific GmbH, Dreieich, Deutschland	6401015
Einbettkassetten	Kabe Labortechnik GmbH, Nümbrecht-Elsenroth, Deutschland	053700
Färbeküvetten	VWR International, Darmstadt, Deutschland	631-9328
Färbeküvetten nach Hellendahl	VWR International, Darmstadt, Deutschland	631-9310
Färbeküvetten nach Hellendahl Erweiterung	VWR International, Darmstadt, Deutschland	631-9311
Faltenpapier (Papierfilter)	Whatman GmbH, Dassel, Deutschland	10311644
Gelatinekapseln	Küpper-Primax GmbH, Troisdorf-Spich, Deutschland	14060
Glasfärbetrog nach Coplin	VWR International, Darmstadt, Deutschland	631-9331

Material	Hersteller / Lieferant	Bestellnummer
Glasgestell für Färbeküvette	VWR International, Darmstadt, Deutschland	631-9321
Glasgestellbügel	VWR International, Darmstadt, Deutschland	631-9329
Glasmesser	Agar Scientific Ltd., Stansted, England	G329
Gold-Target	Plano GmbH, Wetzlar, Deutschland	B7351
Kupfergrids 100 mesh	Plano GmbH, Wetzlar, Deutschland	G2100C
Latexhandschuhe Sempercare Edition M	Lohmann & Rauscher GmbH & Co. KG, Neuwied, Deutschland	45041
Magnetrührstäbchen	Fisher Scientific GmbH, Schwerte, Deutschland	9197550
Messzylinder 50 ml	VWR International, Darmstadt, Deutschland	612-1534
Messzylinder 100 ml	VWR International, Darmstadt, Deutschland	612-1535
Messzylinder 100 ml	VWR International, Darmstadt, Deutschland	612-4003
Messzylinder 250 ml	VWR International, Darmstadt, Deutschland	612-1536
Messzylinder 250 ml	VWR International, Darmstadt, Deutschland	612-4004
Mikrotomklinge R35	PFM Medical AG, Köln, Deutschland	207500005
Mikrotomklinge S35	PFM Medical AG, Köln, Deutschland	207500004
Objektträger	Gerhard Menzel GmbH, Braunschweig, Deutschland	4530679
Objektträger Superfrost	Fisher Scientific GmbH, Schwerte, Deutschland	10149870
Rasierklingen Heavy Duty Industrial Blades .012 HD	Plano GmbH, Wetzlar, Deutschland	T5016
Skalpell, Cutfix® Einmal-Skalpelle	B. Braun Melsungen AG, Melsungen, Deutschland	5518040
Zellstoff	Kurt Müller GmbH, Pulheim-Brauweiler, Deutschland	849405

4.3 Chemikalien

Tabelle 14: Verwendete Chemikalien

Substanz	Hersteller / Lieferant	Bestellnummer
Agar 100 Resin	Agar Scientific Ltd., Stansted, England	R1043
Aluminiumsulfat	VWR International GmbH, Darmstadt, Deutschland	101102
Aqua bidest.	Medizintechnik der Universitätsmedizin Mainz	
Aqua dest. Spüllösung steril	AlleMAN Pharma GmbH, Rimbach, Deutschland	3567718
Azure II	Merck KGaA, Darmstadt, Deutschland	1092110010
Benzyldimethylan	Agar Scientific Ltd., Stansted, England	R1060
Blei(II)-nitrat	Merck KGaA, Darmstadt, Deutschland	1073980100
CD68 (ED1) Antikörper	Santa Cruz Biotechnology Inc., Heidelberg, Deutschland	sc-59103
Citronensäure-Monohydrat	VWR International GmbH, Darmstadt, Deutschland	1002441000
Dichlorethan	Merck KGaA, Darmstadt, Deutschland	1009551000
Dimethylsulfoxid	VWR International GmbH, Darmstadt, Deutschland	8029121000
Dinatriumhydrogenphosphat (Histologie)	VWR International GmbH, Darmstadt, Deutschland	1065801000
Dinatriumhydrogenphosphat (Elektronenmikroskopie)	Merck KGaA, Darmstadt, Deutschland	1065660500
Dinatriumtetraborat	Merck KGaA, Darmstadt, Deutschland	1063090250
Dodecenyl Succinic Anhydrid	Agar Scientific Ltd., Stansted, England	R1051
Eisen-Hämatoxylin A nach Weigert	Waldeck GmbH & Co Division Chroma, Münster, Deutschland	2E032
Eisen-Hämatoxylin B nach Weigert	Waldeck GmbH & Co Division Chroma, Münster, Deutschland	2^E052
EN Vision^{TM} Flex Antibody Diluent	Dako Denmark A/S, Glostrup, Dänemark	DM830
EN Vision^{TM} Flex DAB+Chromogen	Dako Denmark A/S, Glostrup, Dänemark	DM827

Substanz	Hersteller / Lieferant	Bestellnummer
EN Vision™ Flex Hematoxylin	Dako Denmark A/S, Glostrup, Dänemark	DM826
EN Vision™ Flex/HRP	Dako Denmark A/S, Glostrup, Dänemark	DM822
EN Vision™ Flex Peroxidase-Blocking Reagent	Dako Denmark A/S, Glostrup, Dänemark	DM821
EN Vision™ Flex Substrate Buffer	Dako Denmark A/S, Glostrup, Dänemark	DM823
EN VisionTM Flex Target Retrieval Solution Low pH, 50-fach konzentriert	Dako Denmark A/S, Glostrup, Dänemark	DM829
EN Vision™ Flex Wash Buffer, Tris-gepufferte Kochsalzlösung mit Tween 20, 20-fach konzentriert	Dako Denmark A/S, Glostrup, Dänemark	DM831
Entellan	VWR International GmbH, Darmstadt, Deutschland	1.07961.0100
Eosin Gelb	VWR International GmbH, Darmstadt, Deutschland	1159350100
Essigsäure 100%	VWR International GmbH, Darmstadt, Deutschland	1000631000
Essigsäure 96%	VWR International GmbH, Darmstadt, Deutschland	1000621000
Ethanol absolut	AppliChem GmbH, Darmstadt, Deutschland	A1613
Ethanol 96%	Brenntag GmbH, Mülheim an der Ruhr, Deutschland	64-17-5
Ethylenglykol	VWR International GmbH, Darmstadt, Deutschland	1096212500
Formaldehyd-Lösung 37%	VWR International GmbH, Darmstadt, Deutschland	1040029025
Glutaraldehyd 25%	Serva Electrophoresis GmbH, Heidelberg, Deutschland	23115.03
Hämatoxylin-Monohydrat	VWR International GmbH, Darmstadt, Deutschland	1159380100
Hämatoxylin nach Gill II	VWR International GmbH, Darmstadt, Deutschland	1051752500
Isopentan (2-Methylbutan)	Sigma-Aldrich Chemie GmbH, München, Deutschland	59070
Isopropanol	Brenntag GmbH, Mülheim an der Ruhr, Deutschland	67-63-0

Substanz	Hersteller / Lieferant	Bestellnummer
Kaiser Glycerin Gelatine	VWR International GmbH, Darmstadt, Deutschland	1092420100
Kaliumchlorid	VWR International GmbH, Darmstadt, Deutschland	1049361000
Kaliumhydrogenphosphat (Histologie)	VWR International GmbH, Darmstadt, Deutschland	1048731000
Kaliumhydrogenphosphat (Elektronenmikroskopie)	Merck KGaA, Darmstadt, Deutschland	1048730250
Leitungswasser		
Methyl Nadic Anhydrid	Agar Scientific Ltd., Stansted, England	R1081
Naphthol-ASD-Chloracetat	Serva Electrophoresis GmbH, Heidelberg, Deutschland	2999502
Natriumchlorid	Carl Roth GmbH & Co. KG, Karlsruhe, Deutschland	3957.1
Natriumjodat	VWR International GmbH, Darmstadt, Deutschland	65250025
Natriumnitrit	VWR International GmbH, Darmstadt, Deutschland	1065490100
Natronlauge 1N	VWR International GmbH, Darmstadt, Deutschland	1091371000
Osmiumtretroxyd	AppliChem GmbH, Darmstadt, Deutschland	230810
Paraffin	Klinika Medical GmbH, Usingen, Deutschland	2501008
Pararosanilin	VWR International GmbH, Darmstadt, Deutschland	1075090025
Pikrofuchsin	Waldeck GmbH & Co Division Chroma, Münster, Deutschland	2°050
Polyvinylformal Formvar®	Merck KGaA, Darmstadt, Deutschland	12164
Propylenoxid	Serva Electrophoresis GmbH, Heidelberg, Deutschland	33715
Resorcinfuchsin nach Weigert	Waldeck GmbH & Co Division Chroma, Münster, Deutschland	2E030
Stickstoff, flüssiger	Linde AG Gases Division Germany, Pullach, Deutschland	bezogen über das zentrale Gaslabor der Universitätsmedizin Mainz
Salzsäure 2N	VWR International GmbH, Darmstadt, Deutschland	1090631000

Substanz	Hersteller / Lieferant	Bestellnummer
Trinatriumcitratdihydrat	Merck KGaA, Darmstadt, Deutschland	1064469029
Uranylacetat	Serva Electrophoresis GmbH, Heidelberg, Deutschland	77870
Xylol	VWR International GmbH, Darmstadt, Deutschland	1085971000

4.4 Rezepte und Lösungen

Tabelle 15: Rezepte und Lösungen

Rezepte und Lösungen	
Agar 100 Resin (Gebrauchsgemisch)	Agar 100 Resin 48 g Benzyldimethylamin 2 g Dodecenyl Succinic Anhydrid 26 g Methyl Nadic Anhydrid 26 g
ASD-Lösung	**Lösung A:** 1 Tropfen Pararosanilinlösung * 4 Tropfen Natriumnitritlösung ** Mischen 5 min. reagieren lassen 30 ml PBS-Puffer *** pH-Kontrolle bzw. Einstellen auf pH 6,3 - 6,4 **Lösung B:** 10 mg Naphthol-ASD-Chloracetat 1 ml Dimethylsulfoxid vollständig auflösen lassen **ca. 15 min. vor Gebrauch:** 10 ml Lösung A in Lösung B geben Mischen Gemisch in Rest von Lösung A geben Mischen in Küvette filtrieren Objektträger einstellen 30 min. rütteln unter Lichtschutz

Rezepte und Lösungen

* Pararosanilinlösung	1 g Pararosanilin auf 25 ml 2 N HCl bei 50°C 1 h auf Magnetrührer erhitzen, bis die Lösung bräunlich erscheint, anschließend filtrieren verschlossen und dunkel aufbewahren
** Natriumnitritlösung	0,2 g Natriumnitrit ad 5 ml Aqua bidest.
*** PBS-Puffer	8,0 g Natriumchlorid 0,2 g Kaliumchlorid 1,16 g Dinatriumhydrogenphosphat 0,2 g Kaliumhydrogenphosphat ad 1000 ml Aqua dest. bei pH 7,35
Befilmlösung für Kupfergrids	1 g Polyvinylformal in 100 ml 1%iges Dichlorethan
Bleicitrat nach Reynolds	Aqua bidest. 50 ml Blei(II)-nitrat 1,33 g Trinatriumcitratdihydrat 1,76 g nach 30 min. 2 Tropfen 1%ige Natronlauge dazugeben
Eosin	1 g Eosin auf 1000 ml Aqua dest. bis zur Lösung rühren und erhitzen pro 100 ml Eosin 1 Tropfen 96%ige Essigsäure zusetzen
Formalin 4%	**Anwendungsbereich:** Allgemeine Histologie **Fixierdauer:** bei 4% Formalin pro 0,4 cm Gewebe bei 4°C ca. 4 h **Zusammensetzung:** (für 10 Liter Formalin 4%-Lösung) Phosphatpuffer 2000 ml Aqua dest. 6600 ml 37%ige Formaldehyd-Lösung 400 ml
Glutaraldeyhd 2,5%	Glutaraldehyd 25% 1 ml Phosphatpuffer 9 ml
Hämalaun nach Gill	**1. Tag:** Ethylenglykol 250 ml Aluminiumsulfat 42 g Hämatoxylin 4 g in 600 ml Aqua dest. lösen, gut schütteln **2. Tag:** Citronensäure 1,3 g zusetzen und gut schütteln **3. Tag:** Natriumjodat 0,6 g alles auf 1 Liter auffüllen und gut mischen

Rezepte und Lösungen

Hämalaun Wasser	Hämalaun nach Gill und Leitungswasser im Verhältnis 1:1
Hämatoxylin nach Weigert	Lösung A: Eisenhämatoxylin A (Weigert), gebrauchsfertig Lösung B: Eisenhämatoxylin B (Weigert), gebrauchsfertig Lösungen A und B im Verhältnis 1:1 mischen
Osmiumtetroxyd 1%	1 g Osmiumtetroxyd in 100 ml Phosphatpuffer
Phosphatpuffer (für Histologie)	Dinatriumhydrogenphosphat 67,5 g Kaliumhydrogenphosphat 45,0 g auf 5 Liter mit *Aqua dest.* auffüllen auf pH 6,8 - 7,0 einstellen (mit 1N NaOH oder 1N HCL)
Phosphatpuffer (für Elektronenmikroskopie)	A: Dinatriumhydro-genphosphat 7,1 g / 500 ml *Aqua bidest.* B: Kaliumhydrogenphosphat 2,7 g / 200 ml *Aqua bidest.* A und B im Verhältnis: 80,4 ml (A) + 19,6 ml (B) ergibt 100 ml 0,1 molaren Phosphatpuffer (pH 7,3)
Färbelösung nach Richardson	1%iges Azure II 50 ml 1%iges Methylenblau 25 ml 1%iges Dinatriumtetraborat 25 ml
alkoholische Uranylacetatlösung	0,5 g Uranylacetat in 50 ml 50%igem Ethanol

4.5 Software

Tabelle 16: Verwendete Software

Programm	Hersteller / Lieferant
Cell Sense Entry 1.5	Olympus Deutschland GmbH, Hamburg, Deutschland
Microsoft Excel 2000	Microsoft Deutschland GmbH, Unterschleißheim, Deutschland
Microsoft Power Point 2000	Microsoft Deutschland GmbH, Unterschleißheim, Deutschland
Microsoft Word 2000	Microsoft Deutschland GmbH, Unterschleißheim, Deutschland
PhotoStudio 5	ArcSoft Inc., Fremont, CA, USA
SPSS Statistics 17.0	IBM Deutschland GmbH, Ehningen, Deutschland

5 Ergebnisse

5.1 Histomorphologische und immunhistologische Befunde

In diesem Abschnitt wurden die Gewebeproben histologisch und immunhistologisch befundet. Dies stellt die Beschreibung der Adhäsionen als histomorphologisches Korrelat der makroskopisch sichtbaren Adhäsion dar. Es wurden in jeder Gruppe zum einen das Gewebe nahe der Wunde bzw. der Barriere sowie zum anderen die Areale fern der Läsion bzw. des Materials analysiert.

Die **unbehandelte Kontrollgruppe** (n=14) (Abbildung 15, S. 76) wies in den läsionsnahen Arealen eine reizlose Serosa aus flachen, ruhenden Mesothelzellen auf. Die schmale Subserosa wurde durch ein lockeres Geflecht feiner Bindegewebsfasern gebildet, das von Blut- und Lymphgefäßen sowie Nervenfasern durchzogen wurde. Vereinzelt waren polymorphkernige Granulozyten erkennbar. Zwei Präparate wiesen nahe der Läsion ein mäßiges und zwei Präparate ein starkes Infiltrat polymorphkerniger Granulozyten auf. Eine leichte Infiltration mit CD68-positiven Makrophagen war vorhanden. Lymphozyten/Plasmazellen sowie Fremdkörperriesenzellen waren vereinzelt erkennbar, mit etwas häufigerer Anzahl als in den Arealen fern der Läsion. Das Fibroseband war mäßig breit. In den Arealen fern der Läsion war die Serosa ebenfalls reizlos. Auch hier war die Subserosa schmal und bestand aus feinen Bindegewebsfasern mit Blut- und Lymphgefäßen sowie Nervenfasern. Polymorphkernige Granulozyten waren vereinzelt vorhanden. Diese Zellart trat läsionsfern seltener als im läsionsnahen Gewebe auf und war im Gegensatz zum Gewebe nahe der Läsion in keinem Präparat erhöht. CD68-positive Makrophagen, Lymphozyten/Plasmazellen sowie Fremdkörperriesenzellen traten nur selten auf. Es war ein schmales Fibroseband erkennbar. In einigen Präparaten war Fadenmaterial erkennbar, das den Faden unmittelbar umgebende Gewebe wurde bei der Evaluation nicht berücksichtigt.

Die mit **Adept®** behandelte Gruppe (n=14) (Abbildung 16, S. 77) war in Barrierenähe durch eine reizlose Serosa aus flachem Mesothel gekennzeichnet. Das subserosale Bindegewebe wies selten polymorphkernige Granulozyten auf, jedoch häufiger als in läsionsfernen Arealen. In vier Präparaten lag ein mäßiges Infiltrat polymorphkerniger Granulozyten vor, wohingegen läsionsfern die Anzahl polymorphkerniger Granulozyten in diesen Proben nicht erhöht war. Seitens der Makrophagen war ein leichtes Infiltrat zu verzeichnen. Lymphozyten/Plasmazellen und Fremdkörperriesenzellen waren nur selten vorhanden. Das Fibroseband war mäßig bis breit, in einem Präparat kam ein sehr breites Fibroseband zur Darstellung. Fern von Adept® war die Serosa ebenfalls reizlos und aus flachen Mesothelzellen bestehend. Auch hier wies das subserosale Bindegewebe kaum polymorphkernige Zellen auf, seltener noch als in Läsionsnähe.

Selten waren Lymphozyten/Plasmazellen, Makrophagen und Fremdkörperriesenzellen zu sehen. Das Fibroseband war schmal. Auch in dieser Gruppe waren des Öfteren Fäden in den Präparaten erkennbar. Das die Fäden unmittelbar umliegende Gewebe wurde nicht berücksichtigt. Insgesamt glich das histologische Bild dieser Gruppe in etwa dem der Kontrollgruppe.

Die Serosa der Präparate aus der **Intercoat®-Gruppe** (n=33) (Abbildung 17, S. 78) war nahe der Barriere von flachen Mesothelzellen gekennzeichnet. Das nicht doppelbrechende Barrierematerial war histologisch erkennbar. In der Subserosa wurden vereinzelte polymorphkernige Granulozyten beobachtet. Zwei Präparate wiesen ein mäßig starkes granulozytäres Infiltrat auf, ohne dass in diesen Präparaten die Zellzahl auch im läsionsfernen Gewebe erhöht war. Auffallend war das hohe Vorkommen an Makro-

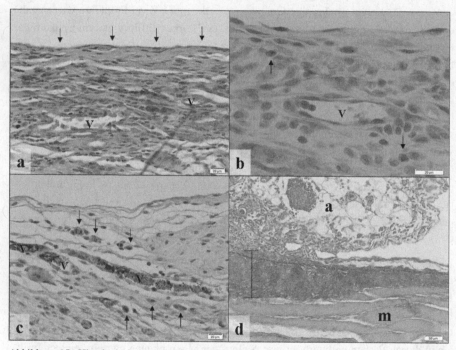

Abbildung 15: Histologische und immunhistologische Färbeergebnisse der Kontrollgruppe: a) Ein dichter Verband flacher Mesothelzellen (Pfeile) bekleidete das gefäßführende (v) submesotheliale Bindegewebe (HE, x200), b) in dem neben Gefäßen (v) wenige polymorphkernige Granulozyten (Pfeile) erkennbar waren (ASD, x400). c) Immunhistologisch wurden, hier perivaskulär (v) liegend, braun gefärbte Makrophagen (Pfeile) mit CD68-Antikörpern detektiert (x200). d) In der EvG-Färbung konnte läsionsnah ein mäßig breites Fibroseband (Balken) nachgewiesen werden. Dieses verjüngte sich mit zunehmendem Abstand zur Läsion. Weiterhin sind subserosale Muskulatur (m) sowie Adhäsionsgewebe (a) erkennbar (EvG, x100).

phagen in der CD68-Färbung. Fremdkörperriesenzellen hingegen waren keine oder nur selten vorhanden. In wenigen Präparaten waren leichte lymphoplasmazelluläre Infiltrate erkennbar, meist waren Zellen dieser Art jedoch lediglich vereinzelt vorhanden. Der Grad der Fibrose fiel insgesamt mäßig aus, wobei sechs Präparate ein breites und wiederum sechs ein sehr breites Band aufwiesen. Demgegenüber waren 13 Präparate mit einem schmalen Band vergesellschaftet. Die Serosa der Areale fern von Intercoat® bestand aus flachem Mesothel. In der Subserosa zeigten sich vereinzelt auftretende, polymorphkernige Granulozyten. Das Makrophageninfiltrat fiel mäßig und damit deutlich geringer aus als in Barrierenähe. Fremdkörperriesenzellen kamen nicht oder nur selten zur Darstellung. Lymphozyten/Plasmazellen waren meist lediglich vereinzelt vorhanden, wenige Präparate wiesen leichte lymphoplasmazelluläre Infiltrate auf. Das Fibroseband war schmal.

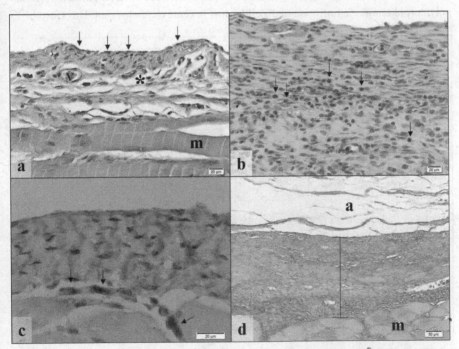

Abbildung 16: Histologische und immunhistologische Färbeergebnisse der Adept®-Gruppe: a) Histologisch zeigte die Oberfläche einen Verband flacher Mesothelzellen (Pfeile) mit gefäßführendem (v) submesothelialem Bindegewebe (*) und miterfasster Muskulatur (m). (HE, x200). b) In der Chloracetatesterasefärbung ließen sich nur wenige segmentkernige Granulozyten (Pfeile) nachweisen (ASD, x200). c) Makrophagen (Pfeile) konnten mit dem immunhistologischen Nachweis von CD68 detektiert werden (x400). d) In der EvG-Färbung wurde barrierenah ein mäßig breites fibröses Band (Balken) nachgewiesen. Die Abbildung zeigt weiterhin den Anschnitt subserosaler Muskulatur (m) sowie einer Adhäsion (a) (EvG, x100).

In den meisten Präparaten der Intercoat®-Gruppe war Fadenmaterial histologisch erkennbar. In drei Präparaten war das umliegende Gewebe dieses Materials von einer massiven granulozytären Entzündung bzw. Abszessbildung geprägt. Dieser Bereich war jedoch deutlich vom barrierenahen Gewebe abgrenzbar und wurde nicht in die Bewertung einbezogen. Wie in allen anderen Präparaten wurde auch hier das den Faden umliegende Gewebe nicht in der Evaluation berücksichtigt, um die Verfälschung des Vergleiches der Gewebereaktion auf verschiedene Barrieren durch eine aufgrund des Fadenmaterials bedingte Reaktion des Gewebes auszuschließen.

Die Präparate der mit **Spraygel® behandelten Tiere** (n=8) (Abbildung 18, S. 79) zeigten nahe der Barriere neben einer reizlosen Serosa mit einem flachen Mesothelzellverband auch denudierte Areale. Auffallend in dieser Gruppe war das Vorkommen subserosaler Abszesse, die in fünf von acht Präparaten vorhanden waren und durch starke polymorphkernige Zellinfiltrate und Zelldetritus gekennzeichnet waren. Das Gewebe

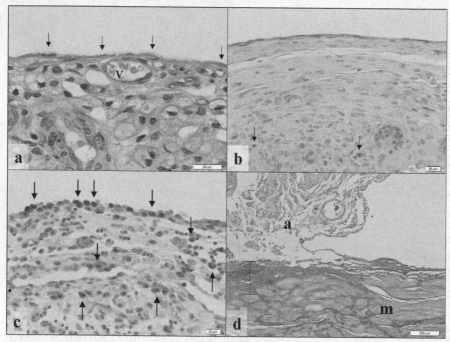

Abbildung 17: Histologische und immunhistologische Färbeergebnisse der Intercoat®-Gruppe: a) Das gefäßführende (v) submesotheliale Bindegewebe war von einem flachen Mesothelzellverband (Pfeile) bedeckt (HE, x400). b) Die Chloracetatesterasefärbung zeigte wenige segmentkernige Granulozyten (Pfeile) (ASD, x200). c) Immunhistologisch wurde mittels CD68 ein hohes Vorkommen von braun gefärbten Makrophagen (Pfeile) detektiert (x200). d) Die EvG-Färbung zeigte ein mäßig breites Fibroseband (Balken) zwischen Adhäsionsgewebe (a) und Muskulatur (m) (EvG, x40).

außerhalb dieser Prozesse war oft von wenigen Entzündungszellen gekennzeichnet. Bei drei Präparaten lag insgesamt ein lediglich leichtes Infiltrat polymorphkerniger Granulozyten vor, bei zwei Präparaten ein mäßiges. In der Subserosa von drei Präparaten hingegen kam insgesamt ein dichtes Infiltrat polymorphkerniger Granulozyten zur Darstellung. In der CD68-Färbung war ein mäßiges Infiltrat von Makrophagen zu sehen. Hingegen waren Lymphozyten/Plasmazellen und Fremdkörperriesenzellen nur selten vorhanden. Auffallend war ein häufiges Auftreten von Granulomen, die jedoch stets mit Fadenmaterial assoziiert waren. Das Fibroseband war mäßig breit, jedoch wies ein Präparat ein breites und ein weiteres ein sehr breites Band auf. Barrierefern war die Serosa der Spraygel®-Präparate reizlos und das Mesothel flach. Die Subserosa war durch nur selten vorkommende polymorphkernige Granulozyten bis hin zu einem leichten, granulozytären Infiltrat gekennzeichnet. Das Makrophageninfiltrat war ebenfalls von leichter Ausprägung. Lymphozyten/Plasmazellen und Fremdkörperriesenzellen wurden nur selten beobachtet. Das Fibroseband war schmal.

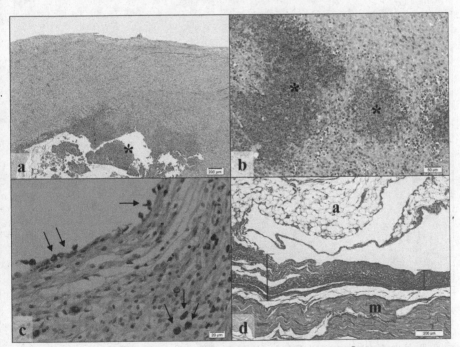

Abbildung 18: Histologisches und immunhistologisches Ergebnis der Spraygel® Gruppe: a) Subserosaler Abszess (*) (HE, x20) mit b) granulozytärem Infiltrat (*) (ASD, x100). c) Immunhistologisch wurden mittels CD68 braun gefärbte Makrophagen detektiert (x200). d) Die EvG-Färbung zeigte barriere- und adhäsionsnahe (a) ein mäßig breites Fibroseband (großer Balken) zwischen Serosa und Muskulatur (m), das sich mit zunehmenden Abstand von der Läsion verjüngte (kleiner Balken) (EvG, x40).

Die **Seprafilm®-Gruppe** (n=29) (Abbildung 19, S. 80) zeigte nahe der Barriere eine reizlose Serosa mit flachen Mesothelzellen. Das nicht doppelbrechende Barrierematerial war histologisch nur selten erkennbar. Die Subserosa war leichtgradig gemischt granulozytär und lymphoplasmazellulär infiltriert. Fünf Präparate wiesen ein mäßig und drei ein stark ausgeprägtes granulozytäres Infiltrat auf. In einem dieser Präparate kam ein Abszess zur Darstellung. In drei dieser Präparate war gleichzeitig ein mäßig ausgeprägtes lymphoplasmazelluläres Infiltrat vorhanden. Sechs Präparate waren mit einer mäßig starken lymphoplasmazellulären Infiltration vergesellschaftet. Zudem war in dieser Gruppe ein mäßiges Makrophageninfiltrat erkennbar. Fremdkörperriesenzellen waren hingegen nicht oder nur vereinzelt im Gewebe vorhanden. Das Fibroseband war mäßig breit bis breit, wobei drei Präparate mit einem schmalen und fünf mit einem

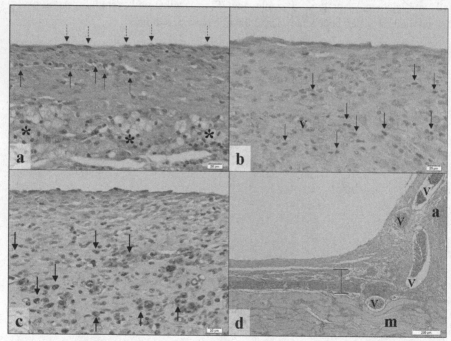

Abbildung 19: Histologische und immunhistologische Färbeergebnisse der Seprafilm®-Gruppe: a) Histologisch zeigte die Oberfläche einen Verband aus flachen Mesothelzellen (gestrichelte Pfeile) mit einer leichten granulozytären (komplette Pfeile) und lymphoplasmazellulären (*) Infiltration (HE, x200). b) In der Chloracetatesterasefärbung waren ebenfalls Granulozyten (Pfeile) im gefäßführenden (v) subserosalen Bindegewebe erkennbar (ASD, x200). c) Mit dem immunhistologischen Nachweis von CD68 wurden braun gefärbte Makrophagen (Pfeile) detektiert (x200).d) In der EvG-Färbung wurde barrierenah ein mäßig breites fibröses Band (Balken) nachgewiesen. Die Abbildung zeigt weiterhin den Anschnitt subserosaler Muskulatur (m) sowie einer Adhäsion (a) mit Gefäßen (v) (EvG, x40).

sehr breiten Band assoziiert waren. Die Serosa der barrierefernen Areale war reizlos mit flachem Mesothel, in der Subserosa kamen vereinzelt polymorphkernige Granulozyten und Lymphozyten/Plasmazellen vor, bis hin zum leichten Infiltrat. Die Infiltration von Makrophagen fiel leicht aus. Fremdkörperriesenzellen waren nicht oder nur vereinzelt erkennbar. Das Fibroseband war insgesamt schmal, wobei sechs Schnitte ein mäßig breites, ein Schnitt ein breites und zwei Schnitte ein sehr breites Band aufwiesen. Fäden waren in beinahe allen Präparaten dieser Gruppe erkennbar, das die Fäden unmittelbar umliegende Gewebe wurde von der Auswertung ausgeschlossen.

Die Serosa der mit **SupraSeal® behandelten Tieren** (n=14) (Abbildung 20) war nahe der Barriere reizlos und von flachem Mesothel bedeckt. Das nicht doppelbrechende Barrierematerial war in den meisten Präparaten erkennbar. Das subserosale Bindegewebe war stark granulozytär infiltriert. Interessanterweise wiesen zwei Präparate ledig-

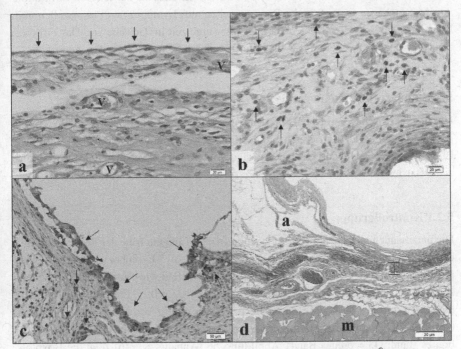

Abbildung 20: Histologische und immunhistologische Färbeergebnisse der SupraSeal®-Gruppe: a) Das gefäßführende (v) subserosale Bindegewebe war histologisch von einem durchgehenden, flachen Mesothelzellverband (Pfeile) bekleidet (HE, x200). b) Durch die Chloracetatesterasefärbung wurden Granulozyten (Pfeile) im Bindegewebe nachgewiesen (ASD, x200). c) Barrierenah waren zum Teil dicht gelagerte Makrophagen (Pfeile) im immunhistologischen Nachweis mittels CD68 erkennbar (x100). d) Die EvG-Färbung zeigte barrierenah sowie barrierefern ein schmales fibröses Band (Balken). Weiterhin sind eine Adhäsion (a) sowie subserosale Muskulatur (m) erkennbar (EvG, x40).

lich ein mäßiges Infiltrat polymorphkerniger Granulozyten auf, ein Präparat sogar nur vereinzelte Zellen dieser Art. Demgegenüber standen drei Präparate mit stark ausgeprägter und sechs mit einer dichten granulozytären Infiltration. Neben der hohen Anzahl an Granulozyten fiel auch das hohe Vorkommen an Makrophagen in der CD68-Färbung auf. Hingegen waren Lymphozyten/Plasmazellen nicht oder nur vereinzelt vorhanden. Zwei Präparate zeigten ein leichtes lymphoplasmazelluläres Infiltrat. Fremdkörperriesenzellen waren nicht oder nur vereinzelt im Gewebe vorhanden, wobei sie hier häufiger auftraten als fern der Barriere. Das Fibroseband war schmal, auch wenn in zwei Präparaten ein breites und in einem Präparat ein mäßig breites Band sichtbar war. Auffällig war, dass die mit einem breiten Fibroseband assoziierten Präparate auch fern der Barriere einen höheren Fibrosegrad, nämlich ein mäßiges Fibroseband, aufwiesen. Im barrierefernen Gewebe war die Serosa ebenfalls reizlos mit flachen Mesothelzellen. Granulozyten kamen vereinzelt oder bis zur leichten Infiltration vor. Makrophagen traten fern der Barriere selten auf. Lymphozyten/Plasmazellen und Fremdkörperriesenzellen lagen nicht oder nur vereinzelt im Gewebe vor. Das Fibroseband war schmal, zwei Präparate wiesen eine mäßige Fibrosierung auf.

5.2 Barrierespezifische Analyse

Um die spezifische Gewebereaktion der untersuchten Materialien zu ermitteln, wurde jede Variable für jede Barriere histologisch ausgewertet und statistisch analysiert. Das Ergebnis bildet eine detaillierte, spezifische Analyse der Gewebereaktion für jede einzelne Barriere.

5.2.1 Kontrollgruppe

Die unbehandelten Tiere der Kontrollgruppe (n = 14) zeigten nahe der Barriere im Median 3,4 Granulozyten (Q1 = 2,175; Q3 = 5,375) und 0,15 Lymphozyten/Plasmazellen pro Gesichtsfeld (Q1 = 0; Q3 = 0,475). Kein Gesichtsfeld wies barrierenah im Median zehn oder mehr als zehn Makrophagen auf (Q1 = 0; Q3 = 0,1). Fremdkörperriesenzellen waren barrierenah im Median keine pro Gesichtsfeld vorhanden (Q1 = 0; Q3 = 0,05). Das Fibroseband war nahe der Barriere im Median mäßig breit (Q1 = mäßig breites Band; Q3 = breites Band). Abbildung 56 (Anhang, S. 246) zeigt die Boxplots für die Auswertung der barrierenahen Areale der Kontrollgruppe.

Fern der Barriere waren im Median 1,4 Granulozyten (Q1 = 0,6; Q3 = 2,075) und keine Lymphozyten/Plasmazellen (Q1 = 0; Q3 = 0,1) pro Gesichtsfeld vorhanden. Kein Gesichtsfeld wies barrierefern im Median zehn oder mehr als zehn Makrophagen auf

(Q1 = 0; Q3 = 0). Fremdkörperriesenzellen waren im Median keine vorhanden (Q1 = 0; Q3 = 0). Das Fibroseband war im Median schmal (Q1 = 1; Q3 = 1). Die Boxplots für die Auswertung der barrierefernen Gewebereaktion zeigt Abbildung 57 (Anhang, S. 246).

Der „Barrierewert" der Kontrollgruppe betrug für Granulozyten im Median 1,75 Zellen pro Gesichtsfeld (Q1 = 0,55; Q3 = 4,15), und es waren 0,1 Lymphozyten/Plasmazellen (Q1 = 0; Q3 = 0,4) pro Gesichtsfeld vorhanden. Keines der Gesichtsfelder wies im Median zehn oder mehr als zehn Makrophagen auf (Q1 = 0; Q3 = 0,1). Fremdkörperriesenzellen waren im Median keine vorhanden (Q1 = 0; Q3 = 0,05). Das Fibroseband des „Barrierewertes" war im Median schmal (Q1 = keine Fibrose; Q3 = mäßig breites Band). Die Boxplots des „Barrierewertes" der Kontrollgruppe sind in Abbildung 21 dargestellt.

Die nach Bauchseiten aufgeteilte Statistik der Kontrollgruppe wird in Tabelle 36 (Anhang, S. 255) und Tabelle 37 (Anhang, S. 255 f.), die der Gesamtpräparate in Tabelle 38 (Anhang, S. 256 f.) dargestellt.

5.2.2 Adept®

Die Adept®-Gruppe (n = 14) war barrierenah mit im Median 4,2 Granulozyten (Q1 = 3,775; Q3 = 5,65) und 0,55 Lymphozyten/Plasmazellen (Q1 = 0,1; Q3 = 1,05) pro Gesichtsfeld vergesellschaftet. 0,15 Gesichtsfelder wiesen barrierenah zehn oder mehr als zehn Makrophagen auf (Q1 = 0; Q3 = 0,325). Fremdkörperriesenzellen waren im Median 0,6 pro Gesichtsfeld vorhanden (Q1 = 0,375; Q3 = 1,325). Das Fibroseband war nahe der Barriere im Median breit (Q1 = 2; Q3 = 3). Die Boxplots über die Auswertung der barrierenahen Areale werden in Abbildung 58 (Anhang, S. 247) dargestellt.

Fern der Barriere wies die Adept®-Gruppe im Median 2,1 Granulozyten (Q1 = 1,525; Q3 = 2,4) und keine Lymphozyten/Plasmazellen (Q1 = 0; Q3 = 0,1) pro Gesichtsfeld auf. In keinem Gesichtsfeld zeigten sich im Median zehn oder mehr als zehn Makrophagen (Q1 = 0; Q3 = 0,1). 0,1 Fremdkörperriesenzellen war barrierefern im Median pro Gesichtsfeld vorhanden (Q1 = 0; Q3 = 0,1). Das Fibroseband war fern der Barriere schmal (Q1 = schmales Band; Q2 = mäßig breites Band). Abbildung 59 (Anhang, S. 247) zeigt die Boxplots über die Auswertung der Adept®-Gruppe fern der Barriere.

Der „Barrierewert" der mit Adept® behandelten Tiere zeigte im Median 2,45 Granulozyten (Q1 = 1,675; Q3 = 3,05) und 0,45 Lymphozyten/Plasmazellen (Q1 = 0; Q3 = 1,05) pro Gesichtsfeld. Fünf Prozent der Gesichtsfelder enthielten im Median zehn oder mehr als zehn Makrophagen (Q1 = 0; Q3 = 0,225). Im Median kamen 0,55

Fremdkörperriesenzellen pro Gesichtsfeld zur Darstellung (Q1 = 0,375; Q3 = 1,125). Das Fibroseband war im Median schmal (Q1 = schmales Band; Q3 = mäßig breites Band). Die Boxplots des „Barrierewertes" werden in Abbildung 22 dargestellt.

Die umfassende Statistik der linken und rechten Bauchseite der Adept®-Gruppe wird in Tabelle 39 (Anhang, S. 257) und Tabelle 40 (Anhang, S. 258), die der gesamten Präparate in Tabelle 41 (Anhang, S. 258 f.) dargestellt.

5.2.3 Intercoat®

In der Intercoat®-Gruppe (n = 33) kamen nahe der Barriere im Median 1,5 Granulozyten (Q1 = 1; Q3 = 2,55) und 0,4 Lymphozyten/Plasmazellen (Q1 = 0,2; Q3 = 1) pro Gesichtsfeld zur Darstellung. Kein Gesichtsfeld wies zehn oder mehr als zehn Makro-

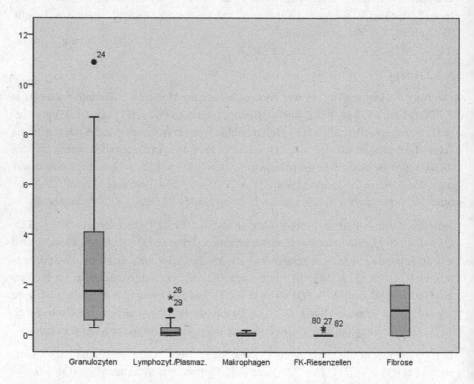

Abbildung 21: Zusammenfassung der Gewebereaktion hinsichtlich der untersuchten Parameter nach Läsion des Peritoneums in der Kontrollgruppe (sog. Barrierewert der Kontrollgruppe, n=14)

phagen auf (Q1 = 0; Q3 = 0). Fremdkörperriesenzellen waren keine vorhanden (Q1 = 0; Q3 = 0). Das Fibroseband war im Median mäßig breit (Q1 = schmales Band; Q3 = breites Band). Abbildung 60 (Anhang, S. 248) zeigt die Boxplots der Intercoat®-Gruppe barrierenah.

Barrierefern waren im Median 0,5 Granulozyten (Q1 = 0,35; Q3 = 0,8) und 0,1 Lymphozyten/Plasmazellen (Q1 = 0,1; Q3 = 0,25) pro Gesichtsfeld vorhanden. Zehn oder mehr als zehn Makrophagen lagen in keinem Gesichtsfeld vor (Q1 = 0; Q3 = 0). Fern der Barriere waren keine Fremdkörperriesenzellen vorhanden (Q1 = 0; Q3 = 0). Das Fibroseband war schmal (Q1 = schmales Band; Q3 = mäßig breites Band). Die Boxplots für die barrierefernen Areale werden in Abbildung 61 (Anhang, S. 248) im Anhang dargestellt.

Die Intercoat®-Gruppe wies im „Barrierewert" im Median einen Granulozyten (Q1 = 0,55; Q3 = 1,8) und 0,2 Lymphozyten/Plasmazellen (Q1 = 0; Q3 = 0,7) pro Gesichts-

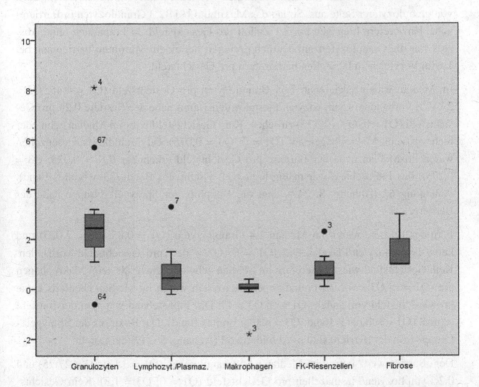

Abbildung 22: Darstellung der Ergebnisse der spezifischen Gewebereaktion durch Adept® (sog. Barrierewert für Adept®, n=14)

feld auf. Kein Gesichtsfeld enthielt im Median zehn oder mehr als zehn Makrophagen (Q1 = 0; Q3 = 0) und keine Fremdkörperriesenzellen waren im Median pro Gesichtsfeld vorhanden (Q1 = 0; Q3 = 0). Zwar lag im Maximum ein breites Fibroseband vor, im Median war ein Fibroseband jedoch nicht vorhanden (Q1 = keine Fibrose; Q3 = mäßig breites Band). Die Boxplots für den „Barrierewert" werden in Abbildung 23 dargestellt.

Die umfassende Statistik der linken und rechten Bauchseite der Intercoat®-Gruppe wird in Tabelle 42 (Anhang, S. 259 f.) und Tabelle 43 (Anhang, S. 260), die aller Präparate in Tabelle 44 (Anhang, S. 261) dargestellt.

5.2.4 Spraygel®

Histologisch auffallend war die Spraygel®-Gruppe (n = 8) durch das Auftreten subserosaler Abszesse in fünf von acht Präparaten bei sonst milder Gewebereaktion, auch von granulozytärer Seite aus. So lag das Maximum bei 32,3 Granulozyten in Barrierenähe, barrierefern hingegen bei 3,1 Zellen pro Gesichtsfeld. In Präparaten ohne Abszess war die Granulozytenzahl deutlich geringer, bei einem Minimum barrierenah bei 1,6 im Vergleich zu 0,5 Zellen barrierefern pro Gesichtsfeld.

Im Median waren barrierenah 7,65 Granulozyten pro Gesichtsfeld (Q1 = 4,45; Q3 = 29,125) vorhanden. Lymphozyten/Plasmazellen waren nahe der Barriere 0,25 pro Gesichtsfeld (Q1 = 0; Q3 = 1,375) zu sehen. Kein Gesichtsfeld wies im Median zehn oder mehr als zehn Makrophagen auf (Q1 = 0; Q3 = 0,075). 0,1 Fremdkörperriesenzellen waren im Median nahe der Barriere pro Gesichtsfeld erkennbar (Q1 = 0,025; Q3 = 0,275), das Fibroseband war mäßig breit (Q1 = schmales Band; Q3 = breites Band). Abbildung 62 (Anhang, S. 249) zeigt die Boxplots der Spraygel®-Gruppe nahe der Barriere.

Fern der Barriere waren im Median 1,4 Granulozyten (Q1 = 0,85; Q3 = 2,025) und keine Lymphozyten/Plasmazellen (Q1 = 0; Q3 = 0,1) pro Gesichtsfeld vorhanden. Kein Gesichtsfeld wies barrierefern im Median zehn oder mehr als zehn Makrophagen auf (Q1 = 0; Q3 = 0) und Fremdkörperriesenzellen waren im Median ebenfalls keine pro Gesichtsfeld vorhanden (Q1 = 0; Q3 = 0). Das Fibroseband war fern der Barriere schmal (Q1 = schmales Band; Q3 = mäßig breites Band). Die Boxplots der Spraygel®-Gruppe fern der Barriere sind in Abbildung 63 (Anhang, S. 249) dargestellt.

Der „Barrierewert" betrug im Median 6,05 Granulozyten (Q1 = 3,15; Q3 = 27,75) und 0,2 Lymphozyten/Plasmazellen pro Gesichtsfeld (Q1 = 0; Q3 = 1,3). Kein Gesichtsfeld enthielt im Median zehn oder mehr als zehn Makrophagen (Q1 = 0; Q3 = 0,075).

Im „Barrierewert" der mit Spraygel® behandelten Tieren kamen im Median 0,1 Fremdkörperriesenzellen pro Gesichtsfeld (Q1 = 0,025; Q3 = 1,3) zur Darstellung. Es war im Median keine Fibrose (Q1 = keine Fibrose; Q3 = mäßig breites Band) vorhanden. Die Boxplots des „Barrierewertes" der Spraygel®-Gruppe sind in Abbildung 24 dargestellt.

Die umfassende Statistik der Spraygel®-Gruppe ist in Tabelle 45 (Anhang, S. 261 f.) beschrieben.

5.2.5 Seprafilm®

Die Seprafilm®-Gruppe (n = 29) wies barrierenah im Median 3,2 Granulozyten (Q1 = 1,85; Q3 = 5,4) und 1,3 Lymphozyten/Plasmazellen (Q1 = 0,2; Q3 = 4,3) pro Gesichtsfeld auf. In keinem Gesichtsfeld wurden barrierenah zehn oder mehr als zehn Makro-

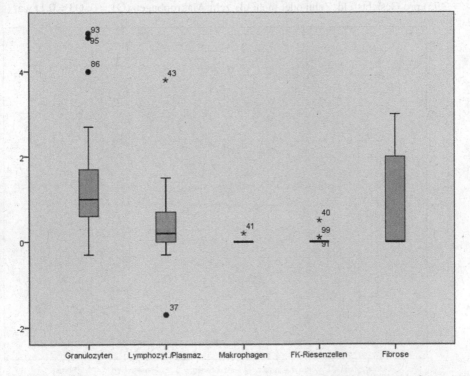

Abbildung 23: Darstellung der Ergebnisse der spezifischen Gewebereaktion durch Intercoat® (sog. Barrierewert für Intercoat®, n=33)

phagen beobachtet (Q1 = 0; Q3 = 0,1). Fremdkörperriesenzellen waren keine vorhanden (Q1 = 0; Q3 = 0). Das Fibroseband war nahe der Barriere im Median breit (Q1 = mäßig breites Band; Q3 = breites Band). Die Boxplots der barrierenahen Areale werden in Abbildung 64 (Anhang, S. 250) dargestellt.

Fern der Barriere waren im Median 0,5 Granulozyten (Q1 = 0,45; Q3 = 1,1) und 0,4 Lymphozyten/Plasmazellen (Q1 = 0; Q3 = 1,65) pro Gesichtsfeld vorhanden. Kein Gesichtsfeld enthielt im Median zehn oder mehr als zehn Makrophagen (Q1 = 0; Q3 = 0). Fremdkörperriesenzellen waren keine vorhanden (Q1 = 0; Q3 = 0). Das Fibroseband war im Median schmal (Q1 = schmales Band; Q3 = mäßig breites Band). In Abbildung 65 (Anhang, S. 250) sind die Boxplots für die Gewebereaktion fern der Barriere aufgeführt.

Der „Barrierewert" der Tiere der Seprafilm®-Gruppe betrug im Median 2,6 Granulozyten (Q1 = 1,25; Q3 = 4,75) und einen Lymphozyten/Plasmazelle (Q1 = 0,15; Q3 = 2,75) pro Gesichtsfeld. Zehn oder mehr als zehn Makrophagen (Q1 = 0; Q3 = 0,1) wa-

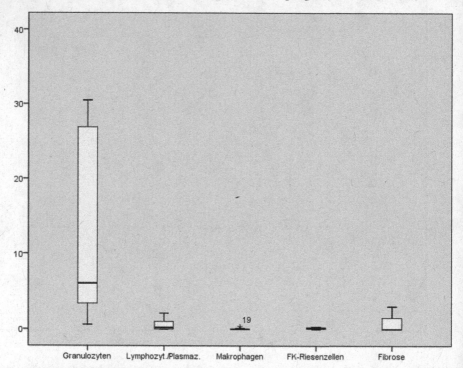

Abbildung 24: Darstellung der Ergebnisse der spezifischen Gewebereaktion durch Spraygel® (sog. Barrierewert für Spraygel®, n=8)

ren in keinem Gesichtsfeld zu sehen. Fremdkörperriesenzellen (Q1 = 0; Q3 = 0) waren im Median ebenfalls keine vorhanden. Das Fibroseband war im Median mäßig breit (Q1 = schmales Band; Q3 = mäßig breites Band). Die Boxplots des „Barrierewertes" sind in Abbildung 25 dargestellt.

Die nach Bauchseiten aufgeteilte Statistik der Seprafilm®-Gruppe wird in Tabelle 46 (Anhang, S. 262 f.) und Tabelle 47 (Anhang, S. 263), die der Gesamtpräparate in Tabelle 48 (Anhang, S. 264) dargestellt.

5.2.6 SupraSeal®

Die mit SupraSeal® behandelten Tiere (n = 14) wiesen barrierenah im Median 11,75 Granulozyten pro Gesichtsfeld auf (Q1 = 5,225; Q3 = 23,275). Lymphozyten/Plasmazellen waren 0,1 (Q1 = 0; Q3 = 0,325) pro Gesichtsfeld vorhanden. In keinem Gesichtsfeld lagen zehn oder mehr als zehn Makrophagen vor (Q1 = 0; Q3 = 0). Fremd-

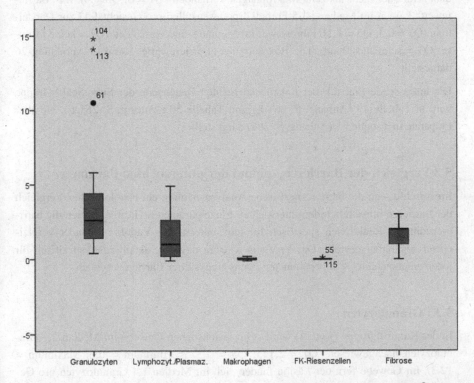

Abbildung 25: Darstellung der Ergebnisse der spezifischen Gewebereaktion durch Seprafilm® (sog. Barrierewert von Seprafilm®, n=29)

körperriesenzellen waren im Median barrierenah 0,75 pro Gesichtsfeld vorhanden (Q1 = 0,375; Q3 = 1,125). Das Fibroseband war schmal (Q1 = schmales Band; Q3 = mäßig breites Band). Abbildung 66 (Anhang, S. 251) stellt die Boxplots der barrierenahen Areale dar.

Fern der Barriere lagen in dieser Gruppe 1,15 Granulozyten (Q1 = 0,55; Q3 = 1,75) und keine Lymphozyten/Plasmazellen (Q1 = 0; Q3 = 0,175) pro Gesichtsfeld vor. In keinem Gesichtsfeld zeigten sich im Median zehn oder mehr als zehn Makrophagen (Q1 = 0; Q3 = 0). Fremdkörperriesenzellen waren keine vorhanden (Q1 = 0; Q3 = 0,1). Das Fibroseband war barriereferm schmal (Q1 = schmales Band; Q3 = schmales Band). Abbildung 67 (Anhang, S. 251) zeigt die Boxplots des Gewebes fern der Barriere.

Der „Barrierewert" der Granulozyten betrug im Median 11,35 Zellen pro Gesichtsfeld (Q1 = 3,9; Q3 = 22,425). Lymphozyten/Plasmazellen waren im Median 0,1 pro Gesichtsfeld vorhanden (Q1 = 0; Q3 = 0,3). In keinem der Gesichtsfelder waren im Median zehn oder mehr als zehn Makrophagen vorhanden (Q1 = 0; Q3 = 0). Im „Barrierewert" kamen im Median 0,65 Fremdkörperriesenzellen pro Gesichtsfeld zur Darstellung (Q1 = 0,3; Q3 = 1,1). Fibrose war im Median keine vorhanden (Q1 = keine Fibrose; Q3 = schmales Band). Die Boxplots des „Barrierewertes" sind in Abbildung 26 dargestellt.

Die umfassende Statistik der linken und rechten Bauchseite der SupraSeal®-Gruppe wird in Tabelle 49 (Anhang, S. 264 f.) und Tabelle 50 (Anhang, S. 265 f.), die aller Präparate in Tabelle 51 (Anhang, S. 266) dargestellt.

5.3 Vergleich der Barrieren anhand der untersuchten Parameter

Im Anschluss an die barrierespezifische Analyse erfolgte ein histologischer Vergleich der Barrieren hinsichtlich der untersuchten Einzelparameter. Hierfür wurden die barrierebedingten Reaktionen spezifisch für jede untersuchte Variable einander vergleichend gegenüber gestellt. Das Ergebnis war ein direkter, detaillierter, spezifisch für jeden untersuchten Gewebeparameter eigens analysierter Barrierevergleich.

5.3.1 Granulozyten

In der Kontrollgruppe (n = 14) wurden im läsionsnahen Gewebe im Median 3,4 Granulozyten nachgewiesen (Q1 = 2,175; Q3 = 5,375; Minimum = 0,6; Maximum = 12,3). Im Gewebe fern der Läsion fanden sich im Median 1,4 Granulozyten pro Gesichtsfeld (Q1 = 0,6; Q3 = 2,075; Minimum = 0,3; Maximum = 3,3). Insgesamt waren in der Kontrollgruppe im Median 1,75 Granulozyten pro Gesichtsfeld vorhanden (Q1 = 0,55; Q3 = 4,15) bei einem Minimum von 0,3 und einem Maximum von 10,9 Zellen pro Gesichtsfeld.

In der Adept®-Gruppe (n = 14) waren in Barrierenähe im Median 4,2 Zellen pro Gesichtsfeld (Q1 = 3,775; Q3 = 5,65; Minimum = 1,4; Maximum = 8,7) vorhanden. In barrierefernen Arealen lag der Median insgesamt bei 2,1 Granulozyten pro Gesichtsfeld (Q1 = 1,525; Q3 = 2,4; Minimum = 0,6; Maximum = 3,7). Insgesamt war Adept® im Median mit 2,45 Granulozyten pro Gesichtsfeld vergesellschaftet (Q1 = 1,675; Q3 = 3,05) bei einem Minimum von -0,6 und einem Maximum von 8,1 Zellen pro Gesichtsfeld. Interessant ist das negative Minimum: in den barrierefernen Arealen war die Anzahl an Granulozyten höher als in Barrierenähe.

In der Intercoat®-Gruppe (n = 33) waren im barrierenahen Gewebe im Median 1,5 Granulozyten pro Gesichtsfeld vorhanden (Q1 = 1; Q3 = 2,55), das Minimum lag bei

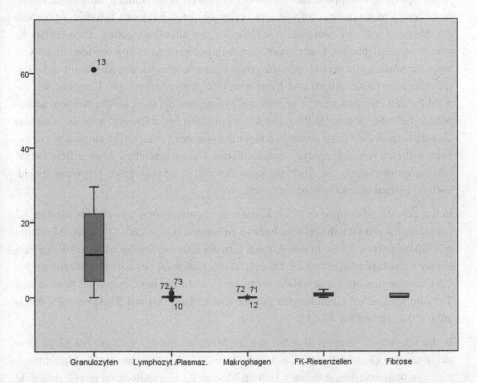

Abbildung 26: Darstellung der Ergebnisse der spezifischen Gewebereaktion durch SupraSeal® (sog. Barrierewert für SupraSeal®, n=14)

0,3, das Maximum bei 6,2 Zellen pro Gesichtsfeld. Im barrierefernen Gewebe befanden sich im Median 0,5 Granulozyten in einem Gesichtsfeld (Q1 = 0,35; Q3 = 0,8) bei einem Minimum von null und einem Maximum von zwei Zellen pro Gesichtsfeld. Insgesamt wiesen die Tiere der Intercoat®-Gruppe im Median einen Granulozyten pro Gesichtsfeld auf (Q1 = 0,55; Q3 = 1,8). Das Minimum betrug -0,3, das Maximum 4,9 Zellen pro Gesichtsfeld. Wie bei Adept® war auch hier das Minimum negativ.

Die mit Spraygel® behandelten Tiere (n = 8) wiesen im barrierenahen Gewebe im Median 7,65 Granulozyten pro Gesichtsfeld auf (Q1 = 4,45; Q3 = 29,125; Minimum = 1,6; Maximum = 32,3). Barrierefern waren im Median 1,4 Granulozyten pro Gesichtsfeld vorhanden (Q1 = 0,85; Q3 = 2,025; Minimum = 0,5; Maximum = 3,1). Insgesamt wurde in den Tieren der Spraygel®-Gruppe im Median 6,05 Granulozyten pro Gesichtsfeld beobachtet (Q1 = 3,15; Q3 = 27,75) bei einem Minimum von 0,6 und einem Maximum von 30,5 Zellen pro Gesichtsfeld.

In der Spraygel®-Gruppe konnte eine bemerkenswert hohe Bildung subserosaler Abszesse beobachtet werden, fünf von acht Präparate waren mit jenen behaftet. Außerhalb der Abszesse war das Auftreten von Granulozyten allerdings gering. Dies erklärt einerseits den erheblichen Unterschied zwischen barrierenahem und barrierefernem Gewebe im Median und andererseits die große Spannweite zwischen Minimum (0,6 Granulozyten pro Gesichtsfeld) und Maximum (30,5 Granulozyten pro Gesichtsfeld) sowohl für den „Barrierewert" von Spraygel® insgesamt als auch im die Barriere umgebenden Gewebe. Sofern ein Tier von Abszessbildung betroffen war, wies es in diesem Gewebebereich eine hohe Anzahl an Granulozyten pro Gesichtsfeld auf, bei nur seltenem Auftreten von Granulozyten außerhalb des Abszessbereiches. Abszessfreie Präparate waren insgesamt mit einer niedrigen Anzahl an Granulozyten pro Gesichtsfeld, auch im barrierenahen Gewebe, vergesellschaftet.

In der Seprafilm®-Gruppe (n = 29) konnten im barrierenahen Gewebe im Median 3,2 Granulozyten pro Gesichtsfeld nachgewiesen werden (Q1 = 1,85; Q3 = 5,4; Minimum = 0,9; Maximum = 15,7). In den Arealen fern der Barriere lag der Median bei 0,5 Zellen pro Gesichtsfeld (Q1 = 0,45; Q3 = 1,1), das Minimum bei null, das Maximum bei 2,5 Granulozyten pro Gesichtsfeld. Insgesamt wiesen die mit Seprafilm® behandelten Tiere im Median 2,6 Granulozyten pro Gesichtsfeld auf (Q1 = 1,25; Q3 = 4,75; Minimum = 0,4; Maximum = 14,8).

In der SupraSeal®-Gruppe (n = 14) lag der Median nahe der Barriere bei 11,75 Granulozyten pro Gesichtsfeld (Q1 = 5,225; Q3 = 23,275; Minimum = 0,6; Maximum = 62,9). In barrierefernen Arealen waren im Median 1,15 Granulozyten pro Gesichtsfeld vorhanden (Q1 = 0,55; Q3 = 1,75; Minimum = 0,1; Maximum = 3,5). Insgesamt wies

SupraSeal® im Median 11,35 Granulozyten pro Gesichtsfeld auf (Q1 = 3,9; Q3 = 22,425) bei einem Minimum von null und einem Maximum von 61 Granulozyten pro Gesichtsfeld.

Zusammenfassung und Bewertung:
Die floride, granulozytär bedingte Entzündungsreaktion (Abbildung 27) war für den „Barrierewert" in den mit Intercoat® behandelten Tieren am geringsten, gefolgt von der Kontrollgruppe, Adept®, Seprafilm® und Spraygel®, wobei im Falle von Spraygel® die Ausbildung subserosaler Abszesse auffallend war. Die stärkste granulozytäre Reaktion wurde bei den mit SupraSeal® behandelten Tieren beobachtet.

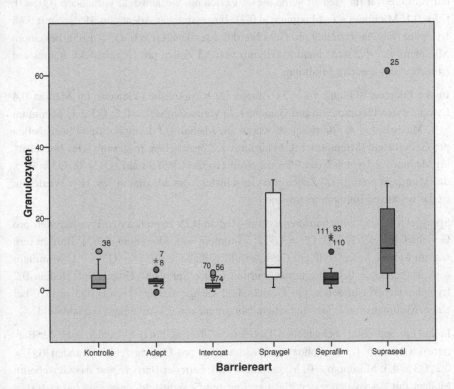

Abbildung 27: Vergleich der spezifischen Gewebereaktion der Barrieren (sog. Barrierewert) bezüglich der Anzahl an Granulozyten im Gewebe

5.3.2 Lymphozyten/Plasmazellen

In der Kontrollgruppe (n = 14) kamen in den läsionsnahen Arealen im Median 0,15 Zellen pro Gesichtsfeld zur Darstellung (Q1 = 0; Q3 = 0,475; Minimum = 0; Maximum = 1,6). Im Gewebe fern der Läsion waren im Median keine Lymphozyten/Plasmazellen pro Gesichtsfeld (Q1 = 0; Q3 = 0,1; Minimum = 0; Maximum = 0,2) vorhanden. Insgesamt konnten in der Kontrollgruppe im Median 0,1 Lymphozyten/Plasmazellen pro Gesichtsfeld nachgewiesen werden (Q1 = 0; Q3 = 0,4; Minimum = 0; Maximum = 1,5).

Adept® (n = 14) zeigte barrierenah im Median 0,55 Lymphozyten/Plasmazellen pro Gesichtsfeld (Q1 = 0,1; Q3 = 1,05; Minimum = 0; Maximum = 3,3). Im Gewebe fern der Barriere war im Median keine dieser Zellen pro Gesichtsfeld vorhanden (Q1 = 0; Q3 = 0,1; Minimum = 0; Maximum = 0,3). Insgesamt war Adept® im Median mit 0,45 Lymphozyten/Plasmazellen pro Gesichtsfeld assoziiert (Q1 = 0; Q3 = 1,05), bei einem Minimum von -0,2 und einem Maximum von 3,3 Zellen pro Gesichtsfeld. Interessant ist hierbei das negative Minimum.

In der Intercoat®-Gruppe (n = 33) waren im barrierenahen Gewebe im Median 0,4 Lymphozyten/Plasmazellen pro Gesichtsfeld vorhanden (Q1 = 0,2; Q3 = 1; Minimum = 0; Maximum = 4). Barrierefern waren im Median 0,1 Lymphozyten/Plasmazellen pro Gesichtsfeld (Minimum = 0; Maximum = 2,7) zu sehen. Insgesamt wies Intercoat® im Median 0,2 Lymphozyten/Plasmazellen pro Gesichtsfeld auf (Q1 = 0; Q3 = 0,7), das Minimum betrug -1,7 Zellen pro Gesichtsfeld, das Maximum 3,8. Hier wiederum ist das negative Minimum interessant.

Spraygel® (n = 8) wies barrierenahe im Median 0,25 Lymphozyten/Plasmazellen pro Gesichtsfeld auf (Q1 = 0; Q3 = 1,375; Minimum = 0; Maximum = 2,5). Barrierefern war im Median keine Zelle pro Gesichtsfeld vorhanden (Q1 = 0; Q3 = 0,1; Minimum = 0; Maximum = 0,4). Insgesamt wurden in der Spraygel®-Gruppe im Median 0,2 Lymphozyten/Plasmazellen pro Gesichtsfeld nachgewiesen (Q1 = 0; Q3 = 1,3), bei einem Minimum von keiner und einem Maximum von 2,1 Zellen pro Gesichtsfeld.

In den mit Seprafilm® behandelten Tieren (n = 29) waren in den Arealen nahe der Barriere im Median 1,3 Lymphozyten/Plasmazellen pro Gesichtsfeld vorhanden (Q1 = 0,2; Q3 = 4,3; Minimum = 0; Maximum = 6,8). Fern der Barriere war das Gewebe im Median mit 0,4 Lymphozyten/Plasmazellen pro Gesichtsfeld vergesellschaftet (Q1 = 0; Q3 = 1,65; Minimum = 0; Maximum = 3,6). Insgesamt war Seprafilm® im Median mit einem Lymphozyten/Plasmazelle pro Gesichtsfeld assoziiert (Q1 = 0,15; Q3 = 2,75). Das Minimum betrug -0,1 Zellen pro Gesichtsfeld, das Maximum 4,9.

In der SupraSeal®-Gruppe (n = 14) waren im Gewebe nahe der Barriere im Median 0,1 Lymphozyten/Plasmazellen pro Gesichtsfeld vorhanden (Q1 = 0; Q3 = 0,325; Minimum = 0; Maximum = 2,6). Die barrierefernen Areale wiesen im Median keine Zelle pro Gesichtsfeld auf (Q1 = 0; Q3 = 0,175; Minimum = 0; Maximum = 1). Insgesamt zeigte SupraSeal® im Median 0,1 Lymphozyten/Plasmazellen pro Gesichtsfeld (Q1 = 0; Q3 = 0,3; Minimum = -0,5; Maximum = 2,2).

Zusammenfassung und Bewertung:
Insgesamt zeigten im „Barrierewert" (Abbildung 28) die SupraSeal®- und die Kontrollgruppe das geringste Aufkommen an Lymphozyten/Plasmazellen, gefolgt von Spraygel® und Intercoat®. Im Anschluss folgte Adept®. Die größte Anzahl an Lymphozyten pro Gesichtsfeld war bei Seprafilm® zu verzeichnen.

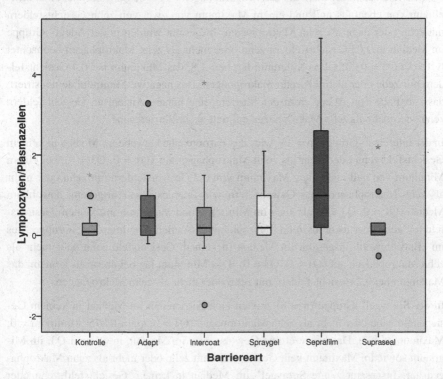

Abbildung 28: Vergleich der spezifischen Gewebereaktion der Barrieren (sog. Barrierewert) bezüglich der Anzahl an Lymphozyten/Plasmazellen im Gewebe

5.3.3 Makrophagen in der HE-Färbung

In der Kontrollgruppe (n = 14) zeigten sich barrierenah im Median in keinem Ge-sichtsfeld zehn oder mehr als zehn Makrophagen (Q1 = 0; Q3 = 0,1; Minimum = 0; Maximum = 0,2). Auch barrierefern war im Median kein Gesichtsfeld mit zehn oder mehr als zehn Makrophagen vergesellschaftet (Q1 = 0; Q3 = 0; Minimum = 0; Maxi-mum = 0). Der „Barrierewert" der Kontrollgruppe wies insgesamt im Median in kei-nem Gesichtsfeld zehn oder mehr als zehn Makrophagen auf (Q1 = 0; Q3 = 0,1) bei einem Minimum von keinem und einem Maximum von 0,2 Gesichtsfeldern mit zehn oder mehr als zehn Makrophagen.

Die mit Adept® behandelten Tiere (n = 14) wiesen barrierenah im Median in 0,15 von zehn Gesichtsfeldern zehn oder mehr als zehn Makrophagen auf (Q1 = 0; Q3 = 0,325; Minimum = 0; Maximum = 0,4). Im Gewebe fern von Adept® enthielt im Median kein Gesichtsfeld zehn oder mehr als zehn Makrophagen (Q1 = 0; Q3 = 0,1) bei einem Mi-nimum von ebenfalls null und einem Maximum von zwei von zehn Gesichtsfeldern mit zehn oder mehr als zehn Makrophagen. Insgesamt wurden in der Adept®-Gruppe im Median in 0,05 Gesichtsfeldern zehn oder mehr als zehn Makrophagen beobachtet (Q1 = 0; Q3 = 0,225). Das Minimum lag bei -1,8, das Maximum bei 0,4 Gesichtsfel-dern mit zehn oder mehr als zehn Makrophagen. Das negative Minimum demonstriert, dass im Falle von Adept® fern der Barriere eine höhere Anzahl an Gesichtsfeldern zehn oder mehr als zehn Makrophagen enthielt als in Barrierenähe.

In der Intercoat®-Gruppe (n = 33) wies das barrierenahe Gewebe im Median in keinem Gesichtsfeld zehn oder mehr als zehn Makrophagen auf (Q1 = 0; Q3 = 0), bei einem Minimum von null und einem Maximum von 0,2 Gesichtsfeldern mit zehn oder mehr als zehn Makrophagen. Das Gewebe fern von Intercoat® war insgesamt sowohl im Median (Q1 = 0; Q3 = 0) als auch im Minimum und Maximum mit keinem Gesichts-feld mit zehn oder mehr als zehn Makrophagen assoziiert. Die Intercoat®-Gruppe wies im „Barrierewert" insgesamt im Median in keinem Gesichtsfeld zehn oder mehr als zehn Makrophagen auf (Q1 = 0; Q3 = 0). Das Minimum lag bei ebenfalls keinem, das Maximum bei 0,2 Gesichtsfeldern mit zehn oder mehr als zehn Makrophagen.

In der Spraygel®-Gruppe (n = 8) zeigten sich barrierenah im Median in keinem Ge-sichtsfeld zehn oder mehr als zehn Makrophagen (Q1 = 0; Q3 = 0,075; Minimum = 0; Maximum = 0,3). Das barriereferne Gewebe wies im Median, in Q1 und Q3, im Mi-nimum sowie im Maximum kein Gesichtsfeld mit zehn oder mehr als zehn Makropha-gen auf. Insgesamt zeigte Spraygel® im Median in keinem Gesichtsfeld zehn oder mehr als zehn Makrophagen (Q1 = 0; Q3 = 0,075) bei einem Minimum von null und einem Maximum von 0,3 Gesichtsfeldern mit zehn oder mehr als zehn Makrophagen.

Die mit Seprafilm® behandelten Tiere (n = 29) wiesen barrierenah im Median kein Gesichtsfeld mit zehn oder mehr als zehn Makrophagen auf (Q1 = 0; Q3 = 0,1; Minimum = 0; Maximum = 0,2). Auch barrierefern waren im Median in keinem Gesichtsfeld zehn oder mehr als zehn Makrophagen vorhanden (Q1 = 0; Q3 = 0; Minimum = 0; Maximum = 0,3). Interessant ist hier das barrierenah kleinere Maximum im Vergleich zum barrierefernen Gewebe. Insgesamt waren in der Seprafilm®-Gruppe im Median in keinem Gesichtsfeld zehn oder mehr als zehn Makrophagen vorhanden (Q1 = 0; Q3 = 0,1). Das Minimum lag bei –0,1, das Maximum bei 0,2. Das negative Minimum zeigt ein insgesamt barrierenah niedrigeres Aufkommen an Makrophagen als barrierefern.

In den mit SupraSeal® (n = 14) behandelten Tieren konnte barrierenah im Median kein Gesichtsfeld mit zehn oder mehr als zehn Makrophagen nachgewiesen werden (Q1 = 0; Q3 = 0), bei einem Minimum von null und einem Maximum von 0,3 Gesichtsfeldern mit zehn oder mehr als zehn Makrophagen. Im barrierefernen Gewebe kamen ebenfalls im Median in keinem Gesichtsfeld zehn oder mehr als zehn Makrophagen zur Darstellung (Q1 = 0; Q3 = 0), das Minimum lag bei ebenfalls keinem, das Maximum bei 0,2 Gesichtsfeldern mit zehn oder mehr als zehn Makrophagen.

Insgesamt wies die SupraSeal®-Gruppe im Median kein Gesichtsfeld auf (Q1 = 0; Q3 = 0), das zehn oder mehr als zehn Makrophagen beinhaltete. Das Minimum betrug -0,2, das Maximum 0,2. Interessant ist das negative Minimum, welches aussagt, dass in den barrierefernen Arealen mehr Gesichtsfelder zehn oder mehr als zehn Makrophagen enthielten als in der Nähe von SupraSeal®.

Zusammenfassung und Bewertung:
Insgesamt kamen in der Auswertung mittels HE-Färbung (Abbildung 29) in allen Barrieregruppen im Median gar keine oder kaum Gesichtsfelder mit zehn oder mehr als zehn Makrophagen zur Darstellung. Sämtliche Barrieren wiesen im Median kein Gesichtsfeld mit zehn oder mehr als zehn Makrophagen auf, mit der Ausnahme von Adept®, das im Median lediglich 0,05 Gesichtsfelder (Q1 = 0; Q3 = 0,225) mit zehn oder mehr als zehn Makrophagen zeigte. Eine Rangfolge ist mit Einbezug von Minimum und Maximum möglich, auch wenn der Unterschied zwischen den Barrieren bezüglich der Variablen „zehn bzw. mehr als zehn Makrophagen pro Gesichtsfeld" nur klein ist. SupraSeal® zeigte im „Barrierewert" die geringste Anzahl an Gesichtsfeldern mit zehn oder mehr als zehn Makrophagen auf, gefolgt von Seprafilm®, Intercoat® und der Kontrollgruppe. Danach folgten die mit Spraygel® und Adept® behandelten Tiere.

5.3.4 Fremdkörperriesenzellen

In der Kontrollgruppe (n = 14) befanden sich nahe der Läsion im Median keine Fremdkörperriesenzellen (Q1 = 0; Q3 = 0,05), das Minimum war null und das Maximum betrug 0,3 Fremdkörperriesenzellen pro Gesichtsfeld. Auch im Gewebe fern der Läsion waren im Median keine Fremdkörperriesenzellen vorhanden (Q1 = 0; Q3 = 0), sowohl das Minimum als auch das Maximum waren hier null. Insgesamt wies die Kontrollgruppe im Median keine Fremdkörperriesenzellen pro Gesichtsfeld auf (Q1 = 0; Q3 = 0,05), bei einem Minimum von null und einem Maximum von 0,3.

Adept® (n = 14) zeigte barrierenah im Median 0,6 Fremdkörperriesenzellen pro Gesichtsfeld (Q1 = 0,375; Q3 = 1,325; Minimum = 0,1; Maximum = 2,4). Fern der Barriere waren 0,1 Fremdkörperriesenzellen pro Gesichtsfeld vorhanden (Q1 = 0; Q3 = 0,1; Minimum = 0; Maximum = 0,5). Insgesamt wurden in der Adept®-Gruppe im Median 0,55 Fremdkörperriesenzellen pro Gesichtsfeld beobachtet (Q1 = 0,375; Q3 = 1,125), bei einem Minimum von 0,1 und einem Maximum von 2,3 Fremdkörperriesenzellen pro Gesichtsfeld.

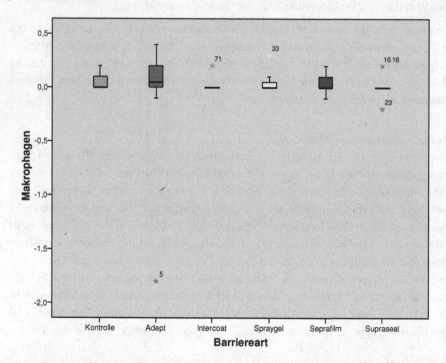

Abbildung 29: Vergleich der spezifischen Gewebereaktion der Barrieren (sog. Barrierewert) bezüglich der Anzahl an Gesichtsfeldern mit zehn oder mehr als zehn Makrophagen

In Barrierenähe kamen in den mit Intercoat® behandelten Tieren (n = 33) im Median keine Fremdkörperriesenzellen (Q1 = 0; Q3 = 0; Minimum = 0; Maximum = 0,5) pro Gesichtsfeld zur Darstellung. Auch die barrierefernen Gewebeareale zeigten im Median keine Fremdkörperriesenzelle pro Gesichtsfeld (Q1 = 0; Q3 = 0; Minimum = 0; Maximum = 0). Insgesamt wurden in der Intercoat®-Gruppe im Median keine Fremdkörperriesenzelle pro Gesichtsfeld nachgewiesen (Q1 = 0; Q3 = 0; Minimum = 0; Maximum = 0,5).

Die Spraygel®-Gruppe (n = 8) war barrierenahe im Median mit 0,1 Fremdkörperriesenzellen pro Gesichtsfeld assoziiert (Q1 = 0,025; Q3 = 0,275; Minimum = 0; Maximum = 0,3). Barrierefern fand sich im Median keine Fremdkörperriesenzelle pro Gesichtsfeld (Q1 = 0; Q3 = 0; Minimum = 0; Maximum = 0). Insgesamt waren in der Spraygel®-Gruppe im Median 0,1 Fremdkörperriesenzellen pro Gesichtsfeld vorhanden (Q1 = 0,025; Q3 = 0,275; Minimum = 0; Maximum = 0,3).

Im Gewebe nahe Seprafilm® (n = 29) zeigten sich im Median keine Fremdkörperriesenzellen (Q1 = 0; Q3 = 0; Minimum = 0; Maximum = 0,2). Auch die barrierefernen Areale wiesen im Median keine Fremdkörperriesenzelle pro Gesichtsfeld auf (Q1 = 0; Q3 = 0; Minimum = 0; Maximum = 0,1). Insgesamt zeigte Seprafilm® im Median keine Fremdkörperriesenzelle pro Gesichtsfeld (Q1 = 0; Q3 = 0; Minimum = 0; Maximum = 0,1).

In der SupraSeal®-Gruppe (n = 14) konnten im Gewebe nahe der Barriere im Median 0,75 Fremdkörperriesenzellen pro Gesichtsfeld nachgewiesen werden (Q1 = 0,375; Q3 = 1,125; Minimum = 0; Maximum = 2,1). Fern der Barriere waren im Median keine Fremdkörperriesenzellen vorhanden (Q1 = 0; Q3 = 0,1; Minimum = 0; Maximum = 0,2). SupraSeal® zeigte insgesamt im Median 0,65 Fremdkörperriesenzellen pro Gesichtsfeld (Q1 = 0,3; Q3 = 1,1), bei einem Minimum von -0,1 und einem Maximum von 2 Zellen pro Gesichtsfeld. Interessant ist das negative Minimum, hier waren im barrierenahen Gewebe weniger Fremdkörperriesenzellen vorhanden als in den barrierefernen Arealen.

Zusammenfassung und Bewertung:
Insgesamt zeigten Intercoat®, Seprafilm® und die Kontrollgruppe im Median keine Fremdkörperreaktion für den „Barrierewert" (Abbildung 30). Spraygel® folgte, darauf Adept® und schließlich SupraSeal®. Anzumerken ist, dass die Fremdkörperreaktion bei allen Barrieren sehr gering ausfiel. So war SupraSeal® mit lediglich im Median 0,65 Fremdkörperriesenzellen pro Gesichtsfeld (Q1 = 0,3; Q3 = 1,1) die mit der höchsten Fremdkörperreaktion einher gehende Barriere.

5.3.5 Fibrose

In der Kontrollgruppe (n = 14) wiesen zwei Präparate (14,3%) nahe der Läsion ein schmales Fibroseband auf. Bei sieben Präparaten (50,0%) war das Fibroseband mäßig breit und bei fünf Präparaten (35,7%) breit. Im Median war das Fibroseband in der Kontrollgruppe nahe der Läsion mäßig breit (Q1 = mäßig breites Band; Q3 = breites Band). Läsionsfern wurde in zwölf Präparaten (85,7%) ein schmales Fibroseband beobachtet und in zwei Präparaten (14,3%) ein mäßig breites Band. Im Median war das Fibroseband läsionsfern schmal (Q1 = schmales Band; Q3 = schmales Band). Im „Barrierewert" wiesen vier Präparate (28,6%) keine Fibrose auf. In fünf Präparaten kam ein schmales Band und in wiederum fünf (35,7%) ein mäßig breites Fibroseband zur Darstellung. Insgesamt zeigte sich in den Tieren der Kontrollgruppe im Median ein schmales Fibroseband (Q1 = keine Fibrose; Q3 = mäßig breites Band).

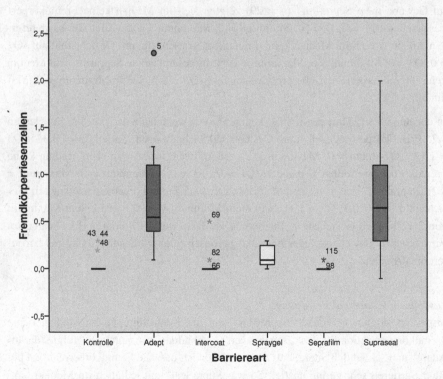

Abbildung 30: Vergleich der spezifischen Gewebereaktion der Barrieren (sog. Barrierewert) bezüglich der Anzahl an Fremdkörperriesenzellen im Gewebe

In der Adept®-Gruppe (n = 14) wiesen barrierenah fünf Präparate (35,7%) ein mäßig breites und acht Präparate (57,1%) ein breites Fibroseband auf. Ein Präparat (7,1%) zeigte ein ausgedehntes Fibroseband. Im Median war das Fibroseband nahe der Barriere breit (Q1 = mäßig breites Band; Q3 = breites Band). Fern der Barriere wurde in zehn Präparaten (71,4%) ein schmales Fibroseband und in vier Präparaten (28,6%) ein mäßig breites Band nachgewiesen. Im Median war das Fibroseband barrierefern schmal (Q1 = schmales Band; Q3 = mäßig breites Band). Adept® zeigte im „Barrierewert" in vier Präparaten (28,6%) keine Fibrose, in fünf Präparaten (35,7%) ein schmales Band und in wiederum fünf Präparaten (35,7%) ein mäßig breites Fibroseband. Insgesamt war die Adept®-Gruppe im Median mit einem schmalen Fibroseband vergesellschaftet (Q1 = schmales Band; Q3 = mäßig breites Band).

Intercoat® (n = 33) wies nahe der Barriere in 13 Präparaten (39,4%) ein schmales Fibroseband auf, in acht Präparaten (24,2%) ein mäßig breites und in sechs Präparaten (18,2%) ein breites Band. In wiederum sechs Präparaten (18,2%) lag ein ausgedehntes Fibroseband vor. Im Median war das Fibroseband barrierenah mäßig breit (Q1 = schmales Band; Q3 = breites Band). Fern der Barriere kam in 25 Präparaten (75,8%) ein schmales Band zur Darstellung, in sieben Präparaten (21,2%) ein mäßig breites und in einem Präparat (3,0%) ein breites Band. Im Median war das Fibroseband fern der Barriere schmal (Q1 = schmales Band; Q3 = mäßig breites Band). Intercoat® zeigte im „Barrierewert" bei 17 Präparaten (51,5%) keine Fibrose, bei sechs (18,2%) ein schmales Band und bei sieben Präparaten (21,2%) ein mäßig breites Band. Drei Präparate (9,1%) wiesen ein breites Fibroseband auf. Intercoat® zeigte im Median insgesamt keine Fibrose (Q1 = keine Fibrose; Q3 = mäßig breites Band).

In den mit Spraygel® behandelten Tieren (n = 8) waren barrierenah drei Präparate (37,5%) mit einem schmalen Fibroseband und wiederum drei (37,5%) mit einem mäßig breiten Band vergesellschaftet. In einem Präparat (12,5%) wurde ein breites und in wiederum einem (12,5%) ein ausgedehntes Fibroseband nachgewiesen. Im Median war das Fibroseband barrierenah mäßig breit (Q1 = schmales Band; Q3 = breites Band). Barrierefern zeigte sich in der Spraygel®-Gruppe in sechs Präparaten (75,0%) ein schmales Band und in zwei Präparaten (25,0%) ein mäßig breites Band. Im Median war das Fibroseband barrierefern schmal (Q1 = schmales Band; Q3 = mäßig breites Band). Insgesamt waren in der Spraygel®-Gruppe fünf Präparate (62,5%) frei von Fibrose, ein Präparat (12,5%) wies ein schmales Band auf, eines (12,5%) ein mäßig breites und in wiederum einem Präparat (12,5%) wurde ein breites Band nachgewiesen. Insgesamt zeigte sich in der Spraygel®-Gruppe im Median keine Fibrose (Q1 = keine Fibrose; Q3 = schmales Band).

Seprafilm® (n = 29) war barrierenah in drei Präparaten (10,3%) mit einem schmalen Band, in sechs Präparaten (20,7%) mit einem mäßig breiten Band, in 14 (48,3%) mit einem breiten und in sechs Präparaten (20,7%) mit einem ausgedehnten Fibroseband assoziiert. Im Median war das Fibroseband nahe der Barriere breit (Q1 = mäßig breites Band; Q3 = breites Band). Fern von Seprafilm® zeigten 22 Präparate (75,9%) ein schmales Fibroseband, sechs (20,7%) ein mäßig breites Band und ein Präparat (3,4%) ein breites Fibroseband. Im Median lag barrierefern ein schmales Band vor (Q1 = schmales Band; Q3 = mäßig breites Band). Der „Barrierewert" wies für Seprafilm® in vier Präparaten (13,8%) keine Fibrose auf, in zehn (34,5%) lag ein schmales Band vor, in elf Präparaten (37,9%) wurde ein mäßig breites Fibroseband beobachtet und in vier Präparaten (13,8%) war das Fibroseband breit. Im Median lag ein mäßig breites Fibroseband vor (Q1 = schmales Band; Q3 = mäßig breites Band).

In der SupraSeal®-Gruppe (n = 14) war das Fibroseband barrierenah in zehn Präparaten (71,4%) schmal. Zwei Präparate (14,3%) wiesen ein mäßig breites und wiederum zwei (14,3%) ein breites Fibroseband auf. Im Median war das Fibroseband nahe der Barriere schmal (Q1 = schmales Band; Q3 = mäßig breites Band). Barrierefern kam in zwölf Präparaten (85,7%) ein schmales Band und in zwei (14,3%) ein mäßig breites Band zur Darstellung. Im Median lag fern der Barriere ein schmales Fibroseband vor (Q1 = schmales Band; Q3 = schmales Band). Der „Barrierewert" von SupraSeal® war in zehn Präparaten (71,4%) fibrosefrei und in vier Präparaten (28,6%) mit einem schmalen Band vergesellschaftet. Insgesamt lag im Median keine Fibrose vor (Q1 = keine Fibrose; Q3 = schmales Band).

Zusammenfassung und Bewertung:
Insgesamt war im „Barrierewert" von SupraSeal® das geringste Ausmaß an Fibrose zu erkennen, mit zehn fibrosefreien Präparaten (71,4%) und vier Präparaten (28,6%) mit einem schmalen Fibroseband (Abbildung 31, S. 103 und Tabelle 17, S. 104). Gefolgt wurde die SupraSeal®-Gruppe von den mit Spraygel® behandelten Tieren, darauf folgte die Intercoat®- und anschließend die Kontrollgruppe. Die meiste Fibrose kam in den Präparaten zur Darstellung, deren Tiere mit Seprafilm® behandelt wurden. Dabei waren vier Präparate (13,8%) fibrosefrei, zehn (34,5%) wiesen ein schmales Band, elf (37,9%) ein mäßig breites Band und vier Präparate (13,8%) ein breites Band auf. Insgesamt zeigte sich in dieser Gruppe im Median ein mäßig breites Fibroseband (Q1 = schmales Band; Q3 = mäßig breites Band).

5.4 Barrierevergleich anhand der Gewebereaktion und Bewertung nach ISO 10993-6

Aus den Ergebnissen der Einzelparameter wurde nun die Gewebereaktion ermittelt. Dies stellt eine wichtige Voraussetzung dar, um Aussagen über die Biokompatibilität der Materialien treffen zu können. Im Folgenden wird diese Gewebereaktion im direkten Vergleich aller Barrieren zueinander dargestellt. Einen zusammenfassenden absoluten Vergleich der Barrieren zeigt Tabelle 18 (S. 105) durch die Darstellung des numerischen Vorhandenseins der verschiedenen Parameter für die einzelnen Barrieren pro 400-fach vergrößertem Gesichtsfeld.

Darüber hinaus wurden die Barrieren anhand der Ergebnisse der histologischen Untersuchung und statistischen Analyse der Gewebereaktion nach einem von der International Organization for Standardization (ISO) etablierten Score zur Biologischen Beurteilung von Medizinprodukten (461, 462) bewertet, um die Materialien anwendungsorientiert beurteilen und vergleichen zu können.

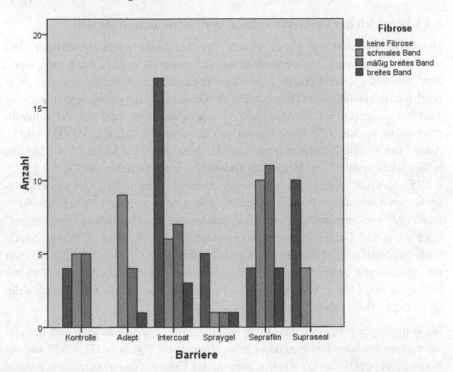

Abbildung 31: Vergleich der spezifischen Gewebereaktion der Barrieren (sog. Barrierewert) bezüglich der Fibrose

Tabelle 17: Die spezifische Auswirkung der Barrieren (sog. Barrierewert) auf die Fibrose

Barriere	keine Fibrose		schmales Band		mäßig breites Band		breites Band	
	Anzahl an Präparaten	Prozent	Anzahl an Präparaten	Prozent	Anzahl an Präparaten	Prozent	Anzahl an Präparaten	Prozent
Kontrolle (n = 14)	4	28,6%	5	35,7%	5	35,7%	0	0%
Adept® (n = 14)	0	0%	9	64,3%	4	28,6%	1	7,1%
Intercoat® (n = 33)	17	51,5%	6	18,2%	7	21,2%	3	9,1%
Spraygel® (n = 8)	5	62,5%	1	12,5%	1	12,5%	1	12,5%
Seprafilm® (n = 29)	4	13,8%	10	34,5%	11	37,9%	4	13,8%
SupraSeal® (n = 14)	10	71,4%	4	28,6%	0	0%	0	0%

5.4.1 Vergleich der Barrieren anhand der Entzündungsreaktion

Die Entzündungsreaktion wurde anhand des Auftretens polymorphkerniger Granulozyten sowie von Lymphozyten/Plasmazellen bewertet. Adept®, Intercoat®, Seprafilm® sowie die Kontrollgruppe wiesen eine minimale Entzündung auf, wobei Intercoat® mit im Median einem Granulozyten pro Gesichtsfeld die geringste granulozytäre Reaktion zeigte (Q1 = 0,55; Q3 = 1,8). Gefolgt wurde Intercoat® von der Kontrollgruppe (im Median 1,75 Granulozyten pro Gesichtsfeld; Q1 = 0,55; Q3 = 4,15), Adept® (im Median 2,45 Granulozyten pro Gesichtsfeld; Q1 = 1,675; Q3 = 3,05) und schließlich Seprafilm® (im Median 2,6 Granulozyten pro Gesichtsfeld; Q1 = 1,25; Q3 = 4,75). Spraygel® zeigte trotz subserosaler Abszessbildung in fünf von acht Präparaten bei sonst milder Gewebereaktion statistisch insgesamt nur eine leichte Entzündung. SupraSeal® wies eine mäßige Entzündungreaktion auf. Die Entzündung von Spraygel® (im Median 6,05 Granulozyten pro Gesichtsfeld; Q1 = 3,15; Q3 = 27,75) und SupraSeal® (im Median 11,35 Granulozyten pro Gesichtsfeld; Q1 = 3,9; Q3 = 22,425) war rein granulozytär bedingt (Spraygel®: 0,2 Lymphozyten/Plasmazellen pro Gesichtsfeld; Q1 = 0; Q3 = 1,3; SupraSeal®: 0,1 Lymphozyten/Plasmazellen pro Gesichtsfeld; Q1 = 0; Q3 = 0,3) (Tabelle 18).

Die lymphozytär/plasmazelluläre Komponente spielte in allen Barrieren eine der granulozytären Reaktion untergeordnete Rolle. SupraSeal® (Q1 = 0; Q3 = 0,3) und die Kontrollgruppe (Q1 = 0; Q3 = 0,4) wiesen mit 0,1 Lymphozyten/Plasmazellen pro Gesichtsfeld die geringste Reaktion auf, gefolgt von Intercoat® (Q1 = 0; Q3 = 0,7) und

Spraygel® (Q1 = 0; Q3 = 1,3) mit jeweils 0,2 Lymphozyten/Plasmazellen pro Gesichtsfeld. Die stärkste lymphozytär/plasmazelluläre Reaktion war bei Adept® (im Median 0,45 Lymphozyten/Plasmazellen pro Gesichtsfeld; Q1 = 0; Q3 = 1,05) und Seprafilm® (im Median 1 Lymphozyt/Plasmazelle pro Gesichtsfeld; Q1 = 0,15; Q3 = 2,75) zu beobachten (Tabelle 18).

Tabelle 18: Absoluter Vergleich der spezifischen Gewebereaktion der Barrieren (sog. Barrierewert)

Barriere	Entzündungsreaktion		Makrophagen (≥ 10/Gesichtsfeld)	Fremdkörper-riesenzellen	Fibroseband
	PMG	Lym/Pla			
Kontrolle	1,75 Q1:0,55/Q3:4,15	0,1 Q1:0/Q3:0,4	0 Q1:0/Q3:0,1	0 Q1:0/Q3:0,05	schmal keine/mäßig
Adept®	2,45 Q1:1,675/Q3:3,05	0,45 Q1:0/Q3:1,05	0,05 Q1:0/Q3:0,225	0,55 Q1:0,375/Q3:1,125	schmal schmal/mäßig
Intercoat®	1 Q1:0,55/Q3:1,8	0,2 Q1:0/Q3:0,7	0 Q1:0/Q3:0	0 Q1:0/Q3:0	keine Fibrose keine/mäßig
Spraygel®	6,05 Q1:3,15/Q3:27,75	0,2 Q1:0/Q3:1,3	0 Q1:0/Q3:0,075	0,1 Q1:0,025/Q3:0,275	keine Fibrose keine/mäßig
Seprafilm®	2,6 Q1:1,25/Q3:4,75	1 Q1:1,15/Q3:2,75	0 Q1:0/Q3:0,1	0 Q1:0/Q3:0	mäßig breit schmal/mäßig
SupraSeal®	11,35 Q1:3,9/Q3:22,425	0,1 Q1:0/Q3:0,3	0 Q1:0/Q3:0	0,65 Q1:0,3/Q3:1,1	keine Fibrose keine/schmal

Zellzahl im Median pro 400-fach vergrößertem Gesichtsfeld
Legende: PMG = polymorphkernige Granulozyten; Lym/Pla = Lymphozyten/Plasmazellen,
≥ 10/Gesichtsfeld = Anzahl an Gesichtsfeldern mit 10 oder mehr Makrophagen (Auswertung in HE)

5.4.2 Vergleich der Barrieren anhand der Makrophagen

Die Infiltration mit Makrophagen bei der Auswertung im HE-Schnitt mit der Fragestellung zehn bzw. mehr als zehn Makrophagen im Gesichtsfeld oder weniger schien in keiner Gruppe auffällig. Adept® wies im „Barrierewert" in einem Gesichtsfeld zehn bzw. mehr als zehn Makrophagen auf, alle anderen Gruppen in keinem Gesichtsfeld (Tabelle 18).

Um zu diesem Parameter genauere Daten zu erhalten, wurden Makrophagen mit Antikörper gegen CD68 detektiert. Diese Auswertung folgt in Kapitel 5.5 (S. 108 ff).

5.4.3 Vergleich der Barrieren anhand der Fremdkörperreaktion

Bei Intercoat® (Median = 0; Q1 = 0; Q3 = 0), Seprafilm® (Median = 0; Q1 = 0; Q3 = 0), der Kontrollgruppe (Median = 0; Q1 = 0; Q3 = 0,05) sowie in der Spraygel®-Gruppe (im Median 0,1 Fremdkörperriesenzellen pro Gesichtsfeld; Q1 = 0,025; Q3 =

0,275) konnte statistisch keine Fremdkörperreaktion nachgewiesen werden. Adept®
(im Median 0,55 Fremdkörperriesenzellen pro Gesichtsfeld; Q1 = 0,375; Q3 = 1,125)
und SupraSeal® (im Median 0,65 Fremdkörperriesenzellen pro Gesichtsfeld; Q1 = 0,3;
Q3 = 1,1) zeigten eine minimale Fremdkörperreaktion (Tabelle 18).

5.4.4 Vergleich der Barrieren anhand der Fibrosierung

Intercoat®, Spraygel® und SupraSeal® waren nicht mit Fibrose assoziiert. Adept® und
die Kontrollgruppe wiesen eine minimale Fibrosebildung auf, Seprafilm® zeigte eine
leichte Fibrose. In Tabelle 18 sind die Ergebnisse aller Barrieren anhand des Medians
und den Quartilen (Q1/Q3) zusammengefasst.

5.4.5 Bewertung der Barrieren nach ISO 10993-6

Um auch eine anwendungsorientierte Vergleichbarkeit der histologischen Untersuchung zu gewährleisten, wurden die Gewebeproben entsprechend ihrer spezifischen
histologisch-statistischen Resultate („Barrierewert") nach dem von der International
Organization for Standardization (ISO) etablierten Score zur Biologischen Beurteilung
von Medizinprodukten (461, 462) bewertet. Dieses Bewertungssystem ermöglicht einen anwendungsorientierten Vergleich. Ferner wird ein direkter, klinischer Bezug ermöglicht, indem anhand dieses Scores eine Aussage über das Ausmaß der materialbe-
dingten Reizung des Gewebes getroffen werden kann. Das Bewertungssystem wird in
Kapitel 3.7.4 (S. 61 f.) und anhand der dort befindlichen Tabellen 10 und 11 beschrieben.

Die **Kontrollgruppe** war durch eine minimale, rein granulozytär bedingte Entzündungsreaktion und einem schmalen Fibroseband ohne Fremdkörperreaktion charakterisiert (Tabelle 20). Insgesamt wurde diese Gruppe demnach mit zwei Punkten bewertet (Tabelle 19), was einer nicht gereizten Gewebesituation entspricht.

In den mit **Adept®** behandelten Tieren kamen eine minimale granulozytär-
lymphoplasmazelluläre Entzündungsreaktion, eine minimale Fremdkörperreaktion und
eine geringe Fibrosebildung zur Darstellung (Tabelle 20). Dieser Barriere wurden somit vier Punkte zugeteilt (Tabelle 19), ein Punktwert, der einem das Gewebe leicht
reizenden Material entspricht.

Intercoat® ging mit einer minimalen granulozytär-lymphoplasmazellulären Entzündungsreaktion einher (Tabelle 20), welche mit zwei Punkten bewertet wurde (Tabelle
19). Es waren weder eine Fremdkörperreaktion noch eine Fibrosebildung vorhanden.
Der Punktwert entspricht einem das Gewebe nicht reizenden Material.

Die **Spraygel®**-Gruppe zeigte trotz Abszessbildung in fünf von acht Präparaten aufgrund der sonst milden Gewebereaktion insgesamt nur eine leichte, rein granulozytäre Entzündungsreaktion (Tabelle 20), die mit zwei Punkten bewertet wurde (Tabelle 19). Es waren keine Fremdkörperreaktion und Fibrosebildung erkennbar. Der Punktwert dieser Barriere entspricht einem das Gewebe nicht reizenden Material.

Seprafilm® war mit einer minimalen granulozytär-lymphoplasmazellulären Entzündungsreaktion sowie leichter Fibrosebildung vergesellschaftet, ohne erkennbare Fremdkörperreaktion (Tabelle 20). Die insgesamt dieser Barriere zugeteilten vier Punkte (Tabelle 19) entsprechen einem das Gewebe leicht reizenden Material.

SupraSeal® war mit einer mäßigen, rein granulozytär bedingten Entzündungs- und einer minimalen Fremdkörperreaktion assoziiert (Tabelle 20, S. 108). Es kam keine Fremdkörperreaktion zur Darstellung. Insgesamt wurde diese Barriere mit vier Punkten bewertet (Tabelle 19, S. 107), was einem das Gewebe leicht reizenden Material entspricht.

Zusammenfassung:
Insgesamt waren unter den Bedingungen dieser Untersuchung Intercoat®, Spraygel® sowie die Kontrollgruppe gemäß der Bewertung nach ISO 10993-6 (461, 462) als das Gewebe nicht reizende und Adept®, Seprafilm® sowie SupraSeal® als das Gewebe leicht reizende Materialien anzusehen.

Tabelle 19: Bewertung der Barrieren mit Punkten entsprechend der Gewebereaktion gemäß ISO 10993-6

Barriere	Entzündungsreaktion		Makrophagen (≥10/Gesichtsfeld)	Fremdkörper-riesenzellen	Fibrose-band	Punkte insgesamt gemäß ISO 10993-6
	PMG	Lym/Pla				
Kontrolle	1	0	0	0	1	2
Adept®	1	1	0	1	1	4
Intercoat®	1	1	0	0	0	2
Spraygel®	2	0	0	0	0	2
Seprafilm®	1	1	0	0	2	4
SupraSeal®	3	0	0	1	0	4

Legende: PMG = polymorphkernige Granulozyten; Lym/Pla = Lymphozyten/Plasmazellen;
≥ 10/Gesichtsfeld = Anzahl an Gesichtsfeldern mit 10 oder mehr Makrophagen (Auswertung in HE)

Tabelle 20: Die Analyse der Gewebereaktion durch die Barrieren nach ISO 10993-6 (461, 462)

Barriere	Entzündungs-reaktion	Makrophagen (≥10/Gesichtsfeld)	Fremdkörper-reaktion	Ausmaß an Fibrose	Bewertung gemäß ISO 10993-6
Kontrolle	minimal	keine	keine	minimal	nicht reizend
Adept®	minimal	keine	minimal	minimal	leicht reizend
Intercoat®	minimal	keine	keine	keine	nicht reizend
Spraygel®	leicht	keine	keine	keine	nicht reizend
Seprafilm®	minimal	keine	keine	leicht	leicht reizend
SupraSeal®	mäßig	keine	minimal	keine	leicht reizend

Legende: ≥ 10/Gesichtsfeld = Anzahl an Gesichtsfeldern mit 10 oder mehr Makrophagen (Auswertung in HE)

5.5 Immunhistologische Evaluation über das Auftreten CD68-positiver Makrophagen

Zusätzlich zur histologischen Evaluation wurde in sieben Präparaten pro Gruppe immunhistochemisch das Auftreten CD68-positiver Makrophagen untersucht. Ein statistischer Vergleich der Daten aus dieser Untersuchung mit den Ergebnissen der histologischen Evaluation aus den Kapiteln 5.2 (S. 82 ff) und 5.3 (S. 90 ff) wäre aufgrund der unterschiedlichen Fallzahl an Proben, in denen die CD68-positiven Makrophagen und die übrigen Variablen erhoben wurden, nicht möglich. Daher wurden, um statistische Aussagen über einen möglichen Zusammenhang zwischen dem Vorhandensein CD68-positiver Makrophagen und einer sonstigen Gewebereaktion in der materialbasierten Vermeidung postoperativer Adhäsionen treffen zu können, die übrigen Variablen für die Präparate, in denen auch die Evaluation der CD68-positiven Makrophagen durchgeführt wurde, gesondert statistisch ausgewertet. Die im Folgenden präsentierten Ergebnisse spiegeln daher die Gewebesituation der sieben randomisiert ausgewählten Präparate aus jeder Gruppe wider, in denen auch die semiquantitative Auswertung der CD68-positiven Makrophagen durchgeführt wurde. Alle Variablen wurden folglich aus denselben Präparaten erhoben und die Ergebnisse der Variablen konnten somit statistisch miteinander verglichen werden. Es wurde untersucht, ob eine Korrelation zwischen der Gewebereaktion und dem Vorhandensein CD68-positiver Makrophagen besteht.

5.5.1 Histologische und immunhistologische Analyse der Barrieregruppen

5.5.1.1 Kontrollgruppe

In den unbehandelten Tieren der Kontrollgruppe (n = 7) (Abbildung 32, S. 112 und Tabelle 52, Anhang S. 266) wurden im Median 3,5 polymorphkernige Granulozyten (Q1 = 2,4; Q3 = 5,1; Minimum = 2,1; Maximum = 12,0) und 0,2 Lymphozyten/Plasmazellen pro Gesichtsfeld (Q1 = 0; Q3 = 1,1; Minimum = 0; Maximum = 1,6) in läsionsnahen Arealen nachgewiesen. Im Median waren 7,1 CD68-positive Makrophagen (Q1 = 5,2; Q3 = 10,2; Minimum = 2,9; Maximum = 36,7) und keine Fremdkörperriesenzellen (Median = 0; Q1 = 0; Q3 = 0; Minimum = 0; Maximum = 0,3) pro Gesichtsfeld erkennbar. Nahe der Läsion war das Fibroseband im Median mäßig breit (Q1 = mäßig breites Band; Q3 = breites Band; Minimum = schmales Band; Maximum = breites Band)

Die Areale fern der Läsion zeigten im Median 1,4 polymorphkernige Granulozyten (Q1 = 0,6; Q3 = 2,4; Minimum = 0,4; Maximum = 3,3) und keine Lymphozyten/Plasmazellen (Q1 = 0; Q3 = 0,1; Minimum = 0; Maximum = 0,1) pro Gesichtsfeld. 1,9 CD68-positive Makrophagen (Q1 = 0,6; Q3 = 2,4; Minimum = 0; Maximum = 2,7) und keine Fremdkörperriesenzellen (Q1 = 0; Q3 = 0; Minimum = 0; Maximum = 0) waren läsionsfern im Median vorhanden. Das Fibroseband war im Median schmal (Q1 = schmales Band; Q3 = mäßig breites Band; Minimum = schmales Band; Maximum = mäßig breites Band).

Im „Barrierewert" zeigte die Kontrollgruppe im Median 1,8 polymorphkernige Granulozyten (Q1 = 1,3; Q3 = 4,1; Minimum = 1,1; Maximum = 8,7) und 0,2 Lymphozyten/Plasmazellen (Q1 = 0; Q3 = 1; Minimum = 0; Maximum = 1,5) pro Gesichtsfeld. Im Median waren 5,2 CD68-positive Makrophagen und keine Fremdkörperriesenzellen (Q1 = 0; Q3 = 0; Minimum = 0; Maximum = 0,3) pro Gesichtsfeld ersichtlich. Der „Barrierewert" zeigte im Median ein schmales Fibroseband (Q1 = keine Fibrose; Q3 = mäßig breites Band; Minimum = keine Fibrose; Maximum = mäßig breites Band).

5.5.1.2 Adept®

In der Adept®-Gruppe (n = 7) (Abbildung 32, S. 112 und Tabelle 53, Anhang S. 266) waren barrierenah im Median vier polymorphkernige Granulozyten (Q1 = 3,8; Q3 = 6,7; Minimum = 3,7; Maximum = 8,7) und 0,4 Lymphozyten/Plasmazellen (Q1 = 0,1; Q3 = 0,7; Minimum = 0; Maximum = 3,3) pro Gesichtsfeld erkennbar. Nahe der Barriere waren 5,4 CD68-positive Makrophagen (Q1 = 1,3; Q3 = 7,4; Minimum = 0,5; Maximum = 12,8) und 0,6 Fremdkörperriesenzellen (Q1 = 0,3; Q3 = 1,4; Minimum =

0,2; Maximum = 2,4) im Median pro Gesichtsfeld vorhanden. Das Fibroseband war im Median mäßig breit (Q1 = mäßig breites Band; Q3 = breites Band; Minimum = mäßig breites Band; Maximum = ausgedehntes Band).

In den Arealen fern der Barriere zeigten sich im Median 1,7 polymorphkernige Granulozyten (Q1 = 1,3; Q3 = 2,4; Minimum = 0,6; Maximum = 3,7) und 0,1 Lymphozyten/Plasmazellen (Q1 = 0; Q3 = 0,2; Minimum = 0; Maximum = 0,3) pro Gesichtsfeld. 1,4 CD68-positive Makrophagen (Q1 = 0,8; Q3 = 4,5; Minimum = 0,5; Maximum = 5) und 0,1 Fremdkörperriesenzellen (Q1 = 0; Q3 = 0,1; Minimum = 0; Maximum = 0,1) waren pro Gesichtsfeld vorhanden. Das Fibroseband war fern der Barriere im Median schmal (Q1 = schmales Band; Q3 = schmales Band; Minimum = schmales Band; Maximum = mäßig breites Band).

Im „Barrierewert" zeigte Adept® im Median 2,5 polymorphkernige Granulozyten (Q1 = 1,8; Q3 = 3; Minimum = 1,6; Maximum = 8,1) und 0,3 Lymphozyten/Plasmazellen (Q1 = -0,1; Q3 = 0,7; Minimum = -0,2; Maximum = 3,3) pro Gesichtsfeld. Im Median waren 3,2 CD68-positive Makrophagen (Q1 = 0,8; Q3 = 4,6; Minimum = -0,9; Maximum = 7,8) und 0,5 Fremdkörperriesenzellen (Q1 = 0,3; Q3 = 1,3; Minimum = 0,1; Maximum = 2,3) pro Gesichtsfeld erkennbar. Das Fibroseband war im Median schmal (Q1 = schmales Band; Q3 = mäßig breites Band; Minimum = schmales Band; Maximum = breites Band).

5.5.1.3 Intercoat®

In den mit Intercoat® behandelten Tieren (n = 7) (Abbildung 32, S. 112 und Tabelle 54, Anhang S. 267) wurden nahe der Barriere im Median 1,4 polymorphkernige Granulozyten (Q1 = 1; Q3 = 2,6; Minimum = 0,5; Maximum = 3,2) und 0,3 Lymphozyten/Plasmazellen (Q1 = 0,2; Q3 = 1; Minimum = 0,2; Maximum = 1,6) pro Gesichtsfeld beobachtet. Im Median zeigten sich barrierenah pro Gesichtsfeld 44,9 CD68-positive Makrophagen (Q1 = 28; Q3 = 57,5; Minimum = 21,7; Maximum = 80,8) und keine Fremdkörperriesenzellen (Q1 = 0; Q3 = 0; Minimum = 0; Maximum = 0). Das Fibroseband war im Median schmal (Q1 = schmales Band; Q3 = ausgedehntes Band; Minimum = schmales Band; Maximum = ausgedehntes Band).

Areale fern der Barriere wiesen im Median 0,4 polymorphkernige Granulozyten (Q1 = 0,2; Q3 = 0,5; Minimum = 0,1; Maximum = 1,2) und 0,1 Lymphozyten/Plasmazellen (Q1 = 0,1; Q3 = 0,7, Minimum = 0; Maximum = 2,7) pro Gesichtsfeld auf. Fern der Barriere waren im Median 12,2 CD68-positive Makrophagen (Q1 = 1,2; Q3 = 28,1; Minimum = 0,8; Maximum = 50,7) und keine Fremdkörperriesenzellen (Q1 = 0; Q3 = 0; Minimum = 0; Maximum = 0) vorhanden. Das Fibroseband nahe Intercoat® war im

Median schmal (Q1 = schmales Band; Q3 = schmales Band; Minimum = schmales Band; Maximum = mäßig breites Band).

Der „Barrierewert" der Intercoat®-Gruppe zeigte im Median 1,1 polymorphkernige Granulozyten (Q1 = 0,6; Q3 = 1,4; Minimum = 0,4; Maximum = 2,7) und 0,1 Lymphozyten/Plasmazellen (Q1 = -0,2; Q3 = 0,3; Minimum = -1,7; Maximum = 0,9) pro Gesichtsfeld. Im Median waren 28,8 CD68-positive Makrophagen (Q1 = 20,5; Q3 = 35,2; Minimum = 17,7; Maximum = 42,8) und keine Fremdkörperriesenzellen (Q1 = 0; Q3 = 0; Minimum = 0; Maximum = 0) pro Gesichtsfeld vorhanden. Das Fibroseband war im Median mäßig breit (Q1 = keine Fibrose; Q3 = mäßig breites Band; Minimum = keine Fibrose; Maximum = breites Band).

5.5.1.4 Spraygel®

Spraygel® (n = 7) (Abbildung 32, S. 112 und Tabelle 55, Anhang S. 267) zeigte barrierenah im Median 9,1 polymorphkernigen Granulozyten (Q1 = 4,6; Q3 = 29,4; Minimum = 4,4; Maximum = 32,2) und 0,2 Lymphozyten/Plasmazellen (Q1 = 0; Q3 = 0,4; Minimum = 0; Maximum = 1,7) pro Gesichtsfeld. Im Median lagen nahe der Barriere 24,2 CD68-positive Makrophagen (Q1 = 7,4; Q3 = 29,8; Minimum = 6,8; Maximum = 41,6) und 0,1 Fremdkörperriesenzellen (Q1 = 0; Q3 = 0,2; Minimum = 0; Maximum = 0,3) pro Gesichtsfeld vor. Das Fibroseband fiel mäßig breit aus (Q1 = schmales Band; Q3 = breites Band; Minimum = schmales Band; Maximum = ausgedehntes Band).

Fern der Barriere zeigte diese Gruppe im Median 1,7 polymorphkernige Granulozyten (Q1 = 0,8; Q3 = 2,1; Minimum = 0,5; Maximum = 3,1) und keine Lymphozyten/Plasmazellen (Q1 = 0; Q3 = 0,1; Minimum = 0; Maximum = 0,1) pro Gesichtsfeld. In barrierefernen Arealen waren im Median 7,5 CD68-positive Makrophagen (Q1 = 2,5; Q3 = 9,3; Minimum = 1,1; Maximum = 18,3) und keine Fremdkörperriesenzellen (Q1 = 0; Q3 = 0; Minimum = 0; Maximum = 0) pro Gesichtsfeld vorhanden. Das Fibroseband war schmal (Q1 = schmales Band; Q3 = mäßig breites Band; Minimum = schmales Band; Maximum = mäßig breites Band).

Im „Barrierewert" waren sieben polymorphkernige Granulozyten (Q1 = 3,9; Q3 = 28,6; Minimum = 2,9; Maximum = 30,5) und 0,1 Lymphozyten/Plasmazellen (Q1 = 0; Q3 = 0,4; Minimum = 0; Maximum = 1,6) pro Gesichtsfeld vorhanden. Im Median zeigten sich 10,3 CD68-positive Makrophagen (Q1 = 4,9; Q3 = 20,5; Minimum = 1,9; Maximum = 34,1) und 0,1 Fremdkörperriesenzellen (Q1 = 0; Q3 = 0,2; Minimum = 0; Maximum = 0,3) pro Gesichtsfeld. Fibrose war im „Barrierewert" von Spraygel keine vorhanden (Q1 = keine Fibrose; Q3 = mäßig breites Band; Minimum = keine Fibrose; Maximum = breites Band).

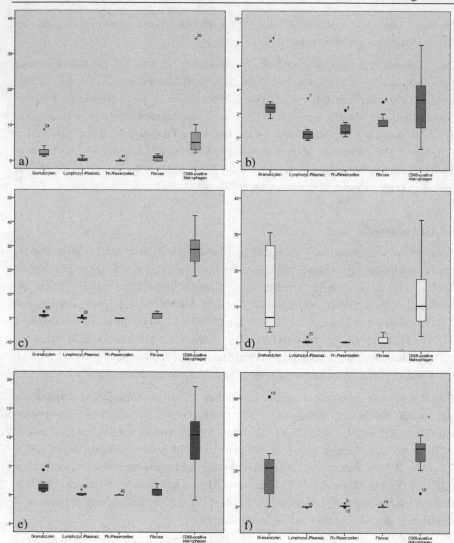

Abbildung 32: Boxplots der Gewebereaktion der CD68-Auswertung in der Reihenfolge Granulozyten, Lymphozyten/Plasmazellen, Fremdkörperriesenzellen, Fibrose, CD68-positive Makrophagen: Die Kontroll- (a) sowie die Adept®-Gruppe (b) zeigten eine minimale granulozytäre Entzündung und ein schmales Fibroseband. Die Infiltration mit Makrophagen war leicht in der Kontroll- und minimal in der Adept®-Gruppe. Intercoat® (c) wies eine minimale granulozytäre Entzündung, ein mäßig breites Fibroseband und ein mäßiges bis schweres Infiltrat CD68-positiver Makrophagen auf. Die mit Spraygel® (d) und Seprafilm® (e) behandelten Tiere waren durch eine leichte bzw. minimale granulozytäre Entzündung und einem mäßigen Makrophageninfiltrat gekennzeichnet, die Seprafilm®-Gruppe wies zudem ein schmales Fibroseband auf. SupraSeal® (f) zeigte eine mäßige granulozytäre Entzündungsreaktion sowie ein mäßiges bis starkes Infiltrat CD68-positiver Makrophagen.

5.5.1.5 Seprafilm®

In den mit Seprafilm® behandelten Tieren (n = 7) (Abbildung 32, S. 112 und Tabelle 56, Anhang S. 268) konnten nahe der Barriere im Median 1,6 polymorphkernige Granulozyten (Q1 = 1; Q3 = 3,9; Minimum = 0,9; Maximum = 5,1) und 0,2 Lymphozyten/Plasmazellen (Q1 = 0,1; Q3 = 0,2; Minimum = 0; Maximum = 1,3) pro Gesichtsfeld nachgewiesen werden. Die barrierenahen Areale wiesen im Median 23,8 CD68-positive Makrophagen (Q1 = 13,1; Q3 = 24,8; Minimum = 1; Maximum = 48,1) und keine Fremdkörperriesenzellen (Q1 = 0; Q3 = 0; Minimum = 0; Maximum = 0,1) auf. Das Fibroseband nahe der Barriere war im Median mäßig breit (Q1 = schmales Band; Q3 = breites Band; Minimum = schmales Band; Maximum = breites Band).

Barrierefern waren im Median 0,5 polymorphkernige Granulozyten (Q1 = 0,4; Q3 = 0,8; Minimum = 0,3; Maximum = 2,5) und keine Lymphozyten/Plasmazellen (Q1 = 0; Q3 = 0,3; Minimum = 0; Maximum = 0,4) pro Gesichtsfeld vorhandeń. Sieben CD68-positive Makrophagen (Q1 = 2,6; Q3 = 19,6; Minimum = 1,8; Maximum = 33,6) und keine Fremdkörperriesenzellen (Q1 = 0; Q3 = 0; Minimum = 0; Maximum = 0) waren zu sehen. Die barrierefernen Areale waren im Median mit einem schmalen Fibroseband vergesellschaftet (Q1 = schmales Band; Q3 = schmales Band; Minimum = schmales Band; Maximum = breites Band).

Der „Barrierewert" der Seprafilm®-Gruppe zeigte im Median 1,1 polymorphkernige Granulozyten (Q1 = 0,5; Q3 = 2,2; Minimum = 0,5; Maximum = 4,3) und 0,2 Lymphozyten/Plasmazellen (Q1 = 0; Q3 = 0,2; Minimum = -0,1; Maximum = 0,9) pro Gesichtsfeld. Im Median waren 10,5 CD68-positive Makrophagen (Q1 = 5,2; Q3 = 14,5; Minimum = -0,8; Maximum = 18,9) und keine Fremdkörperriesenzellen (Q1 = 0; Q3 = 0; Minimum = 0; Maximum = 0,1) vorhanden. Das Fibroseband war im Median schmal (Q1 = keine Fibrose; Q3 = schmales Band; Minimum = keine Fibrose; Maximum = mäßig breites Band).

5.5.1.6 SupraSeal®

In der SupraSeal®-Gruppe (n = 7) (Abbildung 32, S. 112 und Tabelle 57, Anhang S. 268) enthielt ein Gesichtsfeld nahe der Barriere im Median 23,2 polymorphkernige Granulozyten (Q1 = 3,8; Q3 = 30,1; Minimum = 0,6; Maximum = 62,9) und keine Lymphozyten/Plasmazellen (Q1 = 0; Q3 = 0,2; Minimum = 0; Maximum = 0,4). Im Median waren 36,6 CD68-positive Makrophagen (Q1 = 22,5; Q3 = 47,2; Minimum = 11,9; Maximum = 54,3) und 0,5 Fremdkörperriesenzellen (Q1 = 0,3; Q3 = 0,8; Minimum = 0; Maximum = 2,1) pro Gesichtsfeld vorhanden. Das Fibroseband war barrierenah im Median schmal (Q1 = schmales Band; Q3 = schmales Band; Minimum = schmales Band; Maximum = breites Band).

Im Gewebe fern der Barriere kamen im Median 0,7 polymorphkernige Granulozyten (Q1 = 0,6; Q3 = 1,7; Minimum = 0,4; Maximum = 1,9) und keine Lymphozyten/Plasmazellen (Q1 = 0; Q3 = 0,1; Minimum = 0; Maximum = 0,9) pro Gesichtsfeld zur Darstellung. Es wurden im Median 4,3 CD68-positive Makrophagen (Q1 = 2; Q3 = 14,2; Minimum = 1,3; Maximum = 16,9) und keine Fremdkörperriesenzellen (Q1 = 0; Q3 = 0,1; Minimum = 0; Maximum = 0,2) pro Gesichtsfeld beobachtet. Das Fibroseband war fern der Barriere im Median schmal (Q1 = schmales Band; Q3 = schmales Band; Minimum = schmales Band; Maximum = mäßig breites Band).

Im „Barrierewert" zeigten sich für SupraSeal® im Median 21,5 polymorphkernige Granulozyten (Q1 = 2,7; Q3 = 29,5; Minimum = 0; Maximum = 61) und keine Lymphozyten/Plasmazellen (Q1 = 0; Q3 = 0,1; Minimum = -0,5; Maximum = 0,1) pro Gesichtsfeld. In dieser Gruppe wurden im „Barrierewert" 32,4 CD68-positive Makrophagen (Q1 = 20,5; Q3 = 37,4; Minimum = 7,6; Maximum = 40,1) und 0,5 Fremdkörperriesenzellen (Q1 = 0,3; Q3 = 0,7; Minimum = -0,1; Maximum = 2) pro Gesichtsfeld detektiert. SupraSeal® war im „Barrierewert" nicht mit Fibrose vergesellschaftet (Q1 = keine Fibrose; Q3 = keine Fibrose; Minimum = keine Fibrose; Maximum = schmales Band).

5.5.2 Barrierevergleich anhand der Gewebereaktion

Im Folgenden wird die Gewebereaktion der Barrieren hinsichtlich des „Barrierewertes" der Entzündungsreaktion, der Fremdkörperreaktion, dem Ausmaß an Fibrose sowie der Immigration CD68-positiver Makrophagen verglichen (Tabelle 21).

5.5.2.1 Entzündungsreaktion

Die Entzündungsreaktion wurde anhand des Vorkommens polymorphkerniger Granulozyten und Lymphozyten/Plasmazellen bewertet.

Die granulozytäre Entzündung fiel in den mit Intercoat® und Seprafilm® behandelten Tieren am geringsten aus, beide zeigten einen Median von 1,1 Zellen pro Gesichtsfeld. Die Kontroll- (im Median 1,8 Zellen pro Gesichtsfeld) und die Adept®-Gruppe (im Median 2,5 Zellen pro Gesichtsfeld) folgten. Gemäß dieser Zellzahl war in diesen vier Gruppen die granulozytäre Entzündung minimal. Spraygel® (im Median 7 Zellen pro Gesichtsfeld) ging mit einer leichten granulozytären Entzündung einher. Mit im Median 21,5 polymorphkernigen Granulozyten pro Gesichtsfeld trat in der SupraSeal®-Gruppe die stärkste granulozytäre Reaktion auf.

In keiner der Gruppen lag eine lymphozytär/plasmazelluläre Reaktion vor. SupraSeal® zeigte im Median keine dieser Zellen, Intercoat® und Spraygel® waren mit 0,1 Zellen pro Gesichtsfeld assoziiert. Die Kontroll- sowie die Seprafilm®-Gruppe folgten mit im Median 0,2 Zellen und Adept® mit 0,3 Zellen dieser Art pro Gesichtsfeld.

Zusammengefasst war die Entzündungsreaktion in allen Gruppen stark granulozytär gewichtet mit einer vernachlässigbaren lymphozytär/plasmazellulären Komponente. Intercoat®, Seprafilm®, Adept® und die Kontrollgruppe zeigten eine minimale Entzündungsreaktion. In den mit Spraygel® behandelten Tieren wurde ·eine leichte Entzündung beobachtet, in der SupraSeal®-Gruppe eine mäßige entzündliche Reaktion.

5.5.2.2 Fremdkörperreaktion

In keiner Gruppe lag eine relevante Fremdkörperreaktion vor. Im „Barrierewert" von Intercoat®, Seprafilm® und der Kontrollgruppe wurden im Median keine Fremdkörperriesenzellen detektiert. Spraygel® folgte mit 0,1 Zellen pro Gesichtsfeld. In der Adept®- sowie der SupraSeal®-Gruppe kamen im Median 0,5 Zellen pro Gesichtsfeld zur Darstellung.

Tabelle 21: Absoluter Vergleich der Gewebereaktion

Barriere	Entzündungsreaktion		Fremdkörper-riesenzellen	Fibroseband	CD68-positive Makrophagen
	PMG	Lym/Pla			
Kontrolle	1,8 Q1:1,3/Q3:4,1	0,2 Q1:0/Q2:1	0 Q1:0/Q3:0	schmal keine/mäßig	5,2 Q1:3/Q3:10,2
Adept®	2,5 Q1:1,8/Q3:3	0,3 Q1:-0,1/Q3:0,7	0,5 Q1:0,3/Q3:1,3	schmal keine/mäßig	3,2 Q1:0,8/Q3:4,6
Intercoat®	1,1 Q1:0,6/Q3:1,4	0,1 Q1:-0,2/Q3:0,3	0 Q1:0/Q3:0	mäßig breit keine/mäßig	28,8 Q1:20,5/Q3:35,2
Spraygel®	7 Q1:3,9/Q3:28,6	0,1 Q1:0/Q3:0,4	0,1 Q1:0/Q3:0,2	keine Fibrose keine/mäßig	10,3 Q1:4,9/Q3:20,5
Seprafilm®	1,1 Q1:0,5/Q3:2,2	0,2 Q1:0/Q3:0,2	0 Q1:0/Q3:0	schmal keine/schmal	10,5 Q1:5,2/Q3:14,5
SupraSeal®	21,5 Q1:2,7/Q3:29,5	0 Q1:0/Q3:0,1	0,5 Q1:0,3/Q3:0,7	keine Fibrose keine/keine	32,4 Q1:20,5/Q3:37,4

Zellzahl im Median pro 400-fach vergrößertem Gesichtsfeld
Legende: PMG = polymorphkernige Granulozyten; Lym/Pla = Lymphozyten/Plasmazellen

5.5.2.3 Fibrose

Die mit SupraSeal® und Spraygel® behandelten Tiere zeigten keine Fibrose im Barrierewert. Seprafilm®, Adept® sowie die Kontrollgruppe waren mit einem schmalen Band vergesellschaftet. Die Intercoat®-Gruppe wies im Median ein mäßig breites Band auf.

5.5.2.4 CD68-positive Makrophagen

Das Vorhandensein CD68-positiver Makrophagen (Abbildung 33) war in den mit Adept® behandelten Tieren am geringsten (Median = 3,2 Zellen pro Gesichtsfeld), was einem minimalen Infiltrat gleichkam. Die Kontrollgruppe folgte mit einer leichten Reaktion (Median = 5,2 Zellen pro Gesichtsfeld). Die Spraygel®- (Median = 10,3 Zellen pro Gesichtsfeld) und die Seprafilm®-Gruppe (Median = 10,5 Zellen pro Gesichtsfeld) wiesen eine mäßige Reaktion auf. In den mit Intercoat® (Median = 28,8 Zellen pro Gesichtsfeld) und SupraSeal® behandelten Tieren (Median = 32,4 Zellen pro Gesichtsfeld) wurde ein mäßiges bis stark ausgeprägtes Infiltrat beobachtet.

5.5.3 Bewertung der Barrieren nach ISO 10993-6 unter Berücksichtigung der CD68-positiven Makrophagen

Im Folgenden wird die Bewertung der CD68-gefärbten Schnitte nach ISO 10993-6 präsentiert, um auch die Variable der CD68-positiven Makrophagen in die Bewertung der Gewebereaktion auf die Barrierematerialien einzuschließen. Im Vergleich mit der aufgrund der höheren Fallzahl aussagekräftigeren Barrierebewertung in Kapitel 5.4.5 (S. 106 ff) hatten sich lediglich geringfügige Abweichungen ergeben.

In der **Kontrollgruppe** wurden, wie auch in Kapitel 5.4.5, eine minimale granulozytäre Entzündung und ein geringes Ausmaß an Fibrose beobachtet (Tabelle 23, S. 119). Das leichte CD68-positive Makrophageninfiltrat erhöhte den Punktwert dieser Gruppe um zwei, wodurch insgesamt vier Punkte resultierten (Tabelle 22, S. 118). Dies entspricht einem leicht gereizten Gewebezustand.

Adept® zeigte eine minimale granulozytäre Entzündungsreaktion und ein schmales Fibroseband (Tabelle 23), welche mit jeweils einem Punkt bewertet wurden. Eine minimale lymphoplasmazelluläre Entzündung sowie minimale Fremdkörperreaktion waren in dieser Auswertung im Vergleich zu Kapitel 5.4.5 nicht festzustellen. Das Infiltrat mit CD68-positiven Makrophagen fiel minimal aus und wurde ebenfalls mit einem Punkt gewertet (Tabelle 22). Es ergaben sich somit drei Punkte, was einem leicht gereizten Gewebezustand entspricht.

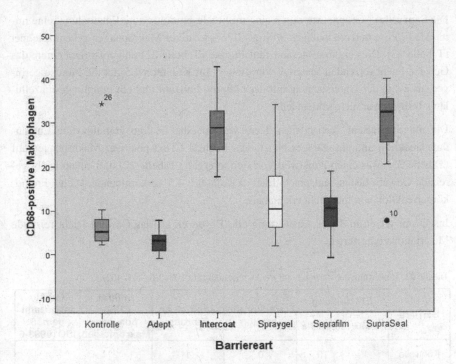

Abbildung 33: Direkter Barrierevergleich anhand des Auftretens CD68-positiver Makrophagen: In der Kontroll- (orange) und der Adept®-Gruppe (blau) fiel die Infiltration mit CD68-positiven Makrophagen am geringsten aus mit einem leichten bzw. minimalen Infiltrat, gefolgt von den mit Spraygel® (gelb) und Seprafilm® (lila) behandelten Tieren, in welchen ein mäßiges Infiltrat vorlag. In den Gruppen von Intercoat® (grün) und SupraSeal® (rot) zeigte sich ein mäßiges bis schweres Infiltrat.

Die **Intercoat®**-Gruppe war mit einer minimalen granulozytären Entzündung, einer leichten Fibrose und einem mäßigen bis schweren Infiltrat CD68-positiver Makrophagen vergesellschaftet (Tabelle 23). Dies ergab einen Gesamtpunktwert von sieben, was einem das Gewebe leicht reizenden Material entspricht (Tabelle 22). Verglichen mit Kapitel 5.4.5 war eine minimale lymphoplasmazelluläre Reaktion nicht feststellbar, hingegen war in der Bewertung mit höherer Fallzahl keine Fibrose vorhanden.

Die mit **Spraygel®** behandelten Tiere waren in dieser Auswertung durch eine leichte granulozytäre Entzündung und einem mäßigen CD68-positiven Makrophageninfiltrat charakterisiert. Insgesamt entspricht dies fünf Punkten und damit einem leicht gereizten Gewebezustand.

Die **Seprafilm**®-Gruppe war durch eine minimale granulozytäre Entzündung, eine minimale Fibrose und ein mäßiges Infiltrat CD68-positiver Makrophagen gekennzeichnet (Tabelle 23). Dies ergab insgesamt fünf Punkte (Tabelle 22) und entspricht einem das Gewebe leicht reizenden Material. Verglichen mit Kapitel 5.4.5 fiel die Fibrose geringer aus als in der Untersuchung mit der höheren Fallzahl und ein lymphoplasmazelluläres Infiltrat war nicht vorhanden.

Die mit **SupraSeal**® behandelten Tiere wiesen eine mäßige granulozytäre Entzündungsreaktion und ein mäßiges bis starkes Infiltrat CD68-positiver Makrophagen auf (Tabelle 23), was einen Punktwert von sieben ergab (Tabelle 22) und einem leicht gereizten Gewebezustand entsprach. Eine in Kapitel 5.4.5 vorkommende, leichte Fremdkörperreaktion war hier nicht erkennbar.

Insgesamt waren in dieser Auswertung alle Barrieren als das Gewebe leicht reizende Materialien zu bewerten.

Tabelle 22: Bewertung der Barrieren mit Punkten gemäß ISO 10993-6 (461, 462)

Barriere	Entzündung		Fremdkörper-reaktion	Ausmaß an Fibrose	Infiltrat CD68-positiver Makrophagen	Punkte insgesamt gemäß ISO10993-6
	PMG	Lym/Pla				
Kontrolle	1	0	0	1	2	4
Adept®	1	0	0	1	1	3
Intercoat®	1	0	0	2	4	7
Spraygel®	2	0	0	0	3	5
Seprafilm®	1	0	0	1	3	5
SupraSeal®	3	0	0	0	4	7

Legende: PMG = polymorphkernige Granulozyten; Lym/Pla = Lymphozyten/Plasmazellen

5.5.4 Korrelation zwischen der Gewebereaktion und des Vorhandenseins CD68-positiver Makrophagen

Es konnte kein Zusammenhang zwischen der Anzahl an CD68-positiven Makrophagen und dem Ausmaß an Entzündung, Fremdkörperreaktion oder Fibrose festgestellt werden (Tabelle 23).

Tabelle 23: Die Gewebereaktion der Barrieren nach ISO 10993-6 (461, 462)

Barriere	Entzündung		Fremdkörper-reaktion	Ausmaß an Fibrose	Infiltrat CD68-positiver Makrophagen	Bewertung gemäß ISO10993-6
	PMG	Lym/Pla				
Kontrolle	minimal	keine	keine	minimal	leicht	leicht reizend
Adept®	minimal	keine	keine	minimal	minimal	leicht reizend
Intercoat®	minimal	keine	keine	leicht	mäßig bis schwer	leicht reizend
Spraygel®	leicht	keine	keine	keine Fibrose	mäßig	leicht reizend
Seprafilm®	minimal	keine	keine	minimal	mäßig	leicht reizend
SupraSeal®	mäßig	keine	keine	keine Fibrose	mäßig bis schwer	leicht reizend

Legende: PMG = polymorphkernige Granulozyten; Lym/Pla = Lymphozyten/Plasmazellen

Während Spraygel® und SupraSeal® eine mäßige bzw. mäßige bis schwere Infiltration mit Makrophagen und gleichzeitig keine Fibrose aufwiesen, zeigte Intercoat® ein ebenfalls mäßiges bis schweres Makrophageninfiltrat mit einem mäßig breiten Fibroseband. Demgegenüber ging in der Kontroll- und der Adept®-Gruppe eine minimale Anzahl an CD68-positiven Makrophagen mit einer geringen Fibrosebildung einher.

In den mit SupraSeal® behandelten Tieren fiel die granulozytär bedingte Entzündungsreaktion mäßig und das Vorkommen von Makrophagen mäßig bis schwer aus. Intercoat® und Seprafilm® zeigten hingegen eine mäßige bzw. mäßige bis schwere Makrophageninfiltration mit einer minimalen bzw. leichten granulozytären Entzündung. Die Kontroll- und die Adept®-Gruppe waren mit einer minimalen Infiltration von Makrophagen und einer minimalen bzw. leichten granulozytären Entzündungsreaktion vergesellschaftet.

Insgesamt war keine Korrelation zwischen der Gewebereaktion und der Anzahl an CD68-positiven Makrophagen erkennbar.

5.6 Die Untersuchung der Auswirkungen der Barrierekonsistenz auf die Gewebereaktion

Bisher gibt es keine Daten darüber, ob flüssige oder feste Barrieren hinsichtlich der Gewebereaktion überlegen sind. Für die Entwicklung einer optimalen Barriere ist es jedoch unabdingbar zu untersuchen, ob und wie sich die Konsistenz des eingesetzten

Materials auf die Gewebereaktion auswirkt und welche Konsistenz hinsichtlich der Biokompatibilität optimal ist für eine materialbasierte Adhäsionsprophylaxe. Um zu dieser Fragestellung erstmals umfassende Daten zu generieren, wurden in dieser Teilstudie die Barrieregruppen entsprechend ihrer Konsistenz in feste und flüssige Materialien aufgeteilt, die einzelnen Parameter sowie die Gewebereaktion dieser beiden Gruppen analysiert und gemäß dem ISO-Score bewertet. Die Ergebnisse der Gruppen wurden anschließend miteinander sowie mit der Kontrollgruppe verglichen. Um statistische Aussagen über die Auswirkung der Materialkonsistenz auf die Gewebereaktion treffen zu können, war es notwendig, für diese Teiluntersuchung eine gesonderte systematische und umfassende statistische Auswertung vorzunehmen.

5.6.1 Spezifische histologische Analyse der flüssigen und festen Barrieren

Die Ergebnisse der histologischen Auswertung der Kontrollgruppe wurde bereits in Kapitel 5.2.1 (S. 82 f.) beschrieben.

5.6.1.1 Flüssige Barrieren

Die flüssigen Barrieren (n = 55) (Tabelle 58, Anhang S. 269) wiesen barrierenah im Median 2,6 polymorphkernige Granulozyten (Q1 = 1,4; Q3 = 4,5; Minimum = 0,3; Maximum = 32,3) und 0,4 Lymphozyten/Plasmazellen (Q1 = 0,1; Q3 = 1; Minimum = 0; Maximum = 4) pro Gesichtsfeld auf. Im Median zeigte kein Gesichtsfeld zehn oder mehr als zehn Makrophagen (Q1 = 0; Q3 = 0; Minimum = 0; Maximum = 0,4) und es waren keine Fremdkörperriesenzellen erkennbar (Q1 = 0; Q3 = 0,3; Minimum = 0; Maximum = 2,4). Nahe der flüssigen Barrieren war das Fibroseband im Median mäßig breit (Q1 = schmales Band, Q3 = breites Band; Minimum = schmales Band; Maximum = ausgedehntes Band).

Fern der flüssigen Barrieren konnten im Median 0,8 polymorphkernige Granulozyten (Q1 = 0,5; Q3 = 1,7; Minimum = 0; Maximum 3,7) und 0,1 Lymphozyten/Plasmazellen (Q1 = 0; Q3 = 0,2; Minimum = 0; Maximum = 2,7) pro Gesichtsfeld nachgewiesen werden. In keinem Gesichtsfeld lagen im Median zehn oder mehr als zehn Makrophagen vor (Q1 = 0; Q3 = 0; Minimum = 0; Maximum = 2). Auch Fremdkörperriesenzellen kamen im Median keine zur Darstellung (Q1 = 0; Q3 = 0; Minimum = 0; Maximum = 0,5). Das Fibroseband war barrierefern im Median schmal (Q1 = schmales Band; Q3 = mäßig breites Band; Minimum = schmales Band; Maximum = breites Band).

Im „Barrierewert" wiesen die flüssigen Barrieren insgesamt im Median 1,6 Granulozyten (Q1 = 0,6; Q3 = 3; Minimum = -0,6; Maximum = 30,5) und 0,3 Lymphozy-
ten/Plasmazellen (Q1 = 0; Q3 = 0,8; Minimum = -1,7; Maximum = 3,8) pro Gesichtsfeld auf. Kein Gesichtsfeld zeigte im Median zehn oder mehr als zehn Makrophagen
(Q1 = 0; Q3 = 0; Minimum = -1,8; Maximum = 0,4), Fremdkörperriesenzellen waren
im Median keine vorhanden (Q1 = 0; Q3 = 0,3; Minimum = 0; Maximum = 2,3). Das
Fibroseband war im „Barrierewert" schmal (Q1 = keine Fibrose; Q3 = mäßig breites
Band; Minimum = keine Fibrose; Maximum = breites Band). Die Boxplots des „Barrierewertes" der flüssigen Barrieren sind in Abbildung 34 dargestellt.

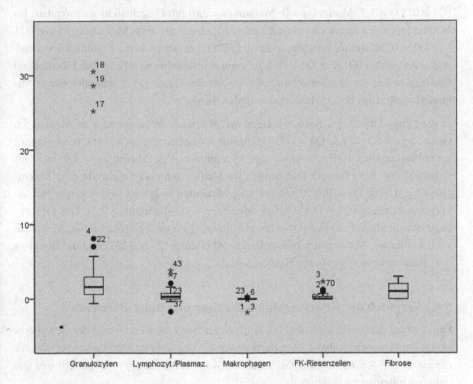

Abbildung 34: Darstellung der Ergebnisse der spezifischen Gewebereaktion durch flüssige Barrieren
(sog. Barrierewert der flüssigen Barrieren, n=55) .

5.6.1.2 Feste Barrieren

In der Gruppe der festen Barrieren (n = 43) (Tabelle 59, Anhang S. 269 f.) kamen barrierenah im Median 4,5 polymorphkernige Granulozyten (Q1 = 2,4; Q3 = 11,3; Mini-

mum = 0,6; Maximum = 62,9) und 0,4 Lymphozyten/Plasmazellen (Q1 = 0,1; Q3 = 3,5; Minimum = 0; Maximum = 6,8) pro Gesichtsfeld zur Darstellung. In keinem Gesichtsfeld wurden im Median zehn oder mehr als zehn Makrophagen nachgewiesen (Q1 = 0; Q3 = 0,1; Minimum = 0; Maximum = 0,3) und es lagen nahe der Barrieren im Median keine Fremdkörperriesenzellen vor (Q1 = 0; Q3 = 0,4; Minimum = 0; Maximum = 2,1). Das Fibroseband war im Median breit (Q1 = schmales Band; Q3 = breites Band; Minimum = schmales Band; Maximum = ausgedehntes Band).

Fern der festen Barrieren waren im Median 0,7 polymorphkernige Granulozyten (Q1 = 0,5; Q3 = 1,4; Minimum = 0; Maximum = 3,5) und 0,1 Lymphozyten/Plasmazellen (Q1 = 0; Q3 = 1,3; Minimum = 0; Maximum = 3,6) pro Gesichtsfeld nachweisbar. Im Median lagen in keinem Gesichtsfeld zehn oder mehr als zehn Makrophagen vor (Q1 = 0; Q3 = 0; Minimum = 0; Maximum = 0,3) und es waren keine Fremdkörperriesenzellen vorhanden (Q1 = 0; Q3 = 0; Minimum = 0; Maximum = 0,2). Das Fibroseband war barrierefern im Median schmal (Q1 = schmales Band; Q3 = schmales Band; Minimum = schmales Band; Maximum = breites Band).

In der Gruppe der festen Barrieren lagen im „Barrierewert" insgesamt im Median 3,6 Granulozyten (Q1 = 1,5; Q3 = 10,5; Minimum = 0; Maximum = 61) und 0,3 Lymphozyten/Plasmazellen (Q1 = 0; Q3 = 2,2; Minimum = -0,5; Maximum = 4,9) pro Gesichtsfeld vor. Kein Gesichtsfeld enthielt im Median zehn oder mehr als zehn Makrophagen (Q1 = 0; Q3 = 0,1; Minimum = 0; Maximum = 2) und keines zeigte Fremdkörperriesenzellen (Q1 = 0; Q3 = 0,3; Minimum = 0; Maximum = 2,3). Das Fibroseband war im Median schmal (Q1 = keine Fibrose; Q3 = mäßig breites Band; Minimum = keine Fibrose; Maximum = breites Band). Abbildung 35 (S. 123) zeigt die Boxplots des „Barrierewertes" der festen Barrieren.

5.6.2 Vergleich der Gewebereaktion flüssiger und fester Barrieren

Die Analyse der einzelnen Variablen ermöglichte nun eine Beurteilung der Gewebereaktion der Gruppen. Anhand des „Barrierewertes" der untersuchten Parameter wurden die jeweiligen Reaktionen auf die verschiedenen Konsistenzarten dargestellt und die Gruppen miteinander verglichen.

5.6.2.1 Entzündungsreaktion

In der Kontrollgruppe fiel die granulozytäre Entzündungsreaktion mit im Median 1,75 polymorphkernigen Granulozyten pro Gesichtsfeld minimal aus (Q1 = 0,55; Q3 = 4,15; Minimum = 0,3; Maximum = 10,9). Die flüssigen Barrieren zeigten ebenfalls ei-

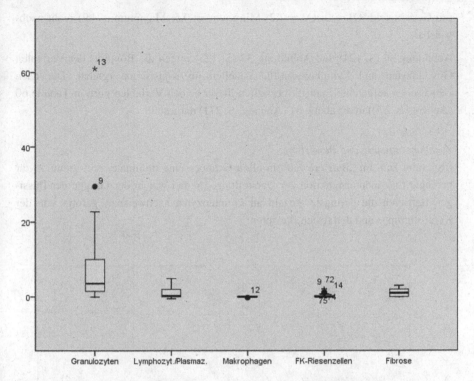

Abbildung 35: Darstellung der Ergebnisse der spezifischen Gewebereaktion durch feste Barrieren (sog. Barrierewert der festen Barrieren, n=43)

ne minimale, granulozytäre Entzündung mit insgesamt im Median 1,6 Granulozyten pro Gesichtsfeld (Q1 = 0,6; Q3 = 3), bei einem Minimum von -0,6 und einem Maximum von 30,5 Zellen pro Gesichtsfeld. Die Gruppe der festen Barrieren war insgesamt im Median mit 3,6 Granulozyten pro Gesichtsfeld vergesellschaftet (Q1 = 1,5; Q3 = 10,5; Minimum = 0; Maximum = 61), was ebenfalls einer minimalen inflammatorischen Reaktion entspricht.

Eine lymphoplasmazelluläre Komponente der Entzündungsreaktion war in der Kontrollgruppe mit im Median 0,1 Lymphozyten/Plasmazellen pro Gesichtsfeld (Q1 = 0; Q3 = 0,4; Minimum = 0; Maximum = 1,5) sowie in der Gruppe der flüssigen (Median = 0,3 Lymphozyten/Plasmazellen pro Gesichtsfeld; Q1 = 0; Q3 = 0,8; Minimum = -1,7; Maximum = 3,8) und festen Barrieren (Median = 0,3 Lymphozyten/Plasmazellen pro Gesichtsfeld; Q1 = 0; Q3 = 2,2; Minimum = -0,5; Maximum = 4,9) nicht nachweisbar.

Abbildung 36 (S. 124) und Abbildung 37 (S. 125) zeigen die Boxplots der Variablen Granulozyten und Lymphozyten/Plasmazellen im Konsistenzvergleich. Die nach Bauchseiten aufgeteilte Statistik bezüglich dieser beiden Variablen wird in Tabelle 60 (Anhang, S. 270) und Tabelle 61 (Anhang, S. 271) dargestellt.

Zusammenfassung und Bewertung:
Insgesamt kam im „Barrierewert" in allen Gruppen eine minimale, rein granulozytär bedingte Entzündungsreaktion zur Darstellung. Hierbei war in der Gruppe der flüssigen Barrieren die geringste Anzahl an Granulozyten nachweisbar, gefolgt von der Kontrollgruppe und den festen Barrieren.

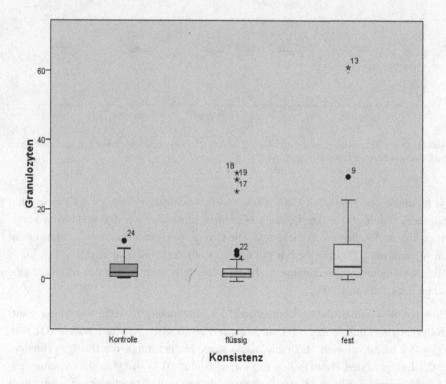

Abbildung 36: Vergleich des Barrierewertes flüssiger (n = 55) und fester (n = 43) Barrieren sowie der Kontrollgruppe (n = 14) bezüglich der Granulozyten

5.6.2.2 Makrophagen in der HE-Färbung

Im „Barrierewert" der Kontrollgruppe zeigten sich im Median in keinem von zehn Gesichtsfeldern zehn oder mehr als zehn Makrophagen (Q1 = 0; Q3 = 0,1; Minimum = 0; Maximum = 0,2). Auch die mit flüssigen (Q1 = 0; Q3 = 0; Minimum = -1,8; Maximum = 0,4) und festen Barrieren (Q1 = 0; Q3 = 0,1; Minimum = 0; Maximum = 2) behandelten Tiere wiesen insgesamt im Median kein Gesichtsfeld mit zehn oder mehr als zehn Makrophagen auf.

Abbildung 38 zeigt die Boxplots der Variablen zehn oder mehr als zehn Makrophagen pro Gesichtsfeld. Die nach Seiten aufgeteilte Statistik bezüglich der Variablen „zehn oder mehr Makrophagen" wird in Tabelle 62 (Anhang, S. 271 f.) dargestellt.

Zusammenfassung und Bewertung:
Insgesamt wies keine Gruppe in der Auswertung mittels HE-Färbung im Median in einem ihrer Gesichtsfelder zehn bzw. mehr als zehn Makrophagen auf.

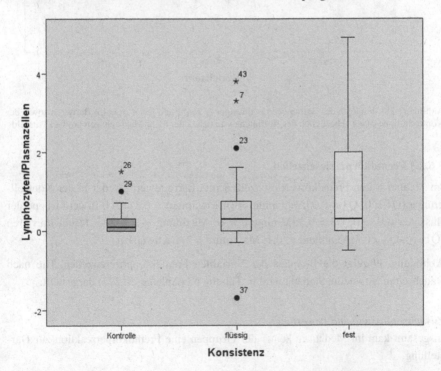

Abbildung 37: Vergleich des Barrierewertes flüssiger (n = 55) und fester (n = 43) Barrieren sowie der Kontrollgruppe (n = 14) bezüglich der Lymphozyten/Plasmazellen

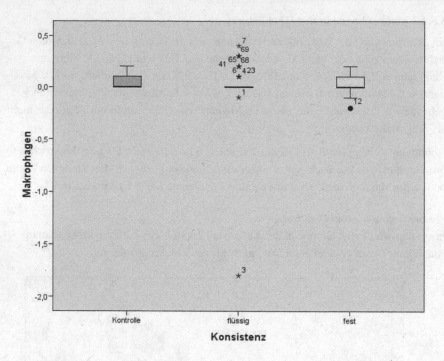

Abbildung 38: Vergleich des Barrierewertes flüssiger (n = 55) und fester (n = 43) Barrieren sowie der Kontrollgruppe (n = 14) bezüglich des Auftretens von zehn oder mehr Makrophagen pro Gesichtsfeld

5.6.2.3 Fremdkörperriesenzellen

Im Median waren Fremdkörperriesenzellen im „Barrierewert" weder in der Kontrollgruppe (Q1 = 0; Q3 = 0,05; Minimum = 0; Maximum = 0,3) noch in der Gruppe der flüssigen (Q1 = 0; Q3 = 0,3; Minimum = 0; Maximum = 2,3) oder festen Barrieren (Q1 = 0; Q3 = 0,3; Minimum = -0,1; Maximum = 2) nachweisbar.

Abbildung 39 zeigt die Boxplots der Variablen Fremdkörperriesenzellen. Die nach Bauchseiten aufgeteilte Statistik wird in Tabelle 63 (Anhang, S. 272) dargestellt.

Zusammenfassung und Bewertung:
Insgesamt kam im Median in keiner der Gruppen eine Fremdkörperreaktion zur Darstellung.

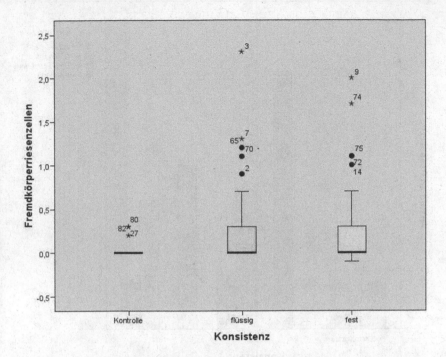

Abbildung 39: Vergleich des Barrierewertes flüssiger (n = 55) und fester (n = 43) Barrieren sowie der Kontrollgruppe (n = 14) bezüglich der Fremdkörperriesenzellen

5.6.2.4 Fibrose

Der „Barrierewert" der Kontrollgruppe (n = 14) wies insgesamt bei vier Präparaten (28,6%) keine Fibrose auf, bei fünf Präparaten (35,7%) ein schmales und bei wiederum fünf Präparaten (35,7%) ein mäßig breites Band. In der Gruppe der flüssigen Barrieren (n = 55) war in insgesamt 22 Präparaten (40,0%) keine Fibrose nachweisbar. In 16 Präparaten (29,1%) kam ein schmales, in zwölf Präparaten (21,8%) ein mäßig breites und in fünf Präparaten (9,1%) ein breites Band zur Darstellung. Die festen Barrieren (n = 43) zeigten insgesamt in 14 Präparaten (32,6%) keine Fibrose, in wiederum 14 Präparaten (32,6%) ein schmales und in elf Präparaten (25,6%) ein mäßig breites Band. Vier Präparate (9,3%) waren in der Gruppe der festen Barrieren mit einem breiten Fibroseband vergesellschaftet.

Tabelle 24 und Abbildung 40 zeigen die Vierfeldertafel und das Balkendiagramm des „Bar-rierewertes" der Fibrose. Die nach Seiten aufgeteilte Statistik bezüglich der Variablen Fibrose wird in Tabelle 64 (Anhang, S. 272 f.) dargestellt.

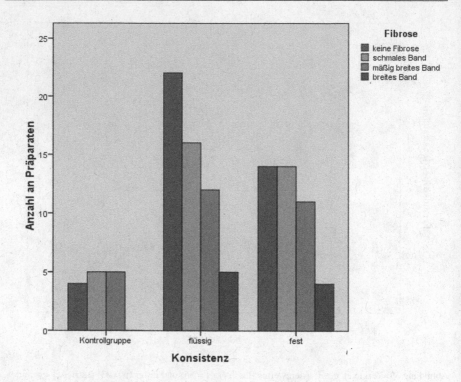

Abbildung 40: Vergleich des Barrierewertes flüssiger (n = 55) und fester (n = 43) Barrieren sowie der Kontrollgruppe (n = 14) bezüglich der Fibrose

Tabelle 24: Vierfeldertafel über die Auswirkung der Barrierekonsistenz (sog. Barrierewert) auf die Fibrose

Konsistenz	keine Fibrose		schmales Band		mäßig breites Band		breites Band	
	Anzahl an Präparaten	Prozent	Anzahl an Präparaten	Prozent	Anzahl an Präparaten	Prozent	Anzahl an Präparaten	Prozent
Kontrolle (n=14)	4	28,6%	5	35,7%	5	35,7%	0	0%
flüssig (n=55)	22	40,0%	16	29,1%	12	21,8%	5	9,1%
fest (n=43)	14	32,6%	14	32,6%	11	25,6%	4	9,3%

Zusammenfassung und Bewertung:
Insgesamt wurde sowohl in der Kontrollgruppe als auch in den Gruppen der flüssigen sowie der festen Barrieren im Median ein schmales Fibroseband nachgewiesen. Bei genauerer Betrachtung waren mehr Präparate aus der Gruppe der festen Barrieren mit einem höheren Grad an Fibrose assoziiert als aus der Gruppe der flüssigen Barrieren. Die Kontrollgruppe zeigte insgesamt eine etwas geringere Fibrosebildung als die mit Adhäsionsbarrieren behandelten Tiere.

5.6.3 Bewertung und Interpretation nach ISO 10993-6

Nach den Kriterien von ISO 10993-6 (461, 462) kamen sowohl in der Gruppe der flüssigen und festen Barrieren als auch in der Kontrollgruppe eine minimale, granulozytär betonte Entzündungsreaktion ohne lymphoplasmazelluläre Komponente sowie eine minimale Fibrosebildung zur Darstellung. In keiner der Gruppen war eine Fremdkörperreaktion erkennbar. Insgesamt wurden daher alle drei Gruppen mit jeweils zwei Punkten bewertet und somit gemäß ISO 10993-6 (461, 462) als das Gewebe nicht reizend eingestuft.

Die absoluten Ergebnisse sind in Tabelle 25 dargestellt, die Auswertung der histologischen Ergebnisse gemäß des ISO 10993-6 Punktescores zeigt Tabelle 26. Tabelle 27 fasst die Gewebereaktion der flüssigen und festen Barrieren sowie der Kontrollgruppe zusammen und zeigt die Interpretation der histologischen Ergebnisse gemäß ISO 10993-6 (461, 462).

Die umfassende Statistik der histologischen Ergebnisse für den Vergleich des „Barrierewertes" der Barrierekonsistenz bezüglich aller Variablen ist in Tabelle 65 (Anhang, S. 273) zusammengefasst.

Tabelle 25: Absoluter Vergleich der Konsistenz nach ISO 10993-6 zur Beurteilung der Gewebereaktion

Konsistenz	Entzündungsreaktion		Makrophagen (≥10/Gesichtsfeld)	Fremdkörper-riesenzellen	Fibrose-band
	PMG	Lym/Pla			
Kontrolle	1,75 Q1:0,55/Q3:4,15	0,1 Q1:0/Q3:0,4	0 Q1:0/Q3:0,1	0 Q1:0/Q3:0,05	schmal keine/mäßig
flüssig	1,6 Q1:0,6/Q3:3	0,3 Q1:0/Q3:0,8	0 Q1:0/Q3:0	0 Q1:0/Q3:0,3	schmal keine/mäßig
fest	3,6 Q1:1,5/Q3:10,5	0,3 Q1:0/Q3:2,2	0 Q1:0/Q3:0,1	0 Q1:0/Q3:0,3	schmal keine/mäßig

Zellzahl im Median pro 400-fach vergrößertem Gesichtsfeld
Legende: PMG = polymorphkernige Granulozyten; Lym/Pla = Lymphozyten/Plasmazellen;
≥ 10/Gesichtsfeld = Anzahl an Gesichtsfeldern mit 10 oder mehr Makrophagen (Auswertung in HE)

Tabelle 26: Punktwertvergabe der Konsistenz für die einzelnen Variablen nach den Kriterien von ISO 10993-6

Konsistenz	Entzündungsreaktion		Makrophagen (≥10/Gesichtsfeld)	Fremdkörperreaktion	Ausmaß an Fibrose	Punkte insgesamt gemäß ISO10993-6
	PMG	Lym/Pla				
Kontrolle	1	0	0	0	1	2
flüssig	1	0	0	0	1	2
fest	1	0	0	0	1	2

Legende: PMG = polymorphkernige Granulozyten; Lym/Pla = Lymphozyten/Plasmazellen; ≥ 10/Gesichtsfeld = Anzahl an Gesichtsfeldern mit 10 oder mehr Makrophagen (Auswertung in HE)

Tabelle 27: Die Gewebereaktion nach ISO 10993-6 (461, 462) in Bezug auf die Barrierekonsistenz

Konsistenz	Entzündungsreaktion	Makrophagen (≥10/Gesichtsfeld)	Fremdkörperreaktion	Ausmaß an Fibrose	Bewertung gemäß ISO10993-6
Kontrolle	minimal	keine	keine	minimal	nicht reizend
flüssig	minimal	keine	keine	minimal	nicht reizend
fest	minimal	keine	keine	minimal	nicht reizend

Legende: ≥ 10/Gesichtsfeld = Anzahl an Gesichtsfeldern mit 10 oder mehr Makrophagen (Auswertung in HE)

5.6.4 Immunhistologische Evaluation der Infiltration CD68-positiver Makrophagen

Darüber hinaus wurde auch der Zusammenhang zwischen der Konsistenz und der Variablen der CD68-positiven Makrophagen untersucht. Zu diesem Zweck wurden in dieser Subuntersuchung die in Kapitel 5.5 (S. 108 ff) präsentierten sieben Präparate pro Barrieregruppe, in welchen immunhistochemisch das Auftreten CD68-positiver Makrophagen analysiert wurde, auch nach ihrer Konsistenz gruppiert und bewertet. Um hier statistische Aussagen treffen zu können, musste aufgrund der kleineren Fallzahl der immunhistologisch ausgewerteten Präparate eine eigene statistische Auswertung vorgenommen werden. Dies zog zwar die Konsequenz einer gesonderten Statistik und Analyse aller Parameter für diese Substudie nach sich, jedoch konnte im Gegenzug ermittelt werden, ob die Konsistenz der Barrieren eine Auswirkung auf die Anzahl an CD68-positiven Makrophagen hat und ob eine Korrelationen zwischen diesen Zellen und der übrigen Gewebereaktion hinsichtlich der Materialkonsistenz besteht.

5.6.4.1 Histologische und immunhistologische Analyse der flüssigen und festen Barrieren

Die beiden Gruppen flüssig und fest wurden mit den histologischen und immunhistochemischen Ergebnissen der Kontrollgruppe verglichen. Die umfassende Statistik der barrierenahen Areale wird in Tabelle 66 (Anhang, S. 274), die des barrierefernen Gewebes in Tabelle 67 (Anhang, S. 274 f.) dargestellt. Die umfassende Statistik des „Barrierewertes" zeigt Tabelle 68 (Anhang, S. 275 f.). Ferner sind die „Barrierewerte" der verschiedenen Variablen der drei Gruppen vergleichend als Boxplots in Abbildung 68 (Anhang, S. 251), Abbildung 69 (Anhang, S. 251) und Abbildung 70 (Anhang, S. 252) aufgezeigt.

Die Auswertung der Kontrollgruppe (n = 7) ist bereits in Kapitel 5.5.1.1 (S. 109) beschrieben.

Flüssige Barrieren

Die Gruppe der flüssigen Barrieren (n = 21) wies in Barrierenähe im Median vier polymorphkernige Granulozyten (Q1 = 2,05; Q3 = 7,7; Minimum = 0,5; Maximum = 32,3) und 0,3 Lymphozyten/Plasmazellen (Q1 = 0,1; Q3 = 0,65; Minimum = 0; Maximum = 3,3) pro Gesichtsfeld auf. Es kamen im Median 21,7 CD68-positive Makrophagen (Q1 = 6,15; Q3 = 35,75; Minimum = 0,5; Maximum = 80,8) und 0,1 Fremdkörperriesenzellen (Q1 = 0; Q3 = 0,35; Minimum = 0; Maximum = 2,4) pro Gesichtsfeld zur Darstellung. Das Fibroseband war im Median mäßig breit (Q1 = mäßig breites Band; Q3 = breites Band; Minimum = schmales Band; Maximum = ausgedehntes Band).

Fern der Barrieren waren im Median 1,2 Granulozyten (Q1 = 0,5; Q3 = 1,95; Minimum = 0,1; Maximum = 3,7) und 0,1 Lymphozyten/Plasmazellen (Q1 = 0; Q3 = 0,15; Minimum = 0; Maximum = 2,7) erkennbar. Im Median waren pro Gesichtsfeld 4,9 CD68-positive Makrophagen (Q1 = 1,3; Q3 = 10,95; Minimum = 0,5; Maximum = 50,7) und keine Fremdkörperriesenzellen (Q1 = 0; Q3 = 0; Minimum = 0; Maximum = 0,1) nachweisbar. Barrierefern lag im Median ein schmales Fibroseband vor (Q1 = schmales Band; Q3 = schmales Band; Minimum = schmales Band; Maximum = mäßig breites Band).

Im „Barrierewert" der flüssigen Barrieren (Abbildung 69, Anhang S. 251) zeigten sich im Median 2,6 Granulozyten (Q1 = 1,35; Q3 = 6,05; Minimum = 0,4; Maximum = 30,5) und 0,1 Lymphozyten/Plasmazellen (Q1 = 0; Q3 = 0,4; Minimum = -1,7; Maximum = 3,3). Im Median lagen 10,3 CD68-positive Makrophagen (Q1 = 3,7; Q3 = 28; Minimum = -0,9; Maximum = 42,8) und 0,1 Fremdkörperriesenzellen (Q1 = 0; Q3 = 0,35; Minimum = 0; Maximum = 2,3) pro Gesichtsfeld vor. Das Fibroseband war im Median schmal (Q1 = keine Fibrose; Q3 = mäßig breites Band; Minimum = keine Fibrose; Maximum = breites Band).

Feste Barrieren

In der Gruppe der festen Barrieren (n = 14) waren im Median in Barrierenähe 3,85 polymorphkernige Granulozyten (Q1 = 1,45; Q3 = 23,275; Minimum = 0,6; Maximum = 62,9) und 0,15 Lymphozyten/Plasmazellen (Q1 = 0; Q3 = 0,2; Minimum = 0; Maximum = 1,3) pro Gesichtsfeld nachweisbar. Im Median zeigten sich 24,7 CD68-positive Makrophagen (Q1 = 16,85; Q3 = 43,9; Minimum = 1; Maximum = 54,3) und 0,05 Fremdkörperriesenzellen (Q1 = 0; Q3 = 0,55; Minimum = 0; Maximum = 2,1) pro Gesichtsfeld. Das Fibroseband war im Median schmal (Q1 = schmales Band; Q3 = mäßig breites Band; Minimum = schmales Band; Maximum = breites Band).

Fern der Barrieren kamen im Median 0,65 polymorphkernige Granulozyten (Q1 = 0,475; Q3 = 1,25; Minimum = 0,3; Maximum = 2,5) und keine Lymphozyten/Plasmazellen (Q1 = 0; Q3 = 0,15; Minimum = 0; Maximum = 0,9) pro Gesichtsfeld zur Darstellung. 5,15 CD68-positive Makrophagen (Q1 = 2,45; Q3 = 17; Minimum = 1,3; Maximum = 33,6) und keine Fremdkörperriesenzellen (Q1 = 0; Q3 = 0,025; Minimum = 0; Maximum = 0,2) konnten pro Gesichtsfeld im Median nachgewiesen werden. Es lag ein im Median schmales Fibroseband fern der Barrieren vor (Q1 = schmales Band; Q3 = schmales Band; Minimum = schmales Band; Maximum = breites Band).

Der „Barrierewert" der festen Barrieren (Abbildung 70, Anhang S. 252) betrug im Median 2,45 polymorphkernige Granulozyten (Q1 = 0,725; Q3 = 21,825; Minimum = 0; Maximum = 61) und keine Lymphozyten/Plasmazellen (Q1 = 0; Q3 = 0,2; Minimum = -0,5; Maximum = 0,9) pro Gesichtsfeld. Im Median waren 16,7 CD68-positive Makrophagen (Q1 = 7,525; Q3 = 32,6; Minimum = -0,8; Maximum = 40,1) und 0,05 Fremdkörperriesenzellen (Q1 = 0; Q3 = 0,525; Minimum = -0,1; Maximum = 2) ersichtlich. Im „Barrierewert" war im Median keine Fibrose vorhanden (Q1 = keine Fibrose; Q3 = schmales Band; Minimum = keine Fibrose; Maximum = mäßig breites Band).

5.6.4.2 Vergleich der Gewebereaktion der Barrierekonsistenz

Mit den Ergebnissen der einzelnen Variablen konnte nun die Gewebereaktion der Barrierekonsistenzen ermittelt werden. Dadurch wurde ermöglicht, Aussagen über einen möglichen Zusammenhang der Konsistenz des Materials, der Gewebereaktion und dem Vorkommen von CD68-positiven Makrophagen treffen zu können. Hierfür wurden die Gruppen anhand des „Barrierewertes" hinsichtlich der Entzündungsreaktion, der Fremdkörperreaktion, dem Ausmaß an Fibrose sowie der Anzahl an CD68-positiven Makrophagen analysiert und miteinander verglichen (Tabelle 28).

Tabelle 28: Absoluter Vergleich der Gewebereaktion der Konsistenzstudie in der Auswertung der gegen CD68 gefärbten Präparate

Barriere	Entzündungsreaktion		Fremdkörper-riesenzellen	Fibroseband	CD68-positive Makrophagen
	PMG	Lym/Pla			
Kontrolle	1,8 Q1:1,3/Q3:4,1	0,2 Q1:0/Q2:1	0 Q1:0/Q3:0	schmal keine/mäßig	5,2 Q1:3/Q3:10,2
flüssig	2,6 Q1:1,35/Q3:6,05	0,1 Q1:0/Q3:0,4	0,1 Q1:0/Q3:0,35	schmal keine/mäßig	10,3 Q1:3,7/Q3:28
fest	2,45 Q1:0,73/Q3:21,83	0 Q1: 0/Q3:0,2	0,05 Q1:0/Q3:0,525	keine Fibrose keine/schmal	16,7 Q1:7,525/Q3:32,6

Zellzahl im Median pro 400-fach vergrößertem Gesichtsfeld
Legende: PMG = polymorphkernige Granulozyten; Lym/Pla = Lymphozyten/Plasmazellen

Entzündungsreaktion

In der Kontrollgruppe war insgesamt im „Barrierewert" eine minimale granulozytäre Entzündungsreaktion mit im Median 1,8 polymorphkernigen Granulozyten (Q1 = 1,3; Q3 = 4,1; Minimum = 1,1; Maximum = 8,7) pro Gesichtsfeld nachweisbar. Auch in der Gruppe der flüssigen (Median = 2,6 polymorphkernige Granulozyten pro Gesichtsfeld; Q1 = 1,35; Q3 = 6,05; Minimum = 0,4; Maximum = 30,5) und der festen Barrieren (Median = 2,45 polymorphkernige Granulozyten pro Gesichtsfeld; Q1 = 0,725; Q3 = 21,825; Minimum = 0; Maximum = 61) fiel die granulozytäre Entzündung minimal aus.

Eine lymphozytär/plasmazelluläre inflammatorische Reaktion kam im „Barrierewert" weder in der Kontrollgruppe (Median = 0,2 Lymphozyten/Plasmazellen pro Gesichtsfeld; Q1 = 0; Q3 = 1; Minimum = 0; Maximum = 1,5) noch in den mit flüssigen (Median = 0,1 Lymphozyten/Plasmazellen pro Gesichtsfeld; Q1 = 0; Q3 = 0,4; Minimum = -1,7; Maximum = 3,3) oder festen Barrierematerialien (Median = 0 Lymphozyten/Plasmazellen pro Gesichtsfeld; Q1 = 0; Q3 = 0,2; Minimum = -0,5; Maximum = 0,9) behandelten Tieren zur Darstellung.

Zusammenfassung und Bewertung:

Alle Gruppen zeigten eine minimale, rein granulozytäre Entzündungsreaktion ohne lymphoplasmazelluläre Komponente. In der Kontrollgruppe wurde die geringste Anzahl an polymorphkernigen Granulozyten nachgewiesen, gefolgt von den festen und anschließend von den flüssigen Materialien.

Fremdkörperreaktion

Im „Barrierewert" zeigte die Kontrollgruppe keine Fremdkörperriesenzellen (Q1 = 0; Q3 = 0; Minimum = 0; Maximum = 0,3) pro Gesichtsfeld. Die flüssigen Barrieren gingen im Median mit 0,1 Fremdkörperriesenzellen (Q1 = 0; Q3 = 0,35; Minimum = 0; Maximum = 2,3), die festen Barrieren mit 0,05 Fremdkörperriesenzellen (Q1 = 0; Q3 = 0,525; Minimum = -0,1; Maximum = 2) pro Gesichtsfeld einher.

Zusammenfassung und Bewertung:

Eine Fremdkörperreaktion war in keiner Gruppe erkennbar.

Fibrose

Der „Barrierewert" zeigte im Median in der Kontrollgruppe (Q1 = keine Fibrose; Q3 = mäßig breites Band; Minimum = keine Fibrose; Maximum = mäßig breites Band) sowie in der Gruppe der flüssigen Barrieren ein schmales Fibroseband (Q1 = keine Fibrose; Q3 = mäßig breites Band; Minimum = keine Fibrose; Maximum = breites Band). In den mit festen Barrieren behandelten Präparaten war im Median keine Fibrose vorhanden (Q1 = keine Fibrose; Q3 = schmales Band; Minimum = keine Fibrose; Maximum = mäßig breites Band).

Zusammenfassung und Bewertung:

Die Gruppe der festen Barrieren wies keine Fibrose auf, während die Kontrolle sowie die mit flüssigen Materialen behandelten Tiere mit einem schmalen Fibroseband vergesellschaftet waren.

CD68-positive Makrophagen

Der „Barrierewert" der Kontrollgruppe zeigte mit im Median 5,2 CD68-positiven Makrophagen pro Gesichtsfeld (Q1 = 3; Q3 = 10,2; Minimum = 2,3; Maximum = 34,3) eine leichte Infiltration dieser Zellart. In der Gruppe der flüssigen Barrieren waren im Median 10,3 CD68-positive Makrophagen (Q1 = 3,7; Q3 = 28; Minimum = -0,9; Maximum = 42,8) und in den mit festen Barrieren behandelten Tieren 16,7 CD68-positive Makrophagen (Q1 = 7,525; Q3 = 32,6; Minimum = -0,8; Maximum = 40,1) pro Gesichtsfeld vorhanden. Beides entspricht einem mäßigen Makrophageninfiltrat.

Zusammenfassung und Bewertung:

In der Kontrollgruppe kam eine leichte Infiltration zur Darstellung. Es folgte die Gruppe der flüssigen Barrieren, die eine mäßige Infiltration aufzeigte. Die Grenze vom leichten zum mäßigen Infiltrat gemäß der Bewertung nach ISO 10993-6 (Tabelle 10, S. 62) wurde hierbei von dieser Gruppe nur knapp überschritten (Tabelle 28, S. 133). Die Gruppe der festen Materialien war mit einer mäßigen Makrophageninfiltration vergesellschaftet. Der direkte Vergleich der drei Gruppen bezüglich des Vorkommens an CD68-positiven Makrophagen ist in Abbildung 41 dargestellt.

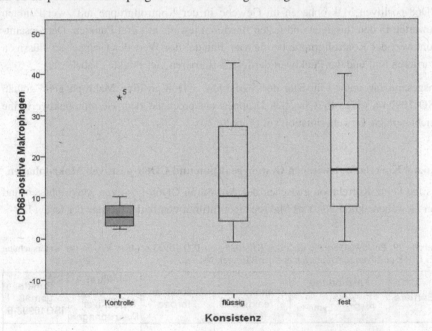

Abbildung 41: Vergleich des Barrierewertes flüssiger (n = 55) und fester (n = 43) Barrieren sowie der Kontrollgruppe (n = 14) bezüglich des Auftretens CD68-positiver Makrophagen: In der Kontrollgruppe kam ein leichtes Infiltrat CD68-positiver Makrophagen zur Darstellung. Die Gruppen der flüssigen und festen Barrieren zeigten jeweils eine mäßige Makrophageninfiltration. Es ist gut erkennbar, dass im Falle der flüssigen Barrieren der Median nur knapp über der „zehn Zellen-Marke" lag, welche für eine Bewertung als leichtes oder mäßiges Infiltrat ausschlaggebend ist. Der Median der festen Barrieren lag etwas höher und damit eindeutig im Bereich eines mäßigen Infiltrates.

5.6.4.3 Bewertung der Barrieren nach ISO 10993-6

Um einen anwendungsorientierten Vergleich der Gewebereaktion flüssiger und fester Barrieren zu erlangen, wurden die Gruppen nun entsprechend ihrer histologischen und immunhistochemischen Ergebnisse nach dem ISO 10993-6 Score bewertet.

Die Ergebnisse der Studie zur Auswertung der CD68-positiven Makrophagen mit kleinerer Fallzahl entsprachen bezüglich der Variablen, die in beiden Studien untersucht wurden, den Ergebnissen der histologischen Analyse mit höherer Fallzahl im Hinblick auf die Bewertung nach dem ISO-Score (Kapitel 5.6.3, S. 129 f.). Eine Ausnahme bildete hierbei die Fibrose der festen Barrieren: Diese Gruppe zeigte in der Studie mit geringerer Fallzahl im Median keine Fibrose, hingegen in der Studie mit größerer Fallzahl ein schmales Fibroseband.

Im Rahmen der Punktvergabe gemäß ISO 10993-6 (461, 462) wurde die Anzahl an CD68-positiven Makrophagen im Gewebe in der Kontrollgruppe mit zwei Punkten bewertet, in den flüssigen und festen Barrieren jeweils mit drei Punkten. Der Gesamtpunkwert der Kontrollgruppe betrug vier Punkte, der Wert der Gruppe der flüssigen Barrieren fünf und der Punktwert der festen Barrieren vier Punkte (Tabelle 29).

Insgesamt lag unter Einbezug der Variablen „CD68-positive Makrophagen" gemäß ISO 10993-6 (461, 462) in allen Gruppen entsprechend dem Gesamtpunktwert eine leicht gereizte Gewebesituation vor (Tabelle 30).

5.6.4.4 Korrelation zwischen Gewebereaktion und CD68-positiven Makrophagen

Es lag keine Korrelation zwischen der Anzahl an CD68-positiven Makrophagen und der Gewebereaktion vor. Das Makrophageninfiltrat war in der Gruppe der festen Bar-

Tabelle 29: Punktwertvergabe nach den Kriterien von ISO 10993-6 (461, 462) in der Untersuchung der CD68-positiven Makrophagen und der Barrierekonsistenz

Barriere	Entzündung		Fremdkörper-reaktion	Ausmaß an Fibrose	Infiltrat CD68-positiver Makrophagen	Punkte gemäß ISO10993-6
	PMG	Lym/Pla				
Kontrolle	1	0	0	1	2	4
flüssig	1	0	0	1	3	5
fest	1	0	0	0	3	4

Legende: PMG = polymorphkernige Granulozyten; Lym/Pla = Lymphozyten/Plasmazellen

Tabelle 30: Die Gewebereaktion der Konsistenz nach ISO 10993-6 (461, 462) unter Einbezug der CD68-positiven Makrophagen

Barriere	Entzündung		Fremdkörper-reaktion	Ausmaß an Fibrose	Infiltrat CD68-positiver Makrophagen	Punkte gemäß ISO10993-6
	PMG	Lym/Pla				
Kontrolle	minimal	keine	keine	minimal	leicht	leicht reizend
flüssig	minimal	keine	keine	minimal	mäßig	leicht reizend
fest	minimal	keine	keine	keine Fibrose	mäßig	leicht reizend

Legende: PMG = polymorphkernige Granulozyten; Lym/Pla = Lymphozyten/Plasmazellen

rieren größer als in der Gruppe der flüssigen Barrieren, ein Zusammenhang zwischen den übrigen Variablen war in dieser Untersuchung jedoch nicht vorhanden. Während die Entzündung und die Fremdkörperreaktion in allen Gruppen gleich schwach ausfielen, war ein schmales Fibroseband sowohl mit einem leichten (Kontrollgruppe) als auch mit einem mäßig starken (flüssige Barrieren) Infiltrat CD68-positiver Makrophagen vergesellschaftet.

Bei genauerer Betrachtung - unter Berücksichtigung der absoluten Zellzahlen - fällt jedoch interessanterweise auf, dass sich in der Gruppe der festen Barrieren die größte Anzahl an CD68-positiven Makrophagen zusammen mit dem geringsten Ausmaß an Fibrose, beziehungsweise keiner Fibrosebildung, darstellte. Dieser Befund gleicht dem der Evaluation der einzelnen Barrieren (Kapitel 5.5.2.3, S. 116, Kapitel 5.5.2.4, S. 116 f., Kapitel 5.5.3, S. 116 ff und Kapitel 5.5.4, S. 118 f.), in welcher das Barrierematerial SupraSeal® ebenfalls mit der größten Anzahl an CD68-positiven Makrophagen einherging und gleichzeitig nicht mit einer Fibrosebildung vergesellschaftet war.

5.7 Die rasterelektronenmikroskopische Evaluation

Bisher gibt es keine systematischen Daten zur Oberflächenmorphologie peritonealer Wundflächen nach einer Behandlung mit Barrierematerialien. Aus diesem Grund wurde die Oberfläche jeweils einer Probe aus jeder Barrieregruppe rasterelektronenmikroskopisch semiquantitativ ausgewertet (61).

Das **normale Peritoneum** (Abbildung 42 sowie Abbildung 3, S. 6) besteht aus einer einzelligen Schicht flach ausgebreiteter, polygonaler Mesothelzellen mit parazentral gelegenen Zellkernen und einem dichten Mikrovillibesatz. Die Mesothelzellen bilden einen dichten Verband mit breitflächigen Zell-Zell-Kontakten.

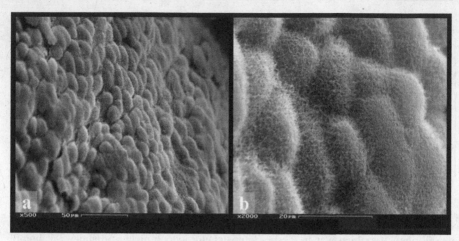

Abbildung 42: Rasterelektronenmikroskopische Darstellung gesunden Peritoneums mit einem durchgehenden Verband aus flachen, polygonalen Zellen, die von Mikrovilli bedeckt sind. Die prominenten
Nuklei imponieren als kleine Erhebungen (a: x500, b: x2000).

Die Oberfläche der unbehandelten **Kontrollgruppe** (Abbildung 43 a+b) war inhomogen. In weiten Teilen präsentierten sich bindegewebige Strukturen mit vereinzelt vorkommenden Mesothelzellen, die verstreut zwischen den Bindegewebsfasern lagen. In
anderen Arealen waren vermehrt Zellen erkennbar, teilweise sogar in kleineren Zellverbänden. Die Zellen waren flach und enthielten keine Mikrovilli. In der Kontrollgruppe waren 54% der untersuchten Oberfläche komplett zellfrei. In 38% war das Gesichtsfeld bis zu einem Viertel mit Zellen bedeckt, in 7% bis zur Hälfte und in 1% bis
zu drei Vierteln. Es waren keine mikrovillibesetzten Zellen erkennbar (Tabelle 31, S.
143). Zusammengefasst war eine geringe mesotheliale Regeneration ersichtlich und
die Oberfläche zeigte wenig Ähnlichkeit mit gesundem Peritoneum.

Die Oberfläche der **Adept**®-Gruppe (Abbildung 43 c+d) stellte sich elektronenmikroskopisch ebenfalls inhomogen dar. Einerseits waren große Flächen mit einem weitge-
hend homogenen Verband aus flachen Mesothelzellen bedeckt, die gelegentlich mit
Mikrovilli versehen waren. Diese Mesothelzellen waren oftmals durch enge Interzellularkontakte miteinander verbunden. Hingegen waren auf der Oberfläche anderer Areale lediglich vereinzelt auftretende oder keine Zellen zu finden. In der Adept®-Gruppe
waren 32% der untersuchten Oberfläche komplett zellfrei. In 28% war die Oberfläche
bis zu einem Viertel des Gesichtsfeldes mit Zellen bedeckt, in 15% enthielt die untersuchte Fläche bis zur Hälfte des Gesichtsfeldes Zellen, in 13% war die Oberfläche bis
zu drei Vierteln mit Zellen bedeckt und in 12% der untersuchten Fläche enthielten

76%-100% des Gesichtsfeldes Zellen. In lediglich 10% der untersuchten Gesichtsfelder waren die Zellen von Mikrovilli bedeckt (Tabelle 31). Insgesamt war eine Remesothelialisierung erkennbar, diese war jedoch noch nicht abgeschlossen. Es lagen immer wieder umschriebene denudierte Areale vor.

Bei den Tieren, die mit **Intercoat**® (Abbildung 43 e+f) behandelt wurden, konnte kein homogener Mesothelzellverband detektiert werden. Die Oberfläche dieser Gruppe war durch ein dichtes Netz aus Fasern und Fibrinfäden charakterisiert. Zwischen diesen lagen immer wieder unterschiedlich große, abgekugelte Zellen ohne Mikrovillibesatz. Daneben waren lediglich kleine Inseln von Mesothelzellverbänden nachweisbar. Die Intercoat®-Gruppe war von einer komplett zellfreien Oberfläche in 88% der untersuchten Fläche gekennzeichnet. Neben diesem großen, denudierten Areal war in 11% der untersuchten Fläche bis zu einem Viertel des Gesichtsfeldes mit Zellen bedeckt und in 1% enthielt die Oberfläche bis zur Hälfte des Gesichtsfeldes Zellen. In dieser Gruppe wurden keine von Mikrovilli bedeckten Zellen vorgefunden (Tabelle 31). Zusammengefasst war über weite Teile der Oberfläche kein Zeichen der Remesothelialisierung vorfindbar und das Gesamtbild der Intercoat®-Gruppe wies nur wenig Ähnlichkeit mit gesundem Peritoneum auf.

Die mit **Spraygel**® (Abbildung 44 a+b) behandelten Tiere zeigten große Areale ohne Zellbesatz, während in manchen Feldern Mesothelzellverbände vorhanden waren. Diese Mesothelzellen waren manchmal rund und nur vereinzelt aufzufinden, manchmal aber flach und selten mit Mikrovilli besetzt. Bei höherer Vergrößerung waren am Übergang des Mesothels zum Defektareal in die Läsion hineinragende Zellausläufer zu erkennen. Insbesondere an dieser Übergangszone war der „Zellrasen" noch nicht sehr dicht, mit kleineren Lücken und zum Teil nicht komplett geschlossenen Interzellularkontakten. Weiterhin waren neben remesothelialisierten Arealen auch größere denudierte Areale erkennbar. In der Spraygel®-Gruppe waren 76% der untersuchten Oberfläche komplett zellfrei. 22% des evaluierten Areals waren bis zu einem Viertel des Gesichtsfeldes mit Zellen bedeckt, 1% war bis zur Hälfte mit Zellen bekleidet und 1% der analysierten Oberfläche war bis zu drei Viertel des Gesichtsfeldes zellbedeckt. Lediglich 2% der untersuchten Fläche enthielten Zellen mit Mikrovilli (Tabelle 31). Alles in allem war in dieser Gruppe eine geringe Mesothelzellregeneration erkennbar und das Bild der Oberfläche wurde von zellfreien Arealen dominiert.

Die rasterelektronenmikroskopische Untersuchung der mit **Seprafilm**® (Abbildung 44 c+d) behandelten Tiere zeigte überwiegend eine meist faserreiche Oberfläche mit nur vereinzelt auftretenden, flachen Mesothelzellen ohne Mikrovilli. In diesen Präparaten konnten lediglich vereinzelt kleine Gruppen flacher Mesothelien in Verbänden ange-

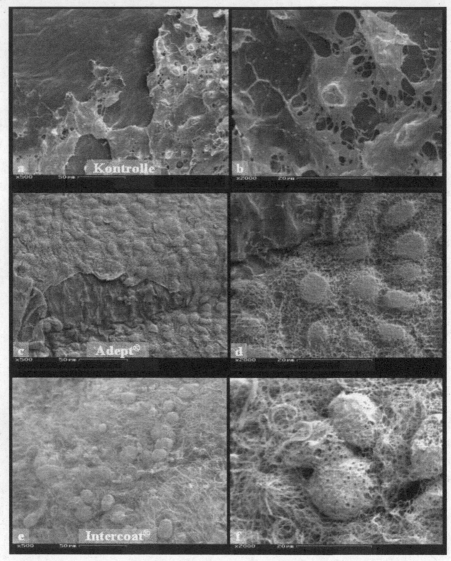

Abbildung 43: Die Kontrollgruppe (a: x500, b: x2000) wies neben großen, denudierten Flächen auch zellbesiedelte Areale auf. Die Zellen waren nicht von Mikrovilli bedeckt. Auch Adept® (c: x500; d: x2000) zeigte große zellfreie Areale, jedoch auch größere Flächen mit einem homogenen, flachen Zellverband. Diese Areale ähnelten durchaus gesundem Peritoneum. Die Zellen waren mit dichten Zellkontakten verbunden, Mikrovilli waren nur selten zu finden. Die Oberfläche der Intercoat®-Gruppe (e: x500; f: x2000) war von bindegewebigen Fasern und nur einzeln zwischen den Fasern vorkommenden, runden Zellen ohne Mikrovilli geprägt. Es konnte keine Gemeinsamkeit mit gesundem Peritoneum festgestellt werden (61).

ordnet nachgewiesen werden. Tatsächlich enthielten 94% der untersuchten Oberfläche dieser Gruppe keine Zellen und nur 6% der Fläche waren bis zu einem Viertel des Gesichtsfeldes mit Zellen bedeckt. Keine von Mikrovilli bekleideten Zellen waren vorhanden (Tabelle 31). Zusammengefasst waren keine Zeichen der Remesothelialisierung auffindbar und die Oberflächenstruktur glich kaum der von gesundem Mesothel.

Die Präparate der mit **SupraSeal**® (Abbildung 44 e+f) behandelten Tiere zeigten rasterelektronenmikroskopisch eine Oberfläche aus dichten Mesothelzellverbänden. Die Mesothelzellen waren flach, ausgebreitet und mit parazentral erkennbarem Zellkern. An der Oberfläche waren die Zellen mit einem dichten Mikrovillisaum bedeckt. Die Zellkontakte waren eng, es waren keine Lücken zwischen den Zellen erkennbar. Demgegenüber lagen jedoch auch große, faserreiche Flächen ohne Mesothelzellbesatz vor. Am Übergang des Mesothelzellteppichs zu nicht mesothelialisiertem Gewebe ragten Zellausläufer in das mesothelfreie Areal. Die SupraSeal®-Gruppe zeigte in 29% der untersuchten Oberfläche keinen Zellbesatz. In 26% der Oberfläche war das Gesichtsfeld bis zu einem Viertel mit Zellen bedeckt, in 13% bis zur Hälfte und in 10% der Oberfläche enthielt bis zu drei Viertel des Gesichtsfeldes einen Zellbesatz. In 22% der evaluierten Fläche waren 76%-100% des Gesichtsfeldes mit Zellen bedeckt. Die Zellen waren in 16% der untersuchten Oberfläche mit Mikrovilli bekleidet (Tabelle 31). Insgesamt war eine fortgeschrittene Remesothelialisierung erkennbar, der Regenerationsprozess war jedoch noch nicht komplett abgeschlossen. Die remesothelialisierte Oberfläche glich gesundem Peritoneum und bestand aus dicht aneinander liegenden, flachen, ruhenden Mesothelzellen mit einem dichten Besatz von Mikrovilli.

Zusammenfassung und Bewertung:

SupraSeal® zeigte das größte Ausmaß an wiederhergestellter, von Mesothelzellen bedeckter Fläche mit einer physiologischen Morphologie. In dieser Gruppe waren nur 29% der Fläche komplett zellfrei (Tabelle 31). Die mit Adept® behandelten Tiere wiesen ebenfalls große, regenerierte Flächen mit flachen Mesothelzellen auf. 32% der Oberfläche waren in dieser Gruppe vollständig unbesiedelt. In der Kontrollgruppe kamen größere, zellfreie Areale zur Darstellung, 54% der Oberfläche dieser Gruppe waren komplett zellfrei. In der Spraygel®-Gruppe waren große, denudierte Areale erkennbar, in 76% der untersuchten Oberfläche waren keine Zellen nachweisbar. Die mit Intercoat® und Seprafilm® behandelten Läsionen waren von zahlreichen Fasern und nur gelegentlich vorkommenden, einzeln verstreuten oder in klei nen Gruppen formierten Zellen charakterisiert. 88% der untersuchten Oberfläche waren in der Intercoat®-Gruppe vollständig zellfrei, in der Seprafilm®-Gruppe waren 94% der Oberfläche komplett ohne Zellbesiedelung.

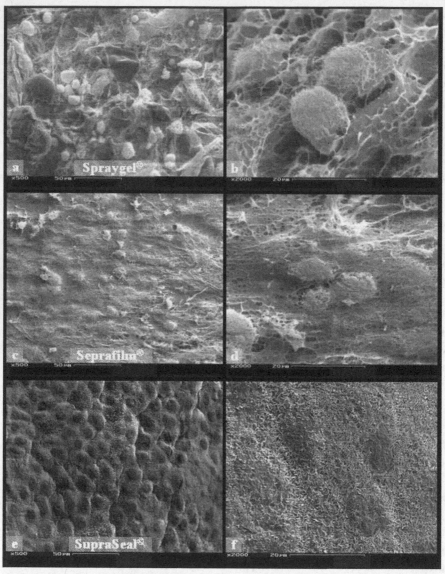

Abbildung 44: Weite Teile der Oberfläche der Spraygel®-Gruppe (a: x500; b: x2000) waren vollständig denudiert oder wiesen vereinzelt runde Zellen zwischen Bindegewebsfasern auf. Seprafilm® (c: x500; d: x2000) war von einer faserreichen Oberfläche mit nur selten vorkommenden Zellen geprägt. Die SupraSeal®-Gruppe (e: x500; f: x2000) ging neben denudierten, faserreichen Arealen auch mit großen, remesothelialisierten Flächen einher. In diesen war ein flacher, dichter Zellrasen zu sehen, dessen Oberfläche oftmals Mikrovilli aufzeigte. Diese Areale wiesen eine große morphologische Ähnlichkeit mit gesundem Peritoneum auf (61).

Tabelle 31: Die Evaluation der Remesothelialisierung der Barrieregruppen (61)

Barriere	Ausmaß an zellbedeckter Oberfläche					Gesichts-felder mit Mikrovilli	Gesichts-felder insgesamt
	0%	1-25%	26-50%	51-75%	76-100%		
Kontrolle	54	38	7	1	0	0	100
Adept®	32	28	15	13	12	10	100
Intercoat®	88	11	1	0	0	0	100
Spraygel®	76	22	1	1	0	2	100
Seprafilm®	94	6	0	0	0	0	100
SupraSeal®	29	26	13	10	22	16	100

5.8 Die transmissionselektronenmikroskopische Evaluation

Um weitere morphologische Informationen zu erhalten, wurde zusätzlich zur Raster-elektronenmikroskopie jeweils eine Probe aus jeder Barrieregruppe transmissions-elektronenmikroskopisch analysiert.

Das **normale Peritoneum** (Abbildung 45) wird von einem Verband flacher Mesothel-zellen mit einem dichten, apikalen Mikrovillibesatz überkleidet. Das schmale, lockere, submesotheliale Bindegewebe wird durch faserbildende Fibroblasten gebildet und ist von Blutgefäßen und Nervenfasern durchzogen. Die Mesothelzellen sind durch enge Zell-Zell-Kontakte verbunden.

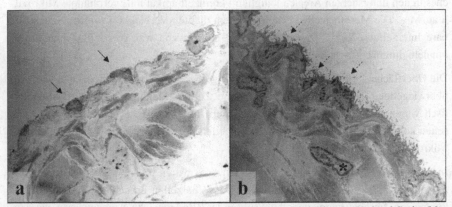

Abbildung 45: a) Physiologisch wird das Peritoneum von einem durchgehenden Verband flacher Me-sothelzellen (Pfeile) bedeckt (x5500). b) Die Mesothelzellen tragen Mikrovilli (gestrichelte Pfeile). Im Bindegewebe sind einige Fibroblasten (*) nachweisbar (x10500).

Die transmissionselektronenmikroskopischen Befunde der **unbehandelten Kontrolltiere** (Abbildung 46) waren geprägt von einem zell- und faserreichen Bindegewebe mit zahlreichen teils längs, teils quer getroffenen Fibroblasten und Gefäßen mit zum Teil aktivierten Endothelien. In den untersuchten Arealen der Transmissionselektronenmikroskopie waren keine Mesothelzellen nachweisbar.

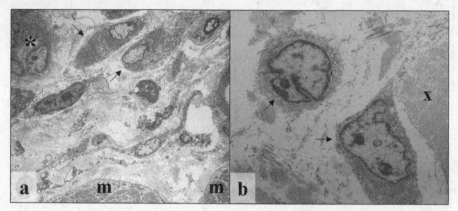

Abbildung 46: a) Transmissionselektronenmikroskopische Darstellung der Oberfläche aus der Kontrollgruppe mit Fibroblasten (Pfeile) und einem Gefäßanschnitt mit aktiviertem Endothel (*). Am unteren Bildrand ist die beginnende Muskulatur (m) mit angeschnitten (x1600). b) Höhere Vergrößerung mit einem quer und einem längs angeschnittenen Fibroblasten (Pfeile), umgeben von zahlreichen Bindegewebsfasern (x) (x3150).

In der **Adept**®-Gruppe (Abbildung 47, S. 145) war flaches Mesothel erkennbar, welches in den untersuchten Arealen lediglich vereinzelt apikal teils verplumpte Mikrovilli aufwies. Die Mesothelzellen waren in einem dichten Verband erkennbar, ohne sichtbare Interzellularlücken. Das subserosale Bindegewebe war von zahlreichen Faserbündeln durchzogen.

Die Oberfläche der mit **Intercoat**® (Abbildung 48, S. 145) behandelten Tiere war zum überwiegenden Teil von Bindegewebe ohne Zellüberkleidung geprägt. Charakteristisch waren dichte Bündel von Kollagenfasern mit wenigen Fibroblasten. Nur ganz selten konnten an der Oberfläche Mesothelzellen beobachtet werden, die jedoch keine Mikrovilli aufzeigten.

In der **Spraygel**®-Gruppe (Abbildung 49, S. 145) waren transmissionselektronenmikroskopisch apikal aktivierte, abgerundete Mesothelzellen erkennbar. Submesothelial konnte ein fibroblastenreiches, gefäßführendes Bindegewebe nachgewiesen werden. Die Gefäße waren mit aktivierten Endothelzellen ausgekleidet. Abgerundete Mesothel-

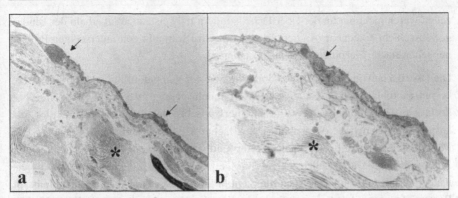

Abbildung 47: In den mit Adept® behandelten Tieren bekleideten flache Mesothelzellen (Pfeile) mit apikal vereinzelt nachweisbaren, zum Teil verplumpten Mikrovilli das submesotheliale Bindegewebe (*) (a: x5500; b: x10500)

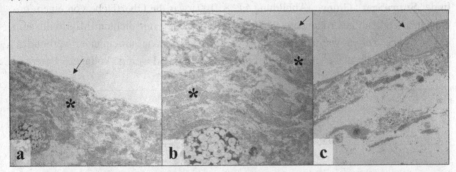

Abbildung 48: a)+b) Die Intercoat®-Gruppe war durch eine überwiegend zellfreie Oberfläche (Pfeile) charakterisiert mit einem faserreichen Bindegewebe (*) (a: x2000; b: x4000). c) Nur selten konnten oberflächlich flache Mesothelzellen (gestrichelter Pfeil) nachgewiesen werden (x3150).

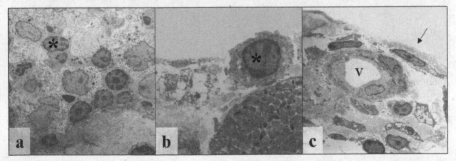

Abbildung 49: a) In der Spraygel®-Gruppe konnten aktivierte Mesothelzellen (*) teilweise unter der Oberfläche gefunden werden (x2000). b) Auch an der Oberfläche kamen aktivierte, abgerundete Mesothelzellen (*) zur Darstellung (x4000). c) Im zellreichen Bindegewebe lagen kleinkalibrige Blutgefäße (v) mit aktivierten Endothelzellen; selten fanden sich apikal flache Mesothelien ohne Mikrovilli (Pfeil) (x2000).

zellen waren nicht nur an der Oberfläche, sondern teilweise auch innerhalb der Binde-
gewebsschicht erkennbar. An der Oberfläche selbst waren in den untersuchten Proben
nur selten flache Mesothelzellen nachweisbar.

Die Oberfläche von **Seprafilm**® (Abbildung 50) war von gefäßführendem Bindegewebe mit Fibroblasten und zahlreichen Faserbündeln geprägt, das nicht von Zellen bedeckt war. Interessanterweise wurde in einer zwischen der Bauchwand und einer Adhäsion gebildeten Falte oberflächlich ein flacher Mesothelzellverband gefunden. Die
Mesothelien waren teilweise leicht aktiviert und von kubischer Form mit einem lichten
Mikrovillisaum. Diese Zellen waren zum Teil durch enge Zell-Zell-Kontakte miteinander verbunden, zum Teil lagen Interzellularlücken vor. Eine solche Stelle bleibt im
Rasterelektronenmikroskop verborgen, da derartige Zwischenräume mit dieser Methode nicht einsichtig sind.

In der **SupraSeal**®-Gruppe (Abbildung 51, S. 147) war die Oberfläche von einem homogenen Verband aus ruhenden, flachen Mesothelzellen mit dichtem Mikrovillisaum
bedeckt. Die Zellen waren durch enge Zell-Zell-Kontakte miteinander verbunden.
Submesothelial zeigten sich einige fibroblastäre Zellen und wenige kollagene Fasern.

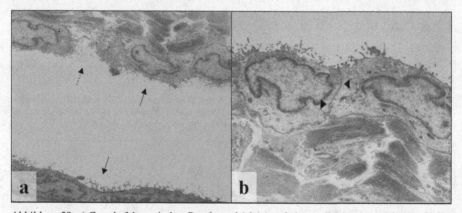

Abbildung 50: a) Gewebefalte zwischen Bauchwand (oben) und einer Adhäsion (unten) im geschädigten Gewebe der Seprafilm®-Gruppe mit zwei gegenüberliegenden Mesothelzellverbänden (Pfeile), in
welchen stellenweise auch Interzellularlücken (gestrichelter Pfeil) zur Darstellung kamen (x2000). b)
Die leicht aktivierten, zum Teil kubischen Mesothelzellen waren durch enge Interzellularkontakte
(Pfeilspitzen) verbunden und von einem lichten Mikrovillisaum bedeckt (x4000).

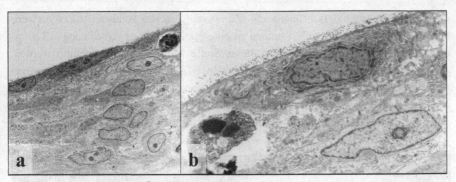

Abbildung 51: In der SupraSeal®-Gruppe fiel apikal ein Verband flacher, monomorpher Mesothelzellen mit engen Interzellularkontakten und einem dichten Mikrovillibesatz auf (a: x2600; b: x6500).

5.9 Die Ergebnisse der Synchrotron-µCT

Exemplarisch wurde eine Gewebeprobe aus der SupraSeal®-Gruppe in einem Synchrotron-µCT untersucht (Abbildung 52, S. 148). Bei dieser Untersuchung gelang die Darstellung der gesamten Probe, wobei in der dreidimensionalen Rekonstruktion sowohl das Biomaterial als auch der oberflächliche Zellrasen und die explantierte Bauchwand morphologisch dargestellt werden konnten. Die Untersuchung mit dem Synchrotron-µCT ermöglichte gegenüber zweidimensionalen Verfahren eine genauere Darstellung des Ausmaßes an remesothelialisierter Fläche. Auch konnte die dreidimensionale Lage der Barriere im Gewebe besser beurteilt und Aussagen darüber getroffen werden, ob und in welchem Ausmaß das Material mit Gewebe überwachsen ist. Neben der dreidimensionalen Betrachtung der Oberflächen war es möglich, Schnittbilder einer jeden beliebigen Ebene zu betrachten, wodurch auch die in der Probe stattfindenden Prozesse wie Entzündung und die Gewebereaktion beurteilt werden konnten.

Die Synchrotron-µCT eignet sich gut zur Untersuchung von Peritonealgewebe und zur Darstellung von Explantaten aus *in vivo* eingesetzten, adhäsionsprophylaktischen Biomaterialien. Diese Methode kombiniert die zwei- und die dreidimensionale Darstellung einer Probe und erlaubt eine gegenüber rein zweidimensionalen Verfahren übersichtlichere, umfassendere und genauere Beurteilung des Messobjektes.

5.10 Zusammenfassung der Ergebnisse

Erstmals wurden die Gewebereaktion und Gewebe-Material-Interaktion verschiedener Adhäsionsbarrieren sowie die Reaktion auf verschiedene Materialkonsistenzen systematisch histomorphologisch untersucht. Zur systematischen Analyse war es notwendig, diese Arbeit in mehrere Teilstudien zu untergliedern. Diese verschiedenen Teiluntersuchungen sollen abschließend an dieser Stelle wieder zusammengeführt werden. Zu diesem Zweck werden die Ergebnisse der spezifischen Gewebereaktionen der Barrieren und der Konsistenzgruppen (sog. Barrierewert) kurz zusammengefasst und einander gegenüber gestellt. Außerdem werden die histologischen und immunhistologischen Resultate mit den Ergebnissen der ultrastrukturellen Evaluation verglichen. Da-

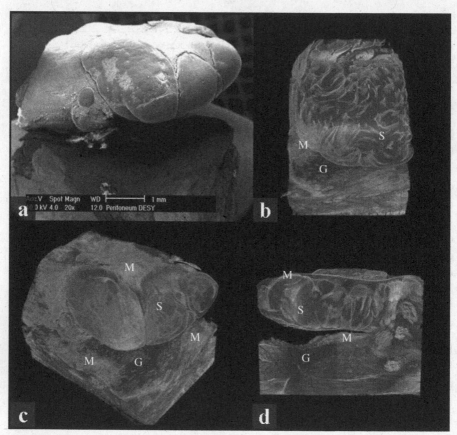

Abbildung 52: SupraSeal® im REM und Synchrotron-µCT: a) Rasterelektronenmikroskopische Darstellung der Probe. b)+c)+d) Die Synchrotronaufnahme ermöglichte eine eindeutige Unterscheidung zwischen Gewebe (G, grau) und Material (S, blau). Das Material lag stellenweise noch frei, in anderen Arealen war seine Oberfläche jedoch bereits von Mesothelzellen bewachsen (M, weiß). Das Gewebe der Bauchwand (G, grau, unten) zeigte ebenfalls denudierte Areale neben remesothelialisierten Flächen (M, weiß) auf (b: Transversalschnitt, c: Komplettaufnahme des Präparates, d: Sagittalschnitt).

rüber hinaus werden die makroskopischen Ergebnisse dieser Tierstudie, welche von unseren Kooperationspartnern der Universitätsfrauenklinik Tübingen durch die Messung des Anteiles an geschädigter Peritonealoberfläche, die nach 14 Tagen mit Adhäsionen bedeckt war, erhoben wurden (298, 458), korrelierend zu den histologischen, immunhistochemischen und ultrastrukturellen Ergebnissen dargestellt.

5.10.1 Zusammenfassende Bewertung der Untersuchung der Barrieren

Einen Überblick über die Ergebnisse der histomorphologischen Untersuchung der Gewebereaktion und Gewebe-Material-Interaktion der Barrieren zeigt Tabelle 32 (S. 151 f.).

Die unbehandelte **Kontrollgruppe** wies eine minimale, rein granulozytäre Entzündung, keine Fremdkörperreaktion, ein schmales Fibroseband und eine leichte Infiltration mit CD68-positiven Makrophagen auf. Unter Berücksichtigung aller erhobenen Parameter war das Gewebe nach der ISO-Norm leicht gereizt. Elektronenmikroskopisch kam eine inhomogene Oberflächenmorphologie mit weiten, faserreichen Arealen zur Darstellung, in welchen vereinzelt Zellen zwischen den Bindegewebsfasern erkennbar waren. Demgegenüber standen Stellen mit kleineren Zellverbänden. Insgesamt waren 54% der Oberfläche komplett zellfrei. In der makroskopischen Evaluation der Adhäsionsbildung dieser Präparate, in welcher der Anteil der geschädigten Fläche, die mit Adhäsionen bedeckt war, gemessen wurde, waren 77% des traumatisierten Peritoneums nach 14 Tagen mit Adhäsionsbildung assoziiert (298).

Adept® ging mit einer minimalen granulozytär-lymphoplasmazellulären Entzündungsreaktion, einer minimalen Fremdkörperreaktion, einem schmalen Fibroseband und einem minimalen Vorkommen CD68-positiver Makrophagen einher. Gemäß der ISO-Norm stellte Adept® ein leicht reizendes Material dar. Ultrastrukturell zeigte sich eine inhomogene Morphologie mit sowohl zellbesiedelter als auch denudierter Oberfläche. Insgesamt waren 32% der Oberfläche komplett zellfrei. Makroskopisch waren nach Behandlung mit dieser Barriere noch 54% der geschädigten Fläche von Adhäsionen bedeckt. Im Vergleich zur Kontrollgruppe stellt dieser Wert eine Verringerung der Adhäsionsbildung um 30% dar (298).

In der **Intercoat**®-Gruppe wurden eine minimale granulozytär-lymphoplasmazelluläre Entzündungsreaktion, keine Fremdkörperreaktion, keine Fibrosebildung und ein mäßiges bis schweres Infiltrat CD68-positiver Makrophagen beobachtet. Das Material war gemäß der ISO-Norm insgesamt leicht reizend. In der Elektronenmikroskopie kam eine faser- und fibrinreiche Oberfläche zur Darstellung, mit gelegentlich zwischen den

Fasern vorkommenden abgerundeten Zellen. Sehr selten zeigten sich flache Zellen an der Oberfläche. 88% der Oberfläche waren jedoch komplett zellfrei. Makroskopisch gingen nach der Behandlung mit diesem Material noch von 55% des traumatisierten Peritoneums Adhäsionen aus, was im Vergleich zur unbehandelten Kontrollgruppe einer Reduktion der Adhäsionsbildung um 29% entspricht (298).

Spraygel® zeigte eine leichte, granulozytäre Entzündung ohne lymphoplasmazelluläre Komponente und weder eine Fremdkörperreaktion noch eine Fibrosebildung. Das CD68-positive Makrophageninfiltrat war mäßig, sodass insgesamt Spraygel® ein das Gewebe leicht reizendes Material darstellte. Es gilt hierbei jedoch anzumerken, dass neben der insgesamt milden Gewebereaktion in fünf von acht Präparaten subserosale Abszesse nachgewiesen wurden. Elektronenmikroskopisch wurde eine inhomogene Oberflächenmorphologie mit weiten, meist unbesiedelten Arealen aber auch Gebiete flacher Zellgruppen beobachtet. Insgesamt waren 76% der Oberfläche komplett zellfrei. Makroskopisch bildeten 68% der geschädigten Fläche Adhäsionen, was im Vergleich zur Kontrollgruppe einer Adhäsionsreduktion um 12% entspricht. Mit diesem Resultat war Spraygel® in dieser Untersuchung die am wenigsten effektive Adhäsionsbarriere (298).

In der **Seprafilm**®-Gruppe konnten eine minimale granulozytär-plasmazelluläre Entzündungsreaktion, keine Fremdkörperreaktion, ein mäßig breites Fibroseband und ein mäßiges Infiltrat CD68-positiver Makrophagen nachgewiesen werden. Diese Barriere war nach dem ISO-Score insgesamt ein leicht reizendes Material. Ultrastrukturell stellte sich eine faserreiche Oberfläche dar. Selten waren kleine Gruppierungen meist aktivierter, sehr selten auch flacher Zellen erkennbar. 94% der Oberfläche waren jedoch komplett zellfrei. Mit diesem Ergebnis war Seprafilm® in dieser Untersuchung die Barriere, die mit der größten Fläche ohne Zellbesatz assoziiert war. Makroskopisch zeigten nach der Behandlung mit diesem Material 46% der traumatisierten Peritonealfläche eine Adhäsionsbildung, was einer Reduktion von Adhäsionen im Vergleich zur Kontrollgruppe um 40% entspricht (298).

SupraSeal® wies eine mäßige, rein granulozytäre Entzündungsreaktion, eine minimale Fremdkörperreaktion, keine Fibrosebildung und ein mäßiges bis schweres Infiltrat CD68-positiver Makrophagen auf. Gemäß dem ISO-Score war diese Barriere ein leicht reizendes Material. In der elektronenmikroskopischen Analyse zeigte sich eine inhomogene Oberflächenmorphologie mit weiten Arealen bestehend aus dichten Verbänden flacher Zellen, welche von einem dichten Mikrovillisaum bedeckt waren. Jedoch waren teilweise auch denudierte Areale erkennbar. Insgesamt waren 29% der Oberfläche komplett zellfrei, womit SupraSeal® in dieser Studie die Barriere war, in der

Tabelle 32: Übersicht über die Ergebnisse der Evaluation der Barrieren

Barriere	Entzündung		FKR	Fibrosebildung/ Fibroseband	Infiltrat CD68-positiver Makrophagen (Ergebnisse der histol.-immunhistochem. Studie mit n=7/Gruppe)	Gewebereaktion nach ISO 109963-6		ultrastrukturelle Analyse	makroskopisches Outcome* (Anteil an geschädigter Fläche, die mit Adhäsionsbildung einherging)	Besonderheiten
	granulozytär	lympho-plasmazellulär				histologische Studie mit allen Präparaten ohne Berücksichtigung der CD68-pos. Makrophagen	histol.-immunhistochem. Studie mit 7 Präparaten/Gruppe unter Berücksichtigung der CD68-pos. Makrophagen			
Kontrollgruppe	minimal	keine	keine	minimale Fibrosebildung/ schmales Band	leicht	das Gewebe war nicht gereizt	das Gewebe war leicht gereizt	inhomogene OF; weite, faserreiche Areale mit vereinzelten Zellen, aber auch Flächen mit kleineren Zellverbänden; keine Mikrovilli; 54% der OF komplett zellfrei	0,77 (100%)	
Adept®	minimal	minimal	minimal	minimale Fibrosebildung/ schmales Band	minimal	leicht reizendes Material	leicht reizendes Material	inhomogene OF; weite Areale mit flachem Zellverband, aber auch faserreiche, denudierte Flächen; gelegentlich Mikrovilli, diese teilweise verplumpt; 32% der OF zellfrei	0,54 (-30%)	
Intercoat®	minimal	minimal	keine	keine	mäßig-schwer	nicht reizendes Material	leicht reizendes Material	faser- und fibrinreiche OF mit gelegentlich abgerundeten Zellen zwischen den Fasern; sehr selten flache Zellen an OF; keine Mikrovilli; 88% der OF zellfrei	0,55 (-29%)	

Legende: FKR = Fremdkörperreaktion; OF = Oberfläche; *Ergebnisse der makroskopischen Evaluation der Barrieren im Rahmen dieser Studie, durchgeführt von der Universitätsfrauenklinik Tübingen (298, 458)

Fortsetzung von Tabelle 32

Barriere	Entzündung		FKR	Fibrose-bildung/ Fibroseband	Infiltrat CD68-positiver Makrophagen (Ergebnisse der histol.-immunhistochem. Studie mit n=7/Gruppe)	Gewebereaktion nach ISO 109963-6		ultrastrukturelle Analyse	makro-skopisches Outcome* (Anteil an geschädigter Fläche, die mit Adhäsionsbildung einherging)	Besonder-heiten
	granulo-zytär	lympho-plasma-zellulär				histologische Studie mit allen Präparaten ohne Berücksichtigung der CD68-pos. Makrophagen	histol.-immunhis-tochem. Studie mit 7 Präpara-ten/Gruppe unter Berücksichtigung der CD68-pos. Makrophagen			
Spraygel®	leicht	keine	keine	keine	mäßig	nicht reizendes Material	leicht reizendes Material	inhomogene OF, weite, meistunbe-siedelte Areale mit vereinzelten, ab-gerundeten Zellen aber sporadisch auch Flächen flacher Zellgrup-pierungen; selten Mikrovillibesatz; 76% der OF zellfrei	0,68 (-12%)	subserosale Abszess-bildung in 5 von 8 Prä-paraten bei sonst milder Gewebe-reaktion
Seprafilm®	minimal	minimal	keine	leichte Fibrosebildung/ mäßig breites Band	mäßig	leicht reizendes Material	leicht reizendes Material	faserreiche OF, selten kleine Gruppen leicht aktivierter, selten auch flacher Zel-len; sehr selten Mikrovilli; 94% der OF zellfrei	0,46 (-40%)	
SupraSeal®	mäßig	keine	minimal	keine	mäßig - schwer	leicht reizendes Material	leicht reizendes Material	inhomogene OF, weite Areale mit flachen Zellver-bänden und teil-weise dichtem Mi-krovillisaum, aber auch denudierte Flächen; 29% der OF zellfrei	0,32 (-59%)	

Legende: FKR = Fremdkörperreaktion; OF = Oberfläche; *Ergebnisse der makroskopischen Evalua-tion der Barrieren im Rahmen dieser Studie, durchgeführt von der Universitätsfrauenklinik Tübingen (298, 458) die geringste komplett zellfreie Fläche nachgewiesen wurde. Makroskopisch zeigten nach Behandlung mit diesem Material 32% der traumatisierten Fläche eine Adhäsionsbildung. Dieses Ergebnis entspricht einer Adhäsionsreduktion von 59% im Vergleich zur Kontrollgruppe und stellt das beste Resultat der makroskopischen Studie (298, 458) dar. Interessanterweise ging in dieser Gruppe das geringste Ausmaß an denudierter Oberfläche mit der höchsten Effektivität in der Adhäsionsvermeidung einher. An einer Probe aus der SupraSeal®-Gruppe konnte zudem auch die Methode der Synchrotron-µCT als geeignet und effizient zur Evaluation der Gewebereaktion sowie der Remesothelialisierung nach Behandlung mit einer Adhäsionsbarriere erwiesen werden.

5.10.2 Zusammenfassende Bewertung der Untersuchung der Konsistenz

Die Ergebnisse der **Kontrollgruppe** wurden bereits in Kapitel 5.10.1 dargestellt.

In der Gruppe der **flüssigen Barrieren** konnten eine minimale, rein granulozytäre Entzündungsreaktion, keine Fremdkörperreaktion, ein schmales Fibroseband und eine mäßige Infiltration CD68-positiver Makrophagen nachgewiesen werden. Insgesamt waren die Materialien dieser Gruppe nach dem ISO-Score leicht reizend.

Die **festen Barrieren** zeigten ebenfalls eine minimale, granulozytäre Entzündung ohne lymphoplasmazelluläre Komponente, keine Fremdkörperreaktion, ein schmales Fibroseband und ein mäßiges Infiltrat CD68-positiver Makrophagen. Nach dem Bewertungssystem der ISO-Norm war diese Gruppe das Gewebe leicht reizend. Eine Zusammenfassung der Ergebnisse der Gewebereaktion auf die Barrierekonsistenz ist in Tabelle 33 (S. 154, S. 154) dargestellt.

5.11 Statistik

5.11.1 Die Anzahl und Verteilung der Präparate

Insgesamt wurden 112 Gewebeproben histologisch-morphologisch untersucht. Hierbei umfasste die Kontrollgruppe 14 Präparate, die Adept®-Gruppe 14 Präparate, die Intercoat®-Gruppe 33 Präparate, die Spraygel®-Gruppe 8 Präparate, die Seprafilm®-Gruppe 29 Präparate und die SupraSeal®-Gruppe 14 Präparate. Die Barrieregruppen waren nochmals unterteilt entsprechend der behandelten Bauchseite des Tieres. Die Kontrollgruppe enthielt 8 Präparate der linken und 6 Präparate der rechten Bauchseite, die Adept®-Gruppe jeweils 7 Präparate pro Bauchseite, die Intercoat®-Gruppe 17 Präparate der linken und 16 Präparate der rechten Bauchseite, die Spraygel®-Gruppe 8 Präparate der linken Bauchseite, die Seprafilm®-Gruppe 14 Präparate der linken und 15 Prä-

Tabelle 33: Zusammenfassung der Ergebnisse zur Untersuchung der Gewebereaktion der Barrierekonsistenz

Konsistenz der Barrieren	Entzündung		FKR	Fibroseband	Infiltrat CD68-pos. Makrophagen	Gewebereaktion nach ISO 109963-6	
	granulozytär	lymphoplasmazellulär				histol. Studie mit allen Präparaten ohne Berücksichtigung der CD68-positiven Makrophagen	histol.-immunhistochem. Studie mit 7 Präparaten/Gruppe unter Berücksichtigung der CD68-pos. Makrophagen
Kontrollgruppe	minimal	keine	keine	minimal/ schmales Band	leicht	das Gewebe war nicht gereizt	das Gewebe war leicht gereizt
flüssige Barrieren	minimal	keine	keine	minimal/ schmales Band	mäßig	nicht reizend	leicht reizend
feste Barrieren	minimal	keine	keine	minimal/ schmales Band	mäßig	nicht reizend	leicht reizend

Legende: FKR = Fremdkörperreaktion

parate der rechten Bauchseite und die SupraSeal®-Gruppe 8 Präparate der linken und 6 Präparate der rechten Bauchseite. Einen Überblick über die Anzahl an Präparaten pro Barriere sowie deren Verteilung nach Bauchseiten geben Tabelle 34, Abbildung 71 (Anhang, S. 251) und Abbildung 72 (Anhang, S. 252).

In der Auswertung der CD68-positiven Makrophagen wurden pro Barriere sieben Präparate untersucht, welche von der linken Bauchseite stammten.

Tabelle 34: Präparateübersicht mit Verteilung nach Barrieren und Bauchseiten

Barriere	Gesamtanzahl	linke Bauchseite	rechte Bauchseite
Präparate insgesamt	112	62	50
Kontrollgruppe	14	8	6
Adept®	14	7	7
Intercoat®	33	17	16
Spraygel®	8	8	0
Seprafilm®	29	14	15
SupraSeal®	14	8	6

Im Konsistenzvergleich der Barrieren (Tabelle 35,) wurden die insgesamt 112 Präparate nach flüssigen und festen Materialien aufgeteilt und mit den 14 Präparaten der Kontrollgruppe verglichen. Die Gruppe der flüssigen Barrieren umfasste 55 Präparate (Adept®, Intercoat®, Spraygel®), die Gruppe der festen Barrieren 43 Präparate (Seprafilm®, SupraSeal®).

Tabelle 35: Präparateübersicht mit Verteilung nach festen und flüssigen Barrieren sowie der Kontrollgruppe

Konsistenz	Gesamtzahl	linke Bauchseite	rechte Bauchseite
Präparate insgesamt	112	62	50
Kontrollgruppe	14	8	6
flüssige Barrieren	55	32	23
feste Barrieren	43	22	21

5.11.2 Die Statistik des histologischen Barrierevergleiches

Die Ergebnisse des Kruskal-Wallis-Tests

Mittels Kruskal-Wallis-Test lag ein statistischer Unterschied (p-Wert < 0,05) bezüglich der Auswirkung auf die Gewebereaktion zwischen der Kontroll- und der Adept®-Gruppe für Granulozyten stets vor, ausgenommen auf der rechten Bauchseite für barrierenah und den Barrierewert. Auch bei der Frage nach ≥ 10 Makrophagen pro Gesichtsfeld war stets ein Unterschied vorhanden (p < 0,05), außer links für den Barrierewert und rechts barrierefern. Kein Unterschied konnte für die Lymphozyten/Plasmazellen (p > 0,05) nachgewiesen werden, mit Ausnahme des Bereichs barrierefern auf der rechten Bauchseite und beide Seiten zusammen. Für die Fremdkörperriesenzellen kam stets ein Unterschied zur Darstellung (p < 0,05).

Die Kontrollgruppe und Intercoat® zeigten bezüglich der Granulozyten stets einen Unterschied (p < 0,05), bis auf barrierenah und den Barrierewert rechts sowie den Barrierewert für beide Seiten zusammen. Für die Frage nach ≥ 10 Makrophagen pro Gesichtsfeld zeigten die beiden Gruppen barrierenah sowie für den Barrierewert jeweils sowohl auf der rechten Bauchseite als auch auf beiden Seiten zusammen einen statistischen Unterschied (p < 0,05). Die Lymphozyten/Plasmazellen waren lediglich barrierefern statistisch unterschiedlich. Hinsichtlich der Fremdkörperriesenzellen wurde für die beiden Gruppen kein statistischer Unterschied nachgewiesen (p > 0,05).

Für die Kontrolle und Spraygel® lag bzgl. der Granulozyten stets ein Unterschied vor (p < 0,05), außer barrierenah und für den Barrierewert links. Kein Unterschied konnte für die Variable ≥ 10 Makrophagen pro Gesichtsfeld aufgezeigt werden (p > 0,05). Die Lymphozyten/Plasmazellen wiesen für beide Bauchseiten zusammen einen Unterschied auf (p < 0,05), nicht aber für die linke Bauchseite allein (p > 0,05). Bei den Fremdkörperriesenzellen lag barrierenah sowie für den Barrierewert ein Unterschied vor (p < 0,05).

Zwischen der Kontrollgruppe und Seprafilm® wurden bezüglich der Granulozyten stets p-Werte größer als 0,05 und somit kein statistischer Unterschied nachgewiesen, mit der Ausnahme von barrierefern für beide Bauchseiten zusammen (p < 0,05). Auch die p-Werte der Frage nach ≥ 10 Makrophagen pro Gesichtsfeld waren stets größer als 0,05, womit kein Unterschied zur Darstellung kam. Die Lymphozyten/Plasmazellen zeigten einen statistischen Unterschied (p < 0,05), bis auf barrierefern rechts sowie den Barrierewert links und rechts. Für die Fremdkörperriesenzellen wurde kein Unterschied festgestellt (p > 0,05).

Die Kontrolle und SupraSeal® zeigten bei den Granulozyten stets einen statistischen Unterschied (p < 0,05), mit der Ausnahme von barrierefern links und rechts (p > 0,05). Bei der Frage nach ≥ 10 Makrophagen pro Gesichtsfeld konnte kein Unterschied nachgewiesen werden (p > 0,05). Die Lymphozyten/Plasmazellen verzeichneten stets einen statistischen Unterschied (p < 0,05), nur nicht auf der rechten Bauchseite (p > 0,05). Die Fremdkörperriesenzellen zeigten stets p-Werte kleiner als 0,05 und somit einen Unterschied.

Adept® und Intercoat® wiesen für die Granulozyten stets p-Werte kleiner als 0,05 und somit einen Unterschied auf, mit Ausnahme des Barrierewertes der rechten Bauchseite. Für die Variable ≥ 10 Makrophagen pro Gesichtsfeld lag, bis auf barrierefern rechts und den Barrierewert links, stets ein Unterschied vor (p < 0,05). Für Lymphozyten/Plasmazellen wurde, bis auf barrierefern für die rechte Bauchseite sowie für beide Seiten zusammen, kein Unterschied nachgewiesen (p > 0,05). Die Fremdkörperriesenzellen waren stets unterschiedlich (p < 0,05).

Für die Barrieren Adept® und Spraygel® kam bzgl. der Granulozyten für beide Bauchseiten zusammen ein Unterschied zur Darstellung (p < 0,05), genauso verhielt es sich mit den Lymphozyten/Plasmazellen. Bei der Frage nach ≥ 10 Makrophagen pro Gesichtsfeld lag ein Unterschied barrierenah und barrierefern vor (p < 0,05). Die Fremdkörperriesenzellen gingen stets mit einem statistischen Unterschied einher (p < 0,05).

Zwischen Adept® und Seprafilm® war stets ein Unterschied bei den Granulozyten vorhanden (p < 0,05), mit Ausnahme von barrierenah rechts sowie des Barrierewertes rechts. Die Fragestellung nach ≥ 10 Makrophagen pro Gesichtsfeld wies ebenfalls stets p-Werte kleiner als 0,05 und somit einen Unterschied auf, ausgenommen der Barriere-wert links und die rechte Bauchseite barrierefern. Die Lymphozyten/Plasmazellen zeigten barrierefern rechts sowie für beide Bauchseiten zusammen einen Unterschied ($p < 0,05$). Die Fremdkörperriesenzellen wiesen stets einen Unterschied auf ($p < 0,05$).

Adept$^\circledR$ und SupraSeal$^\circledR$ waren granulozytär stets statistisch unterschiedlich ($p < 0,05$). Bei der Frage nach ≥ 10 Makrophagen pro Gesichtsfeld war ein statistischer Unter-schied vorhanden ($p < 0,05$), mit Ausnahme des Barrierewertes links und für beide Seiten zusammen sowie barrierefern rechts. Die Lymphozyten/Plasmazellen wiesen stets p-Werte kleiner als 0,05 und somit einen Unterschied auf, mit der Ausnahme von barrierenah rechts sowie des Barrierewertes links und rechts. Für Fremdkörperriesen-zellen lag stets ein Unterschied vor ($p < 0,05$).

Intercoat$^\circledR$ und Spraygel$^\circledR$ zeigten für Granulozyten stets einen Unterschied ($p < 0,05$). In der Frage nach ≥ 10 Makrophagen pro Gesichtsfeld wurde, bis auf barrierenah und den Barrierewert für beide Seiten zusammen, kein Unterschied nachgewiesen ($p > 0,05$). Die Lymphozyten/Plasmazellen zeigten, mit der Ausnahme von barrierenah und des Barrierewertes links, stets einen Unterschied ($p < 0,05$). Bei den Fremdkörper-riesenzellen lag barrierenah und für den Barrierewert ein statistischer Unterschied vor ($p < 0,05$).

Intercoat$^\circledR$ und Seprafilm$^\circledR$ zeigten für Granulozyten stets einen Unterschied ($p < 0,05$), mit Ausnahme der rechten Bauchseite. Bezüglich der Variablen ≥ 10 Makrophagen pro Gesichtsfeld kam kein Unterschied zur Darstellung ($p > 0,05$), bis auf nahe der Barriere und den Barrierewert für beide Bauchseiten zusammen ($p < 0,05$). Hinsicht-lich der Lymphozyten/Plasmazellen lag ein statistischer Unterschied vor ($p < 0,05$), mit Ausnahme nahe der Barriere und des Barrierewertes für die linke Bauchseite. Für die Fremdkörperreaktion konnte kein Unterschied aufgezeigt werden ($p > 0,05$).

Intercoat$^\circledR$ und SupraSeal$^\circledR$ wiesen bezüglich der Granulozyten stets einen Unterschied auf ($p < 0,05$), ausgenommen für den Barrierewert links sowie barrierefern rechts ($p > 0,05$). In der Fragestellung ≥ 10 Makrophagen pro Gesichtsfeld hingegen zeigte sich, bis auf barrierenah für beide Bauchseiten zusammen, kein Unterschied ($p > 0,05$). Für die Lymphozyten/Plasmazellen lag, mit Ausnahme der rechten Bauchseite, stets ein Unterschied vor ($p < 0,05$). Auch bei den Fremdkörperriesenzellen wurden stets p-Werte kleiner als 0,05 und somit ein Unterschied nachgewiesen.

Spraygel$^\circledR$ und Seprafilm$^\circledR$ zeigten für die Granulozyten stets einen statistischen Unter-schied ($p < 0,05$). Kein Unterschied kam bei der Frage nach ≥ 10 Makrophagen pro Gesichtsfeld zur Darstellung, alle p-Werte waren größer als 0,05. Die Lymphozyten/

Plasmazellen zeigten barrierenah für beide Bauchseiten zusammen sowie barrierefern auf der linken Seite und auf beiden Bauchseiten zusammen einen Unterschied (p < 0,05). Bei den Fremdkörperriesenzellen lag barrierenah und für den Barrierewert ein Unterschied vor (p < 0,05).

Spraygel® und SupraSeal® zeigten sowohl bei den Granulozyten als auch bei der Frage nach ≥ 10 Makrophagen pro Gesichtsfeld p-Werte größer als 0,05 und somit keinen Unterschied. Bei den Lymphozyten/Plasmazellen wurde ebenfalls kein Unterschied festgestellt (p > 0,05), bis auf den Barrierewert links (p < 0,05). Die Fremdkörper-riesenzellen wiesen stets p-Werte kleiner als 0,05 und somit einen Unterschied auf, ausgenommen barrierefern links (p > 0,05).

Seprafilm® und SupraSeal® zeigten granulozytär stets einen Unterschied (p < 0,05), ausgenommen barrierefern links und rechts sowie der Barrierewert rechts. In der Frage nach ≥ 10 Makrophagen pro Gesichtsfeld konnte kein statistischer Unterschied nach-gewiesen werden (p > 0,05). Für die Lymphozyten/Plasmazellen kam ein Unterschied auf der linken Bauchseite und für beide Bauchseiten zusammen zur Darstellung (p < 0,05), nicht jedoch auf der rechten Bauchseite (p > 0,05). Die Fremdkörperriesenzellen wiesen stets p-Werte kleiner als 0,05 und somit einen Unterschied auf.

Die genauen p-Werte des Kruskal-Wallis-Tests für alle Barrierekombinationen und Variablen der histologischen Auswertung sind in Tabelle 69 (S. 275 ff) und Tabelle 70 (S. 277 ff) im Anhang aufgeführt.

Die Ergebnisse des Mann-Whitney-U-Tests

Mittels Mann-Whitney-U-Test zeigten die Kontrollgruppe und Adept® für Granulozy-ten stets p-Werte größer als 0,05 und somit keinen Unterschied, ausgenommen barriere-refern auf der rechten Bauchseite. Bei der Frage nach ≥ 10 Makrophagen pro Gesichts-feld lag ein Unterschied barrierenah und barrierefern jeweils links und für beide Bauchseiten zusammen vor (p < 0,05). Kein Unterschied wurde bei den Lymphozy-ten/Plasmazellen aufgezeigt (p > 0,05). Für die Fremdkörperriesenzellen lag stets ein Unterschied vor (p < 0,05).

Die Kontrollgruppe und Intercoat® zeigten bzgl. der Variablen Granulozyten stets ei-nen Unterschied (p < 0,05), bis auf barrierenah und den Barrierewert rechts sowie den Barrierewert für beide Seiten zusammen. Für die Frage nach ≥ 10 Makrophagen pro Gesichtsfeld wurde barrierenah sowie für den Barrierewert jeweils sowohl auf der rechten Bauchseite als auch auf beiden Seiten zusammen ein Unterschied festgestellt (p < 0,05). Die Lymphozyten/Plasmazellen zeigten barrierefern einen Unterschied (p <

0,05), für die Fremdkörperriesenzellen konnte hingegen kein statistischer Unterschied dargelegt werden (p > 0,05).

Für die Kontrolle und Spraygel® kam für die Granulozyten kein Unterschied zur Darstellung (p > 0,05), außer barrierenah und beim Barrierewert jeweils für beide Bauchseiten zusammen. Bei den Variablen ≥ 10 Makrophagen pro Gesichtsfeld sowie Lymphozyten/Plasmazellen waren alle p-Werte größer als 0,05, womit kein Unterschied nachgewiesen wurde. Bzgl. der Fremdkörperriesenzellen zeigten die beiden Gruppen einen Unterschied barrierenah sowie beim Barrierewert (p < 0,05).

Die Kontrollgruppe und Seprafilm® zeigten bei den Variablen Granulozyten und ≥ 10 Makrophagen pro Gesichtsfeld stets p-Werte größer als 0,05 und somit keinen Unterschied. Bei den Lymphozyten/Plasmazellen lag ein Unterschied (p < 0,05) vor, mit der Ausnahme von barrierefern rechts sowie des Barrierewertes links und rechts. Die Fremdkörperriesenzellen wiesen keinen Unterschied auf (p > 0,05).

Zwischen der Kontrolle und der SupraSeal®-Gruppe konnte bezüglich den Granulozyten barrierenah und beim Barrierewert ein statistischer Unterschied nachgewiesen werden (p < 0,05). Bei der Frage nach ≥ 10 Makrophagen pro Gesichtsfeld lag kein Unterschied vor (p > 0,05). Bzgl. den Lymphozyten/Plasmazellen war, bis auf den Barrierewert links, kein Unterschied feststellbar (p > 0,05). Für die Fremdkörperriesenzellen war, mit der Ausnahme von barrierefern links und rechts, stets ein Unterschied vorhanden (p < 0,05).

Ein statistischer Unterschied (p-Wert < 0,05) zwischen den Barrieren Adept® und Intercoat® lag bezüglich der Granulozyten stets vor, mit Ausnahme des Barrierewertes auf der rechten Bauchseite. Die Frage nach ≥ 10 Makrophagen pro Gesichtsfeld zeigte, bis auf barrierefern rechts und den Barrierewert links, stets einen Unterschied (p < 0,05). Für die Lymphozyten/Plasmazellen war, bis auf barrierefern für die rechte Bauchseite sowie für beide Seiten zusammen, kein statistischer Unterschied vorhanden (p > 0,05). Die Fremdkörperriesenzellen wiesen stets einen Unterschied auf (p < 0,05).

Die Barrieren Adept® und Spraygel® zeigten bezüglich der Granulozyten barrierenah und beim Barrierewert für beide Bauchseiten zusammen einen statistischen Unterschied (p < 0,05). Bei der Variablen ≥ 10 Makrophagen pro Gesichtsfeld wiesen die beiden Gruppen barrierenah und barrierefern p-Werte kleiner als 0,05 und somit einen Unterschied auf. Für die Lymphozyten/Plasmazellen wurde kein Unterschied nachgewiesen (p > 0,05). Bezüglich den Fremdkörperriesenzellen war stets ein Unterschied vorhanden (p < 0,05).

Zwischen Adept® und Seprafilm® lag, außer barrierefern, stets ein Unterschied bei den Granulozyten vor (p < 0,05). Bei der Fragestellung ≥ 10 Makrophagen pro Gesichtsfeld war ein Unterschied barrierenah und barrierefern jeweils links und für beide Bauchseiten vorhanden (p < 0,05). Die Lymphozyten/Plasmazellen zeigten barrierefern links sowie für beide Seiten zusammen einen Unterschied (p < 0,05). Für die Fremdkörperriesenzellen konnten stets p-Werte kleiner als 0,05 und somit ein Unterschied ermittelt werden.

Adept® und SupraSeal® wiesen für die Variable Granulozyten stets einen statistischen Unterschied auf (p < 0,05), mit der Ausnahme barrierefern links und rechts. Bei der Frage nach ≥ 10 Makrophagen pro Gesichtsfeld war ein Unterschied barrierenah und barrierefern jeweils links und für beide Bauchseiten vorhanden (p < 0,05). Bzgl. den Lymphozyten/Plasmazellen zeigten die beiden Gruppen stets p-Werte größer als 0,05 und somit keinen Unterschied, mit der Ausnahme von barrierenah links. Bei den Fremdkörperriesenzellen wurde kein statistischer Unterschied aufgezeigt (p > 0,05).

Intercoat® und Spraygel® wiesen für Granulozyten stets einen statistischen Unterschied auf (p < 0,05). Für die Frage nach ≥ 10 Makrophagen pro Gesichtsfeld kam, bis auf barrierenah und den Barrierewert für beide Seiten zusammen, kein statistischer Unterschied zur Darstellung (p > 0,05). Für die Lymphozyten/Plasmazellen war barrierefern ein Unterschied vorhanden (p < 0,05). Die p-Werte der Fremdkörperriesenzellen waren stets kleiner als 0,05, womit stets ein statistischer Unterschied vorlag.

Bei Intercoat® und Seprafilm® lag bezüglich der Granulozyten ein Unterschied barrierenah und für den Barrierewert vor (p < 0,05). Für die Frage nach ≥ 10 Makrophagen pro Gesichtsfeld war rechts barrierenah und bei beiden Bauchseiten zusammen barrierenah sowie beim Barrierewert ein Unterschied vorhanden (p < 0,05). Die Variable Lymphozyten/Plasmazellen wies zwischen den beiden Gruppen barrierenah und beim Barrierewert jeweils rechts und für beide Bauchseiten zusammen einen Unterschied auf (p < 0,05). Die Fremdkörperriesenzellen zeigten keinen statistischen Unterschied (p > 0,05).

Intercoat® und SupraSeal® wiesen bezüglich der Granulozyten stets einen Unterschied auf (p < 0,05), ausgenommen barrierefern links und rechts (p > 0,05). Bei der Fragestellung nach ≥ 10 Makrophagen pro Gesichtsfeld hingegen war, bis auf barrierenah rechts, barrierefern für beide Bauchseiten zusammen sowie den Barrierewert rechts, kein Unterschied nachweisbar (p > 0,05). Die Lymphozyten/Plasmazellen zeigten, bis auf die rechte Bauchseite, stets einen Unterschied (p < 0,05). Auch bei den Fremdkörperriesenzellen lagen stets p-Werte kleiner als 0,05 und somit ein statistischer Unterschied vor.

Spraygel® und Seprafilm® wiesen bezüglich der Granulozyten stets einen Unterschied auf (p < 0,05). Kein Unterschied zwischen diesen Gruppen zeigte sich bei der Frage nach ≥ 10 Makrophagen pro Gesichtsfeld, alle p-Werte waren größer als 0,05. Für die Lymphozyten/Plasmazellen lag barrierenah für beide Bauchseiten zusammen sowie barrierefern auf der linken Seite und auf beiden Bauchseiten zusammen ein Unterschied vor (p < 0,05). Die Fremdkörperriesenzellen waren barrierenah und im Barrierewert unterschiedlich (p < 0,05).

Zwischen den Gruppen Spraygel® und SupraSeal® kamen sowohl bei den Granulozyten als auch bei der Variablen ≥ 10 Makrophagen pro Gesichtsfeld stets p-Werte größer als 0,05 und somit keine Unterschiede zur Darstellung. Bezüglich der Lymphozyten/Plasmazellen konnte ebenfalls kein Unterschied nachgewiesen werden (p > 0,05), mit der Ausnahme des Barrierewertes links (p < 0,05). Die Fremdkörperriesenzellen zeigten stets p-Werte kleiner als 0,05 und somit einen Unterschied, barrierefern links ausgenommen (p > 0,05).

Seprafilm® und SupraSeal® wiesen granulozytär stets einen Unterschied auf (p < 0,05), ausgenommen barrierefern sowie beim Barrierewert rechts. Bei der Frage nach ≥ 10 Makrophagen pro Gesichtsfeld wurde kein Unterschied festgestellt (p > 0,05), bis auf den Barrierewert links. Die Lymphozyten/Plasmazellen zeigten einen Unterschied auf der linken Bauchseite und für beide Bauchseiten zusammen (p < 0,05), kein Unterschied konnte auf der rechten Bauchseite nachgewiesen werden (p > 0,05). Die Fremdkörperriesenzellen waren stets mit p-Werten kleiner als 0,05 und somit stets mit einem Unterschied vergesellschaftet.

Die genauen p-Werte des Mann-Whitney-U-Tests für alle Barrierekombinationen und Variablen der histologischen Auswertung sind in Tabelle 71 (S. 279 ff) und Tabelle 72 (S. 281 ff) im Anhang aufgeführt.

Die Ergebnisse der Kreuztabellen

Die Statistik der barrierespezifischen Analyse (sog. Barrierewert) der kategorialen Variablen „Fibrose" wurde bereits in Kapitel 5.3.5 (S. 100 ff) anhand einer Kreuztabelle (Tabelle 17, S. 104) ausführlich beschrieben. Die Kreuztabellen für die barrierenahen (Tabelle 73, S. 283) und barrierefernen (Tabelle 74, S. 283) Areale sowie der linken (Tabelle 75, S. 284) und rechten (Tabelle 76, S. 284) Bauchseite befinden sich im Anhang.

5.11.3 Die Statistik des histologisch-immunhistochemischen Barrierevergleiches mit Auswertung der CD68-positiven Makrophagen

Analog zur großen histologischen Untersuchung wurden auch für die Teilstudie zur immunhistologischen Untersuchung der CD68-positiven Makrophagen die statistischen Tests durchgeführt. Auf eine erneute Beschreibung der Testergebnisse wie in Kapitel 5.11.2 wird hier jedoch bewusst verzichtet. Die Ergebnisse der statistischen Tests werden stattdessen umfassend tabellarisch im Anhang aufgeführt.

Die Ergebnisse des Kruskal-Wallis-Tests

Die Ergebnisse des Kruskal-Wallis-Tests sind in Tabelle 77 (S. 285) und Tabelle 78 (S. 286) im Anhang dargestellt.

Die Ergebnisse des Mann-Whitney-U-Tests

Die Ergebnisse des Mann-Whitney-U-Tests sind in Tabelle 79 (S. 287) und Tabelle 80 (S. 288) im Anhang aufgezeigt.

Die Ergebnisse der Kreuztabellen

Die Kreuztabellen zur Darstellung der Fibrose sind im Anhang aufgeführt. Tabelle 81 (S. 290) zeigt die Fibrose der barrierenahen Areale, Tabelle 82 (S. 290) die Fibrose des barrierefernen Gewebes und der „Barrierewert" der Fibrose ist in Tabelle 83 (S. 290) dargestellt.

5.11.4 Die Statistik des histologischen Konsistenzvergleiches

Die Ergebnisse des Kruskal-Wallis-Tests

Mittels Kruskal-Wallis-Test wurde kein statistischer Unterschied (p-Wert > 0,05) bezüglich der Auswirkung auf die Gewebereaktion zwischen der Kontrollgruppe und den flüssigen Barrieren für den Parameter Granulozyten nachgewiesen. Auch bei der Variablen zehn bzw. mehr als zehn Makrophagen pro Gesichtsfeld war kein Unterschied zu verzeichnen (p > 0,05). Für die Lymphozyten/Plasmazellen kam ebenfalls kein Unterschied zur Darstellung (p > 0,05), mit der Ausnahme von barrierefern für beide Bauchseiten zusammen (p < 0,05). Hinsichtlich der Fremdkörperriesenzellen wurde kein Unterschied festgestellt (p > 0,05).

Die Kontrollgruppe und die Gruppe der festen Barrieren zeigten bezüglich der Granulozyten keinen Unterschied (p > 0,05), mit Ausnahme von barrierenah rechts und
beide Seiten zusammen sowie für den Barrierewert (p < 0,05). Auch die Ergebnisse
der Fragestellung nach zehn oder mehr als zehn Makrophagen waren stets mit keinem
Unterschied assoziiert (p > 0,05). Ebenso konnte bezüglich der Lymphozy-
ten/Plasmazellen und Fremdköperriesenzellen stets kein statistischer Unterschied aufgezeigt werden (p > 0,05).

Die genauen p-Werte des Kruskal-Wallis-Tests des Konsistenzvergleiches für alle
Barrierekombinationen und Variablen sind in Tabelle 84 (S. 291) und Tabelle 85 (S.
291) im Anhang aufgeführt.

Die Ergebnisse des Mann-Whitney-U-Tests

Mittels Mann-Whitney-U-Test wurden für die Kontrollgruppe und die Gruppe der
flüssigen Barrieren hinsichtlich der Variablen Granulozyten stets p-Werte größer als
0,05 und somit kein Unterschied nachgewiesen. Auch für die Frage nach ≥ 10 Makrophagen pro Gesichtsfeld kam kein statistischer Unterschied zur Darstellung (p-Wert >
0,05. Für die Lymphozyten/Plasmazellen war der p-Wert stets größer als 0,05, mit
Ausnahme von barrierefern für beide Bauchseiten zusammen. Für die Fremdkörperriesenzellen konnte kein statistischer Unterschied nachgewiesen werden (p > 0,05).

Die Kontrollgruppe und die festen Barrieren zeigten keinen Unterschied bezüglich der
Granulozyten (p > 0,05), ausgenommen der Barrierewert für beide Seiten zusammen
(p < 0,05). Bei der Fragestellung ≥ 10 Makrophagen pro Gesichtsfeld war stets kein
Unterschied erkennbar (p > 0,05). Für die Lymphozyten/Plasmazellen wurde ebenfalls
kein Unterschied aufgezeigt (p > 0,05), mit Ausnahme von barrierenah und barrierefern für beide Bauchseiten zusammen (p < 0,05). Die Fremdkörperriesenzellen zeigten
stets p-Werte größer als 0,05 und damit keinen statistischen Unterschied.

Zwischen den flüssigen und festen Barrieren lag für die Granulozyten ein Unterschied
vor (p < 0,05), ausgenommen barrierenah links sowie barrierefern. Für die Frage ≥ 10
Makrophagen pro Gesichtsfeld war kein Unterschied nachweisbar (p > 0,05). Auch die
Lymphozyten/Plasmazellen und Fremdkörperriesenzellen zeigten keinen Unterschied
(p > 0,05).

Die genauen p-Werte des Mann-Whitney-U-Tests des Konsistenzvergleiches für alle
Barrierekombinationen und Variablen sind in Tabelle 86 (S. 292) und Tabelle 87 (S.
292) im Anhang aufgezeigt.

Die Ergebnisse der Kreuztabellen

Die Statistik der barrierespezifischen Analyse (sog. Barrierewert) der kategorialen Variablen „Fibrose" wurde bereits in Kapitel 5.6.2.4 (S. 127 f.) anhand einer Kreuztabelle (Tabelle 24, S. 128) ausführlich beschrieben. Die Kreuztabellen für die barrierenahen (Tabelle 88, S. 293) und barrierefernen (Tabelle 89, S. 293) Areale sowie die nach Bauchseiten aufgeteilte Statistik (Tabelle 90, S. 293 und Tabelle 91, S. 293) befinden sich im Anhang.

5.11.5 Statistik und Auswertung des histologisch-immunhistochemischen Konsistenzvergleiches bezüglich CD68-positiver Makrophagen

Auch in der Untersuchung der Konsistenz wurden für die gesonderte Teilstudie zur Analyse der CD68-positiven Makrophagen mit einer kleineren Fallzahl analog zur großen histologischen Untersuchung die statistischen Tests durchgeführt. Wie auch im Barrierevergleich soll hier auf eine erneute Beschreibung der statistischen Testergebnisse zur CD68-positiven Makrophagenstudie verzichtet werden. Die Ergebnisse der statistischen Tests zu dieser Teilstudie werden jedoch ausführlich im Anhang dargestellt.

Die Ergebnisse des Kruskal-Wallis-Tests

Die Ergebnisse des Kruskal-Wallis-Tests sind in Tabelle 92 (S. 294) und Tabelle 93 (S. 294) im Anhang aufgezeigt.

Die Ergebnisse des Mann-Whitney-U-Tests

Die Ergebnisse des Mann-Whitney-U-Tests sind in Tabelle 94 (S. 294) und Tabelle 95 (S. 295) im Anhang dargelegt.

Die Ergebnisse der Kreuztabellen

Die Kreuztabellen zur Darstellung der Fibrose sind im Anhang aufgeführt. In Tabelle 96 (S. 295) ist die Fibrosebildung in den barrierenahen Arealen dargestellt, Tabelle 97 (S. 296) zeigt die Fibrose im barrierefernen Gewebe und der „Barrierewert" der Fibrose wird in Tabelle 98 (S. 296) abgebildet.

6 Diskussion

Im Zentrum der vorliegenden Untersuchung stand die vergleichende histomorphologische Auswertung der Gewebereaktion auf fünf verschiedene Biomaterialien, die als peritoneale Adhäsionsbarrieren bereits klinisch eingesetzt werden. Diese Arbeit stellt nach eingehender Literaturrecherche die erste systematische Analyse der für die Adhäsionsentstehung entscheidenden Faktoren, der inflammatorischen Reaktion, Makrophageninfiltration, Fremdkörperreaktion und Fibrose, dar. Erstmals wurde der Einfluss dieser Faktoren nach Applikation unterschiedlicher Barrieren im Tiermodell analysiert und verglichen. Darüber hinaus wurde die Gewebereaktion auf zellulärer Ebene nach der Anwendung von flüssigen und festen Barrieren untersucht und hinsichtlich der Frage verglichen, welche Materialkonsistenz bezüglich der Reaktion des geschädigten Gewebes überlegen ist. In einem Tiermodell wurden nach standardisierter Peritonealschädigung die Barrieren Adept®, Intercoat®, Spraygel®, Seprafilm® und SupraSeal® appliziert, nach 14 Tagen explantiert und histologisch, immunhistologisch sowie ultrastrukturell analysiert.

Erwartungsgemäß für klinisch zugelassene Medizinprodukte wiesen alle untersuchten Materialien insgesamt eine gute Biokompatibilität auf. So waren alle untersuchten Barrieren gemäß den Kriterien der ISO-Norm zur biologischen Beurteilung von Medizinprodukten (461, 462) entweder nicht oder nur leicht reizende Materialien. Dennoch konnten zum Teil erhebliche Unterschiede in der Gewebe-Material-Interaktion im Hinblick auf die einzelnen untersuchten histomorphologischen Parameter festgestellt werden. Darüber hinaus ist der Vergleich der histologischen Auswertung der Einzelparameter mit dem makroskopischen Erfolg der Barrieren in dieser Studie (298, 458) interessant. So zeigte die Kontrollgruppe den Erwartungen entsprechend eine minimale Gewebereaktion und das größte Ausmaß an Adhäsionsbildung. Dies ist ein wichtiger Befund, welcher die Zuverlässigkeit des gewählten Modells für die Adhäsionsinduktion bestätigt (161). Die Prüfgruppen waren insgesamt mit einer minimalen bis mäßigen Entzündungsreaktion, keiner oder minimaler Fremdkörperreaktion und keiner bis leichter Fibrose behaftet. Interessant war hierbei, dass eine vorhandene Gewebereaktion nicht unmittelbar ein schlechtes makroskopisches Ergebnis erzielte. So war das beste makroskopische Ergebnis in dieser Studie hinsichtlich der Prävention intraperitonealer Adhäsionen - mit einer Adhäsionsreduktion um 59% - in den mit SupraSeal® behandelten Tieren zu erkennen. Interessanterweise war die SupraSeal®-Gruppe mit einer mäßigen, floriden Entzündungsreaktion aber gleichzeitig keiner Fibrosebildung vergesellschaftet. Da das entzündliche Infiltrat in dieser Gruppe granulozytärer Natur war, kann man schließen, dass eine suffiziente floride Entzündungsreaktion die Bildung von Fibrose vermindert. Diese Interpretation steht im Einklang mit der Literatur, in der ein geringeres Ausmaß an Fibrose durch eine relevante Entzündungsreaktion diskutiert wird (477-479).

Die Fibrosebildung mit Vermehrung von Fibroblasten und Bindegewebsfasern erhöht die Festigkeit postoperativer Adhäsionen und könnte so ein morphologisches Korrelat für die klinische Symptomatik wie Schmerzen durch Einengung von Nervenfasern oder Durchblutungsstörungen durch Gefäßobstruktionen darstellen. Die Kombination aus florider Entzündungsreaktion und fehlender Fibrose in der Gruppe von SupraSeal® ist hierbei von besonderem Interesse. Eine weitere Tierstudie zum Kurzzeitverlauf der Gewebereaktion nach zwei, vier und acht Tagen konnte diese Befunde einer geringen Fibrose nach initialer florider Entzündungsreaktion bestätigen (459). In diesem Zusammenhang sind Ergebnisse von Langzeituntersuchungen von besonderem Interesse, welche den Zeitverlauf der Entzündung und Gewebereaktion hinsichtlich einer möglichen späteren Aktivierung von monozytären Zellen genauer analysieren. Die Gewebereaktionen auf Biomaterialimplantate sind komplex und noch nicht vollständig verstanden (480). Insgesamt geht die Implantation von Biomaterialien auch in anderer Indikation generell häufig mit einer Fibrose einher, welche oftmals ein relevantes Problem darstellt (481-485). Teilweise direkt durch das Material, teilweise durch die Degradationsprodukte bedingt, stellt *in vivo* die Fibrose einen wichtigen Parameter der Gewebereaktion auf das Material dar und bestimmt die Biokompatibilität eines Implantates (486). Das Biomaterial induziert in Abhängigkeit seiner Topographie, seiner Zusammensetzung und ggf. seines Degradationsverhaltens die chemische, physikalische und mechanische Reizung des Gewebes (487, 488). Entscheidend hierbei ist jedoch, dass für die Reaktion des Gewebes auch das chirurgische Prozedere selbst bedacht werden muss (489). So ist im Hinblick auf die Prävention intraabdomineller Adhäsionen das schonende chirurgische Vorgehen bei allgemeinchirurgischen oder gynäkologischen Eingriffen von besonderer Wichtigkeit, um die Induktion einer Fibrose zu vermeiden.

Pathophysiologisch kann die Fibrosebildung in drei Phasen unterteilt werden: Die frühe Phase ist durch die inflammatorische Reaktion charakterisiert, die meist einen protrahierten Verlauf mit einer chronischen, granulierenden Entzündung nimmt. In der zweiten Phase wird das Granulationsgewebe, welches das Implantat umgibt, in eine fibröse Kapsel umorganisiert (486, 488-490). In diesem Prozess scheinen eine Vielzahl an Zellarten, Mediatoren und Enzymen, darunter auch Makrophagen, eine zentrale Rolle bei der Regulation zu spielen (477, 491-494). Interessanterweise konnte in der vorliegenden Untersuchung kein Zusammenhang zwischen der Anzahl an Makrophagen und des Fibrosegrades gefunden werden. Zur weiteren Klärung dieser Befunde ist die Analyse möglicher „Subpopulationen" von Makrophagen von Bedeutung. Die Fibrosierung schreitet in der dritten Phase weiter fort und es kommt durch Neovaskularisation zur Versorgung der Fibrosekapsel. Die Dauer der zweiten und dritten Phase sind von der Degradierungszeit des Biomaterials abhängig (486, 488, 489). Die im Zuge der Heilung aus dem Granulationsgewebe entstehende Fibrosekapsel kann die Funktionalität des Implantates limitieren und eine adäquate Vaskularisierung der Implantatumgebung verhindern (483, 495-500). Aus Untersuchungen fibrosierender Erkrankungen wie der Lungenfibrose, der Leberzhirrose oder der Peritonealfibrose infolge Langzeit-Peritonealdialyse ist bekannt, dass die Schlüsselzelle der Fibrosebildung der Myofibroblast ist (477, 501-503). In aktivierter Form stellt dieser, neben einer Vielzahl an weiteren Funktionen, die vorrangige, Kollagen synthetisierende Zelle dar (477, 491, 504-507). Entgegen der früheren Annahme, lokale Myofibroblasten seien nach einer Verletzung des Gewebes die Hauptproduzenten der extrazellulären Matrix (508), ist heute bekannt, dass diese Zellart aus multiplen Quellen herangezogen wird (509). Neben der Migration von extern in das Gewebe können verschiedene epitheliale Zellarten sowie Endothelzellen durch eine sog. epithelial-mesenchymale Transformation bzw. endothelial-mesenchymale Transformation in Myofibroblasten transformieren (509-515). Interessant ist hierbei, dass dieser Prozess auch bei Mesothelzellen beobachtet wurde. So konnte gezeigt werden, dass unter dem Einfluss von TGF-β1 aus Mesothelzellen der Pleura und des Peritoneums durch eine epithelial-mesenchymale Transformation Myofibroblasten entstehen (516-519), wodurch die Mesothelzellen dann indirekt an der Fibrosebildung beteiligt wären. Obwohl in den tierexperimentellen Ergebnissen der hier vorliegenden Studie keine Aussagen zu einer möglichen zellulären Transformation gemacht werden können, bleibt die zum Teil erhebliche Anzahl der die Läsion bzw. das Biomaterial bedeckenden Mesothelzellen insbesondere in der Supra-Seal$^{\circledR}$-Gruppe beachtlich. Ihr Ursprung soll in weiterführenden Untersuchungen weiter abgeklärt werden. Im Hinblick auf die rasterelektronenmikroskopischen Analysen dieser Dissertation bleibt allerdings bemerkenswert, dass abgesehen von einem Teil der oberflächlichen Zellen in der SupraSeal$^{\circledR}$-Gruppe die wenigsten oberflächlichen mesothelialen Zellen bei den anderen untersuchten Barrieren einen apikalen Mikrovillisaum als Korrelat ausgereifter, ruhender Mesothelien aufzeigten. Inwiefern das Fehlen der Mikrovilli in den übrigen Zellen als ein Zeichen einer Aktivierung oder einer noch nicht abgeschlossenen Maturation zu werten ist, müssen zukünftige Untersuchungen klären.

Für eine weitere Optimierung der Strategien zur Adhäsionsprävention stellen Myofibroblasten, Fibroblasten und das von diesen Zellen sezernierte TGF-β1 einen möglichen pharmakologischen Angriffspunkt in der Reduktion der Fibrose dar (520-526).

Neben der TGF-β Superfamilie spielt hinsichtlich der Fibrosebildung auch der connective tissue growth factor (CTGF) eine bedeutende Rolle (147, 275). In diesem Zusammenhang könnten durch die Untersuchungen der Regulation der zellulären Prozesse wietere, interessante Zielmoleküle für die Prävention von Adhäsionen identifiziert werden, da in der Regulation dieser Prozesse unterschiedliche humorale Faktoren wie Signalmoleküle, Wachstumsfaktoren, Zytokine und Metalloproteinasen mit deren Inhibitoren involviert sind (477, 491-493, 520, 527-542). Die Untersuchung weiterer Immunzellen und inflammatorischer Zytokine könnte ebenfalls zu neuen Erkenntnissen in der Pathogenese der Fibrose im Bereich der Material-Gewebegrenze führen, die neue Ansätze für Therapie und Prophylaxe eröffnen könnten (493). Die in der vorliegenden Studie generierten Paraffin-Präparate unterschiedlicher Barrierematerialien könnten diesbezüglich ein interessantes Ausgangsmaterial darstellen für die Analyse der differentiellen Expression unterschiedlicher Signalmoleküle und Wachstumsfaktoren durch verschiedene Biomaterialien. Ferner könnten die Erfahrungen mit Weichteilimplantaten anderer Anwendungsgebiete, wie beispielsweise der plastischen Brustchirurgie, hilfreiche Erkenntnisse für die Adhäsionsvermeidung liefern. So stellt die Fibrosekapsel auch nach der Implantation von Brustimplantaten ein relevantes Problem dar (543, 544). Die durch Fibrose verursachte Kontraktur führt beispielsweise zu Schmerzen (545), ein Phänomen, das möglicherweise auch auf die intraperitoneale Situation übertragbar ist und adhäsionsbedingten Schmerz erklären könnte. Interessanterweise wurde bei Brustimplantaten gezeigt, dass die Topographie des Implantates einen relevanten Einfluss auf die Fibrosebildung ausübt (546, 547). Zwar sind Brustimplantate Langzeitimplantate und daher die Fibrosebildung in diesem Modell nicht vollständig auf die resorbierbaren Adhäsionsbarrieren übertragbar, dennoch stellt die Korrelation zwischen Oberflächenstruktur eines Materials und entstehender Fibrosebildung eine wichtige Erkenntnis dar, die auch für peritoneale Adhäsionsbarrieren untersucht werden sollte. Ferner kommt der Vaskularisierung des implantatumgebenden Gewebes eine bedeutende Rolle zu (548). Bei guter Gewebeversorgung ist das Ausmaß an Fibrose um ein Implantat geringer als in avaskulärer Umgebung (483). Hierbei konnte nachgewiesen werden, dass die Expression von vascular-endothelial growth factor (VEGF) entscheidend an der Vaskularisierung fibrösen Gewebes beteiligt ist (143). Auch in der Pathogenese peritonealer Adhäsionen scheint VEGF involviert zu sein (549-551). Im Tiermodell führte die Hemmung dieses Wachstumsfaktors zu geringerer Adhäsionsbildung (552-558), was mit einer schlechteren Blutversorgung der neu entstehenden Bindegewebsbrücken erklärt werden kann. Jedoch sollte die genaue Rolle des VEGF im Hinblick auf die Reduktion von Adhäsionen und deren Sympotome noch weiter untersucht werden. In der regenerativen Medizin steht VEGF bereits im Fokus intensiver

Forschung mit dem Ziel der optimalen Wundheilung (559). Diese Erkenntnisse könnten auch für ein besseres Verständnis der Bildung und Prävention postoperativer Adhäsionen, womöglich durch eine „gezielte Intervention" mittels funktionalisierter Biomaterialien (487), eine bedeutende Rolle spielen.

Fibrose und Entzündung gehen zwar häufig in der Wundheilung (560) und in vielen Krankheitsbildern wie beispielsweise der idiopathischen Lungenfibrose, der Leberzirrhose, der Peritonealfibrose oder der Sklerodermie miteinander einher (477, 501-503), es sind jedoch unterschiedliche Mechanismen und Auslöser, die beide Prozesse induzieren und regulieren (477). Es wird sogar diskutiert, ob eine Entzündungsreaktion nicht eine notwendige Voraussetzung dafür ist, eine progrediente Fibrosebildung aufzuhalten (477-479). Diese durch eine Entzündungsreaktion verursachte Hemmung der Fibrosebildung könnte auch das Ergebnis der SupraSeal®-Gruppe erklären. Zwar gibt es Studien, in denen die Anzahl an neutrophilen Granulozyten mit dem Ausmaß an postoperativen Adhäsionen korrelierte und eine Hemmung neutrophiler Granulozyten oder eine Neutropenie zu verminderter Adhäsionsbildung führte (561-563). In Einklang mit den zuvor beschriebenen Beobachtungen aus der Literatur (477-479) würde bei der Betrachtung unserer Ergebnisse jedoch eine initiale Entzündungsreaktion nach der Implantation einer Adhäsionsbarriere die Heilung mit geringerer Fibrosebildung induzieren, was womöglich ein geringeres Ausmaß an Adhäsionen sowie eine geringere Symptomatik entstandener Adhäsionen zur Folge hätte. Um diese Hypothese sowie den Zusammenhang zwischen Entzündung und Fibrose einerseits und den Einfluss von Barrierematerialien auf diese Mechanismen andererseits in der peritonealen Adhäsionsbildung weiter abzuklären, werden weiterführende histologische und vor allem immunhistologische Studien zur Analyse von Adhäsionsbarrieren benötigt.

Als ein Beispiel wurde in dieser Doktorarbeit die Rolle der Makrophagen weitergehend untersucht. Makrophagen sind entscheidend in die Immunregulation sowie in die Regulation der Entzündungsreaktion, der Wundheilung und auch der Gewebereaktion auf Biomaterialimplantate und Prothesen involviert (564-573). Sie produzieren proinflammatorische Zytokine und sind in der Lage Erreger sowie Fremdkörper zu phagozytieren (574). Außerdem sezernieren Makrophagen eine Vielzahl an Wachstumsfaktoren und Signalmolekülen, wodurch sie aktiv die Regulation von Entzündung, Wundheilung und Geweberegeneration steuern (575-577). Da diese Prozesse auch maßgeblich in der Bildung postoperativer Adhäsionen involviert sind, könnten Makrophagen auch hierbei eine zentrale Rolle spielen (578). Daher wurde in den Barrieregruppen sowie der Kontrollgruppe das Auftreten von Makrophagen mittels immunhistologischen Nachweises von CD68 ermittelt und mit der Gewebereaktion verglichen. In dieser Untersuchung war jedoch kein Zusammenhang zwischen der Infiltration von CD68-positiven Makrophagen und dem Ausmaß an Entzündung, der Fremdkörperreaktion oder dem Ausmaß an Fibrose erkennbar. So ging eine mäßige bzw. mäßige bis schwere Infiltration von Makrophagen mit keiner Fibrose in der Spraygel®- und SupraSeal®-Gruppe einher, während bei Intercoat® ein mäßiges bis schweres Infiltrat mit einem mäßig breiten Fibroseband vergesellschaftet war. Hingegen waren in der Kontroll- und der Adept®-Gruppe wenige CD68-positive Makrophagen und eine geringe Fibrosebildung zu sehen. Die Entzündungsreaktion war mäßig in der SupraSeal®-Gruppe, das Makrophageninfiltrat fiel mäßig bis schwer aus. Demgegenüber waren Intercoat® und Seprafilm® mit einer minimalen Entzündung und mäßiger bzw. mäßig bis schwerer Makrophageninfiltration behaftet. Die Kontroll- und die Adept®-Gruppe zeigten minimale Entzündungs- und Makrophagenwerte. Mit Blick auf die Literatur sind diese Ergebnisse interessant, da Makrophagen beispielsweise als „master regulators" der Fibrose angesehen werden (579). Es sollte daher abgeklärt werden, ob das Ausmaß der regulatorischen Aktivität von Makrophagen bzgl. der Gewebereaktion mit der Zellzahl korreliert oder ob sich jene vielmehr unabhängig von der Anzahl an Makrophagen im Gewebe, allein durch die Zellaktivität auf molekularer Ebene, in der Menge an exprimierten Signalmolekülen, Zytokinen und Wachstumsfaktoren widerspiegelt.

Das Verständnis um die Funktion von Makrophagen unterliegt aktuell einem Wandel. Entgegen der früheren Annahme, es handle sich um einen homogenen Zelltypus, werden Makrophagen in jüngeren Studien entsprechend ihrer verschiedenen Funktionen in mehrere Subpopulationen unterteilt (568, 580-588): So spielen sog. klassisch aktivierte Makrophagen, welche in der Literatur kurz als M1 bezeichnet werden, durch die Eliminierung von Krankheitserregern mittels Phagozytose und der Produktion von Sauerstoff- und Stickstoffradikalen eine wichtige Rolle in der Immunabwehr (589). Außerdem sind sie in der Destruktion der extrazellulären Matrix im Entzündungsprozess involviert (568), indem sie verschiedene Enzyme wie Kollagenasen, Elastase und Hyaluronidase sezernieren (590). Sog. alternativ aktivierte Makrophagen, abgekürzt M2, werden wiederum in mindestens drei Subgruppen unterteilt, wovon jede Gruppe zahlreiche Funktionen ausführt, die wir soeben erst zu verstehen beginnen oder überhaupt von ihnen wissen. Ein Teil dieser Zellen, der M2a-Subtyp, ist maßgeblich an der Wundheilung und am Umbau des Gewebes durch die Produktion von Proteinen der extrazellulären Matrix beteiligt (585, 591). Eine weitere Subpopulation, die M2b-Makrophagen, spielt eine entscheidende Rolle in der Regulierung und Modulierung der entzündlichen Immunantwort und limitiert hierbei den Gewebeschaden. Die Funktion dieses Makrophagentypus scheint ausschließlich regulierender Natur zu sein, da er Signalmoleküle, Zytokine und Wachstumsfaktoren exprimiert, jedoch selbst keine Proteine der extrazellulären Matrix synthetisiert und somit nicht direkt am Wundheilungsprozess teilnimmt (592). Schließlich ist ein M2c-Subtyp beschrieben, welcher wesentlich in der Immunsuppression, dem Umbau der Extrazellularmatrix und - sehr interessant im Hinblick auf die postoperative Adhäsionsbildung - der Induktion von Fibrose involviert ist (585, 593). Es wird angenommen, dass M2-Makrophagen einerseits Zytokine und Chemokine exprimieren, welche chemotaktisch die Einwanderung von Fibroblasten in das Wundgebiet sowie deren Proliferation und Aktivierung induzieren (594-597). Andererseits synthetisieren diese Zellen Komponenten der extrazellulären Matrix wie Fibronectin (564). Aufgrund dieser Funktionen und Mechanismen könnten die verschiedenen Makrophagenpopulationen eine essentielle Rolle in der Bildung und Vermeidung postoperativer Adhäsionen spielen, auch im Zusammenhang mit dem Einsatz von Barrierematerialien.

In der vorliegenden Untersuchung war keine Korrelation zwischen der Gewebereaktion und der Anzahl an CD68-positiven Makrophagen im Gewebe erkennbar. Mit dem CD68-Nachweis werden alle Phänotypen der Makrophagen detektiert. Vor dem Hintergrund der Makrophagensubpopulationen und aus den Ergebnissen der vorliegenden Studie heraus, scheint die Gesamtzahl an Makrophagen für die Beurteilung der Gewebereaktion nicht mehr zielführend. Aus diesem Grund sollte eine Weiterentwicklung der Bewertungsscores zur Beurteilung der Gewebereaktion oder der Biokompatibilität von Implantaten, wie der in dieser Studie verwendete (461, 462), in Erwägung gezogen werden. Bei der Beurteilung der Gewebereaktion auf Biomaterialimplantate sollte zukünftig nicht mehr allein die Gesamtzahl an Makrophagen ermittelt, sondern vielmehr zwischen den einzelnen Makrophagensubpopulationen unterschieden werden. Die Erfassung und Bewertung dieser Subtypen würden die Qualität der Implantatbeurteilung verbessern und differenziertere Aussagen über die Gewebereaktion und Biokompatibilität erlauben. Darüber hinaus würden jene zu und einem besseren Verständnis der Gewebereaktionen nach Materialimplantation sowie der Funktion der verschiedenen Makrophagenpopulationen beitragen. Auch würde diese Unterscheidung zu neuen Erkenntnissen in der Korrelation der Subtypen mit einzelnen Gewebereaktionen führen. Zu diesem Zweck müssen zusätzlich zu den bereits Bekannten weitere Marker gefunden bzw. entsprechende Antikörper für die immunhistologische Detektion entwickelt werden, die eine eindeutige Identifikation der einzelnen Untergruppen ermöglichen, beispielsweise die immunstologische Differenzierung zwischen den Subtypen M2a, M2b und M2c. Dass die Integration der Makrophagensubpopulationen in Bewertungssysteme zur Beurteilung der Gewebereaktion und Biokompatibilität von Biomaterialien sinnvoll wäre, wird durch eine Studie aus der Viszeralchirurgie unterstützt. In dieser Untersuchung der Gewebereaktion nach der Implantation chirurgischer Netze konnte bereits nachgewiesen werden, dass es einen engen Zusammenhang zwischen der Makrophagenantwort auf das Material hinsichtlich der Anzahl an M2-Makrophagen sowie dem Verhältnis an M1:M2-Makrophagen und dem Gewebeumbau gibt (598). Diese Ergebnisse unterstreichen, dass die Rolle der verschiedenen Subpopulationen auch im Bezug auf die Implantation von Biomaterialien zur Prävention postoperativer Adhäsionen untersucht werden sollte. In weiterführenden Untersuchungen unserer Arbeitsgruppe ist daher geplant, die Rolle der Makrophagensubpopulationen in der Bildung postoperativer Adhäsionen sowohl ohne als auch mit Barrierebehandlung weiter zu verfolgen. Diese Ergebnisse sollen dann ebenfalls mit der Gewebereaktion hinsichtlich Entzündung, Fremdkörperreaktion und Fibrosebildung verglichen werden, um erneut eine mögliche Korrelation und damit vielleicht sogar neue Möglichkeiten der Prävention oder Therapie postoperativer Adhäsionen aufzuzeigen.

Die histologischen und immunhistochemischen Ergebnisse dieser Arbeit geben eine detaillierte Analyse der Infiltration relevanter Zellpopulationen sowie des Ausmaßes an Fibrose. Die statistische Auswertung ermöglicht hierbei den Vergleich der Barrieregruppen untereinander und bietet durch die Bildung von Referenzwerten für die Parameter jeder Gruppe zudem einen praktischen Bezug. Jedoch gilt bei allen Ergebnissen zu berücksichtigen, dass der Median, welcher den repräsentativen Wert einer Variablen für die entsprechende Gruppe darstellte und anhand dessen die Gruppen miteinander verglichen wurden, einen rein statistischen Wert präsentiert und nicht als einziger Vergleichsparameter auf die unmittelbare, klinische Situation im Patienten übertragen werden kann. So zeigte beispielsweise der „Barrierewert" von Intercoat® im Median keine Fibrosebildung, während lediglich 17 von 33 Präparaten (51,5%) auch wirklich keine Fibrose aufwiesen. In den übrigen Präparaten (48,5%) hingegen wurde eine Fibrosebildung beobachtet, davon in drei Präparaten (9,1%) sogar ein breites Fibroseband. Weiterhin wird Spraygel® statistisch eine lediglich leichte Entzündungsreaktion attestiert, obwohl in fünf von acht Präparaten subserosale Abszesse nachgewiesen wurden. Diese Beispiele verdeutlichen, dass für die Übertragung auf die Klinik nicht nur einzelne Werte, wie hier der Median, sondern stets die gesamte Analyse der Barrierematerialien betrachtet werden sollte, um die Auswirkungen einer materialbasierten Adhäsionsbehandlung für den Patienten einschätzen und bewerten zu können. Zudem muss für die klinische Anwendung dieser Studie berücksichtigt werden, dass der sog. Barrierewert nicht die Situation des Gewebes im Individuum und damit im Patienten darstellt. Vielmehr soll dieser Wert die allein durch die Barriere verursachte Gewebereaktion präsentieren, durch die Subtraktion der barrierefernen Gewebesituation von der Reaktion in Barrierenähe. Hierdurch wird die Grundsituation des Individuums eliminiert und nur die durch das Material bedingte Reaktion des Gewebes gemessen. Folglich eignet sich der „Barrierewert" dafür, Barrieren möglichst objektiv bezüglich der gemessenen Parameter miteinander zu vergleichen. Um jedoch die Situation im Individuum nach Applikation einer Barriere zu bewerten, muss in unserem Modell stets die barrierenahe Gewebereaktion, welche die Konsequenz der Gewebereaktion auf das Implantat im Individuum aufzeigt, betrachtet werden. Das angewandte Modell ermöglicht somit sowohl eine objektive Evaluation von Barrierematerialien, ohne individuelle Besonderheiten der Tiere den untersuchten Barrieren anzulasten („Barrierewert"), als auch eine Darstellung und Bewertung der Gewebereaktion, wie sie nach der Applikation im Individuum auftritt, also die Konsequenz des Materialeinsatzes für das Individuum („barriere- bzw. läsionsnahes Gewebe"). Durch die detaillierte Auswertung und statistische Analyse wird zudem eine objektive, genaue und greifbare Bewertung gewährleistet.

Neben der Gewebereaktion wurden raster- und transmissionselektronenmikroskopisch die Quantität und Qualität der Defektheilung untersucht. Als Parameter dienten hierfür das Ausmaß an remesothelialisierter Fläche sowie die Oberflächen- und Gewebemorphologie. Es konnte gezeigt werden, dass 14 Tage nach peritonealer Schädigung die Oberfläche der Defektareale in unterschiedlichem Ausmaß sowohl von bindegewebigen Fasern als auch von Mesothelzellen bedeckt war. Große Unterschiede in der Morphologie der Defektoberfläche sowie der Phänotypen der auf der Oberfläche vorkommenden Zellen waren zwischen den Gruppen erkennbar, mit weiten remesothelialisierten Arealen in der SupraSeal®-Gruppe, gefolgt von der Adept®- und der Kontrollgruppe. Wenig oder keine Remesothelialisierung war hingegen in den mit Spraygel®, Seprafilm® und Intercoat® behandelten Tieren zu sehen (61).

Die aktive Rolle der Mesothelzellen in der serosalen Heilung *in situ* (599) wurde durch diese erste rasterelektronenmikroskopische Untersuchung der Oberflächenstruktur verschiedener Adhäsionsbarrieren im Tiermodell bekräftigt. In diesem Zusammenhang konnten frühere Untersuchungen *in vitro* zeigen, dass Mesothelzellen die Fähigkeit besitzen, einen Fibrinpropf zu durchwandern, um anschließend dessen Oberfläche zu besiedeln (111). Diese Beobachtungen führten zur Hypothese, dass die Bildung eines neuen, einzelligen Mesothelzellverbandes auf der Oberfläche der Fibrinmatrix womöglich eine wichtige Rolle in der peritonealen Heilung und der Prävention postoperativer Adhäsionen spielt. Um diese Annahme mittels histologischen Methoden näher zu untersuchen, wäre die Anfertigung von Serienschnitten notwendig. Eine Methode, die nicht nur sehr zeit- und kostenaufwändig ist, sondern auch das Risiko des Materialverlustes im Rahmen der Schnittanfertigung birgt. Demgegenüber konzentriert sich die Rasterelektronenmikroskopie auf die Oberflächenbeschaffenheit der Untersuchungsprobe und bietet in dieser die Möglichkeit die gesamte Oberfläche einzusehen. Dadurch kann mit dieser Methode das Ausmaß der Remesothelialisierung erfasst und die

Zellmorphologie sowie die Struktur der Oberflächen beurteilt werden, ohne diese durch die Präparation beschädigen oder Materialverluste in Kauf nehmen zu müssen (61).

Die in der Literatur beschriebene vollständige Defektheilung des Peritoneums nach fünf bis zehn Tagen (105-109) hat sich in unserer Studie mit einem Second-look nach 14 Tagen in keiner der Gruppen bestätigt. Zwischen den Barrieregruppen waren deutliche Unterschiede hinsichtlich der Quantität und der Qualität remesothelialisierter Flächen erkennbar. So waren in der SupraSeal®-Gruppe große Areale mit flachen, ruhenden Mesothelzellen, die teilweise von Mikrovilli bedeckt waren, erkennbar. Diese Flächen ähnelten der Oberflächenmorphologie gesunden Peritoneums. Auch die Adept®- und die Kontrollgruppe wiesen derartige Areale auf, wenn auch in geringerem Ausmaß, wobei letztere nie Mikrovilli aufzeigte. In der Spraygel®-Gruppe konnten zwar stellenweise Zellen nachgewiesen werden, diese waren jedoch oft rund und aktiviert. Große Areale dieser Gruppe zeigten jedoch auch faseriges Bindegewebe mit nur einzelnen Zellen. Die Oberfläche der Seprafilm®- und Intercoat®-Gruppe wies kaum Zellen auf, diese waren dann rund und aktiviert (61). Interessanterweise zeigte diese Untersuchung Parallelen zu den Ergebnissen der makroskopischen Evaluation dieser Präparate. SupraSeal®, das den größten Grad an Remesothelialisierung aufwies, erzielte auch das beste makroskopische Resultat in der Vermeidung postoperativer Adhäsionen (298, 458). Vom pathophysiologischen Gesichtspunkt aus unterstreicht dieses Ergebnis die wohlbekannte, aktive Rolle der Mesothelzellen in der peritonealen Heilung und der Genese postoperativer Adhäsionen, unter anderem durch ihre antithrombotische und fibrinolytische Wirkung (83, 84, 102).

Die Herkunft der die Defektoberflächen und Barrierematerialien bedeckenden Mesothelzellen bleibt allerdings, wie bereits oben erwähnt, ungeklärt. In der Literatur werden verschiedene mögliche Quellen für neues Mesothel im Zuge des Heilungsprozesses des Peritoneums diskutiert. Diese umfassen das Einwachsen von Mesothelzellen aus den Wundrändern (109, 117), die Besiedelung der Oberfläche durch flotierende Mesothelzellen aus der Peritonealflüssigkeit (114-116) sowie die Differenzierung mesenchymaler Stammzellen (108, 120, 121). Vom materialwissenschaftlichen Gesichtspunkt aus stellt jede dieser Möglichkeiten eine wichtige Erkenntnis für die Herstellung einer optimalen Adhäsionsbarriere dar. Im Falle der Zellmigration durch den Defekt hindurch, was anhand der Experimente von Bittinger *et al.* gut belegt wurde (68, 69, 98, 111), sollte das applizierte Material Poren einer optimalen Größe aufweisen, um die Zellmigration zu ermöglichen. Im Falle des Einwachsens von außen oder der direkten Kolonisierung durch flotierende Zellen sollte die Oberfläche der Barriere in ihrer chemischen und strukturellen Eigenschaft ein Anhaften der Zellen ermöglichen oder besser noch fördern und zudem die Proliferation der neu besiedelnden Zellen stimulieren.

Die Elektronenmikroskopie und speziell die Rasterelektronenmikroskopie stellte in dieser Untersuchung eine innovative Methode dar, die einen Beitrag zum besseren Verständnis der peritonealen Heilung sowie zur Bewertung der Gewebekompatibilität verschiedener Adhäsionsbarrieren *in situ* leisten kann (52, 294). Sie ermöglicht wertvolle Einblicke in das Verhalten von Mesothelzellen in der Umgebung verschiedener Materialien und stellt umgekehrt die Wirkung der Materialien auf ihre Umgebung dar (291, 293). Diese Evaluation der Oberfläche ist dabei sehr viel einfacher und zudem besser möglich als etwa mittels histologischer Methoden. Im Speziellen konnte in dieser Untersuchung nachgewiesen werden, dass die Oberflächen verschiedener Adhäsionsbarrieren sehr unterschiedliche Morphologien und Remesothelialisierungsgrade aufweisen, die teilweise mit dem makroskopischen Ergebnis der Barrieren korrelieren. Die Resultate eröffnen neue, innovative Möglichkeiten für die Beschreibung wichtiger Parameter zur Beurteilung von Adhäsionsbarrieren und geben weitere Einblicke in die Anforderungen an eine optimale, materialbasierte Adhäsionsprophylaxe. Diese exemplarische Auswertung nur einer Probe aus jeder Gruppe diente als sog. „Proof-of-concept" und sollte in weiteren Studien auf eine größere Fallzahl erweitert werden, um einen genaueren Einblick zu erlangen. Im Hinblick auf weitere Erkenntnisse der Pathogenese sowie den Verlauf des Heilungsprozesses unter dem Einfluss von Barrierematerialien wäre auch eine elektronenmikroskopische Zeitverlaufsuntersuchung interessant (61).

Ein aktuelles, innovatives, bildgebendes Verfahren zur Evaluation von Barrierematerialien stellt die Synchrotron-µCT dar. Mit dieser Methode ist es möglich, sowohl eine dreidimensionale Darstellung des Messobjektes zu erlangen, als auch zweidimensionale Schnittbilder aus jeder beliebigen Sequenz des Präparates. So kann nicht nur, wie mit dem Rasterelektronenmikroskop (REM), die Oberfläche der Probe eingesehen werden, sondern zusätzlich auch zweidimensionale Quer- und Längsschnitte, welche die Tiefe des Gewebes zeigen. Die Darstellung der Tiefe wäre zwar auch mittels Transmissionselektronenmikroskopie (TEM) und histologischer Schnittreihe möglich, allerdings sind die TEM und die Schnittreihe auf die jeweilige Schnittebene reduziert, die in der Anfertigung des Schnittes gewählt wurde, meist ein Frontal- oder Sagittalschnitt. Durch die Darstellung in der Synchrotron-µCT stehen jegliche Schnittbildrekonstruktionen sämtlicher Ebenen zur Verfügung, nicht nur die Frontal-, Sagittal- und Transversalebene, sondern auch sonst jede beliebige, bspw. schräge Ebene. Darüber hinaus werden mit der Synchrotron-µCT beide Verfahren, die zweidimensionale Schnittbildgeneration sowie die dreidimensionale Rekonstruktion der Oberfläche, miteinander in einer Methode verbunden. Diese Eigenschaften sind für die Beurteilung von Adhäsionsbarrieren sehr interessant, da zwar das Peritoneum nur eine dünne Haut sein mag, Prozesse wie das Heilungsgeschehen und die Entzündungsreaktion sind jedoch keineswegs auf eine einzige Ebene beschränkt sondern stellen sich dreidimensional, verschiedene Schichten und Ebenen des Gewebes betreffend, dar. Zur Beurteilung dieser Prozesse ist es von Vorteil, sie in ihrer Ausbreitung und Qualität vollständig nachvollziehen zu können, was durch das Verfahren der Synchrotron-μCT ermöglicht wird. Ferner können in der dreidimensionalen Ansicht auffällige Stellen gezielt im zweidimensionalen Schnittbild betrachtet werden, ein Hineinschauen in das Präparat an besonderen Stellen, die zuvor am Gesamtbild ermittelt werden, ist möglich. Dies stellt ebenfalls einen großen Vorteil für die Beurteilung der Gewebereaktion und des Verhaltens eines in das Gewebe eingebrachten Biomaterials dar.

Die im Rahmen dieser Untersuchung durchgeführten Aufnahmen einer mit SupraSeal® behandelten Gewebeprobe mit einem Synchrotron-μCT stellen lediglich einen ersten Versuch dar. Sowohl seitens der technischen Durchführung als auch in der Aufbereitung des Gewebes für die Messung sind große Spielräume für Verbesserungen vorhanden. Es sollte lediglich erprobt werden, ob eine Aufnahme derartiger Präparate im Synchrotron-μCT von Nutzen sein könnte im Sinne einer besseren Beurteilungsmöglichkeit verglichen mit alternativen bildgebenden Verfahren. Diese Fragestellung konnte positiv beantwortet werden. Allerdings sind die raren Kapazitäten in dieser Antwort ungeachtet, denn Messzeiten an einem Synchrotron-μCT sind einerseits teuer und es ist andererseits schwierig, Messkapazitäten zu erhalten.

Trotz den intensiven Bemühungen der Material- und Lebenswissenschaften und einer Vielzahl an bereits klinisch angewandten Adhäsionsbarrieren ist das optimale Material oder die optimale Rezeptur bisher nicht gefunden. Sogar auf grundlegende Fragestellungen gibt es bislang keine Antworten, beispielsweise welche Komponenten und Inhaltstoffe besonders geeignet sind für die Herstellung einer Adhäsionsbarriere (53), welches Material für welche klinische Indikation, wie z. B. eine Myomektomie oder Darmresektion, am besten geeignet ist sowie die Frage nach der Wahl zwischen flüssigen und festen Barrieren (34). Die histologische Auswertung dieser Studie zeigte keinen Unterschied der Gewebereaktion bei verschiedener Barrierekonsistenz. Sowohl die Gruppe der flüssigen als auch die der festen Barrieren waren lediglich mit einer minimalen Entzündung und Fibrosebildung behaftet. Ein möglicher Grund hierfür könnte sein, dass durch die Homogenität der beiden Gruppen, bedingt durch vollkommen unterschiedliche Barrierematerialien, mögliche Unterschiede der Gewebereaktion, die auf die Konsistenz zurückzuführen wären, verschleiert wurden. Zur Analyse der Auswirkungen auf die Gewebereaktion, die allein durch die Konsistenz bedingt sind, müsste daher ein anderes Modell gewählt werden, nämlich die Untersuchung einer einzigen Barriere in sowohl fester als auch flüssiger Form. Es könnte dann eine klare Aussage darüber getroffen werden, ob die Gewebereaktion wirklich durch die Konsistenz oder vielmehr durch die chemische Zusammensetzung des Barrierematerials beeinflusst wird.

Ungeachtet der Gewebereaktion bringen beide Varianten der Konsistenz signifikante Nachteile mit sich. Flüssige Barrieren bergen, bedingt durch zu rasche Resorption, das Risiko des Materialverlustes. Außerdem verweilt eine Flüssigkeit, immer der Schwerkraft folgend, durch die Bewegung des Patienten nicht am gewünschten Wirkort, wodurch die antiadhäsive Effektivität gemindert werden kann. Feste Barrieren hingegen sind komplizierter zu applizieren, vor allem im Hinblick auf die minimal-invasive Chirurgie, und müssen oftmals mit einer Naht am Gewebe fixiert werden - eine Maßnahme, die selbst Adhäsionen induziert (161). Aus diesem Grund wird die Grundlagenforschung dringend zur Klärung der Fragen benötigt, welche Materialeigenschaften einer Adhäsionsbarriere optimal sind hinsichtlich der Degradationsdauer, der antiadhäsiven Wirksamkeit und der Biokompatibilität (51). Histologische Studien wie die hier vorgestellten sind notwendig, um die Effektivität und Biokompatibilität materialbasierter Strategien zur Adhäsionsvermeidung auf der feingeweblichen und zellulären Ebene miteinander vergleichen zu können und dadurch neue Erkenntnisse in der Adhäsionsentstehung und -reduktion zu gewinnen (51, 52, 291). Diese Notwendigkeit wird umso deutlicher, wenn man bedenkt, dass mehrere Tierstudien, die verschiedene Barrieren untersucht haben, zu unterschiedlichen Ergebnissen mit zum Teil gegensätzlichen Aussagen über die antiadhäsive Effektivität verschiedener flüssiger und fester Materialien geführt haben (51).

Interessant ist die Rolle des Blutes in der Adhäsionsbildung. Im Vergleich zu früheren Studien scheint die Anwesenheit von Blut keine zwingende Rolle in Adhäsionsinduktionsmodellen mehr zu spielen. Während in früheren Studien die Rolle des Blutes in der Adhäsiogenese umstritten war - die Anwesenheit von Blut galt bei manchen Autoren als eine Grundvoraussetzung für die Entstehung sowohl peritonealer als auch perikardialer Adhäsionen (600-605), für andere wiederum spielte Blut keine oder nur eine untergeordnete Rolle (606-608) - gibt es heute Adhäsionsinduktionsmodelle, in denen keine relevante Blutung entsteht (609). Ein Beispiel hierfür stellt das in dieser Studie verwendete Adhäsionsmodell dar (298, 458). Dieses induzierte effektiv Adhäsionen durch Elektrokoagulation und Ischämie, hervorgerufen durch Knoten im Peritoneum. Beide Methoden erzeugen keine relevante Blutung (161, 610). Die Kontroverse um die notwendige Anwesenheit von Blut in frühen Studien könnte darauf beruhen, dass die Idee der aktiven Rolle und fibrinolytischen Fähigkeit des Mesothels erst Mitte des 20.

Jahrhunderts von Hartwell (611) postuliert, dann allmählich erforscht und bestätigt wurde (5, 81, 86-93, 144, 612, 613). Heute ist gut dokumentiert, dass nicht etwa die Anwesenheit von Blut, sondern ein Ungleichgewicht der Fibrinolyse und Fibrinbildung eine zentrale Rolle in der Adhäsionsbildung spielt (95, 139). Dieses Ungleichgewicht sowie die Exsudation von Fibrin kann durch verschiedene Mechanismen, die allesamt zu einem Schaden des Mesothels führen - in unserem Modell die thermische und ischämische Schädigung - verursacht werden (5). Auch wenn es keine zwingende Voraussetzung für die Entstehung postoperativer Adhäsionen darstellen mag, so ist dennoch unbestritten, dass die Anwesenheit von Blut die Bildung von Adhäsionen fördert und deren Ausmaß erhöht (614). Die Tatsache, dass auch Modelle, die keine relevante Blutung erzeugen, zuverlässig Adhäsionen generieren, unterstreicht wiederum die Bedeutung der Mesothelzellen in der peritonealen Wundheilung und der Entstehung postoperativer Adhäsionen.

Unerlässlich für eine optimale Barriere sind die zuverlässige Adhäsionsreduktion sowie die einfache und rasche Applikation durch den Chirurgen im klinischen Alltag. In diesem Zusammenhang könnten zwei moderne Entwicklungen aus der Materialwissenschaft auch für Barrierematerialien eine interessante Rolle spielen, die Optimierung und die Funktionalisierung (Abbildung 53, S. 179). Die Optimierung von Materialien bezieht sich auf deren Struktur und chemische Beschaffenheit. Als Beispiel hat ein Material in trockener Umgebung keine adhäsiven Eigenschaften und kann beliebig zusammengerollt oder gefaltet und anschließend problemlos wieder entrollt werden, ohne dabei zu verkleben. In feuchter und warmer Umgebung hingegen wird die Materialoberfläche adhäsiv. Ausgestattet mit diesem Merkmal könnte eine feste Adhäsionsbarriere im Hinblick auf die minimal-invasive Applikation zuerst außerhalb des Körpers beliebig vom Chirurgen auf die gewünschte Größe zugeschnitten werden, anschließend zusammengerollt durch einen Trokar in den Körper des Patienten eingeführt und dann über der Wundfläche wieder entrollt werden. Durch die Flüssigkeitssensibilität würde sich die Barriere an die Oberflächenstruktur des Gewebes anpassen und zuverlässig haften (Abbildung 54, S. 180). Um diese Eigenschaft zu erlangen, können verschiedene Parameter von Materialien entsprechend modifiziert werden: Aus der Idee selbstadhärierender Materialien heraus haben experimentelle Studien gezeigt, dass thermo- und flüssigkeitssensible Materialien eine hohe Bedeutung in der Veränderung von einem nicht adhärierenden in einen adhärierenden Materialzustand haben. Hierdurch wäre die Notwendigkeit des Annähens der Barriere nicht mehr gegeben, die minimalinvasive Applikation durch einen Trokar jedoch gleichzeitig möglich (615, 616).

Um dieses Ziel zu erreichen, könnten aktuelle Beobachtungen aus der Biomaterialwissenschaft neue Fortschritte erbringen, wie die aus der Natur „kopierten", biomimetischen Haftstrukturen (617-623): Beispiele stellen hierbei die geschmeidige, adhäsive Fußsohle von Baumfröschen dar (622) oder die Fußsohle von Geckos (623, 624), Dank derer es diesen Tieren möglich ist, sich auf glatten Oberflächen sicher fortzubewegen oder an senkrechten Wänden empor zu klettern. Vom biomimetischen Gesichtspunkt aus resultieren die adhäsiven Eigenschaften der Fußsohlen dieser Tiere aus einer speziellen topographischen Oberflächenstruktur. Die Erkenntnisse dieser Strukturmerkmale konnte bereits in neue Methoden eingesetzt werden, um reversibel Oberflächen miteinander zu verbinden (623, 625). Hierbei wurden verschiedene Methoden entwickelt, mittels derer die Topographie von Oberflächen modifiziert werden können oder die eine topographische Modifikation induzieren (626, 627).

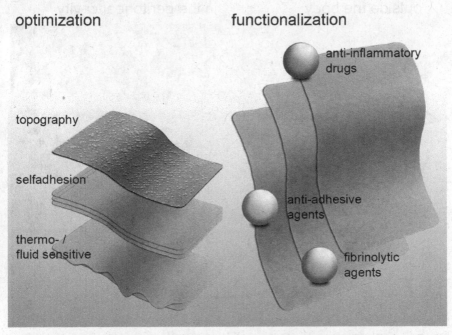

Abbildung 53: Perspektiven für die materialbasierte Optimierung und Funktionalisierung fester Barrieren: Die Modifikation der Materialeigenschaften oder Topographie, beispielsweise durch die Polarisation der Oberfläche, Thermo- und Flüssigkeitssensibilität und eine selbsthaftende Oberflächenmorphologie könnte die Behandlung mit Adhäsionsbarrieren im chirurgischen Arbeitsablauf entscheidend verbessern, vor allem im Hinblick auf die minimal-invasive Chirurgie. Mit der Integration entzündungshemmender, fibrinolytischer und antiadhäsiv wirkender Substanzen könnten Barrierematerialien darüber hinaus entsprechend der pathophysiologischen Mechanismen der Adhäsionsbildung funktionalisiert werden (51).

Neben der Optimierung stellt die pharmakologische Funktionalisierung von Biomaterialien eine innovative Weiterentwicklung dar (487), die durch eine enge Kooperation zwischen den Lebenswissenschaften und Materialwissenschaften vorangetrieben werden kann. Hierbei eröffnen insbesondere histologische Daten zur Gewebereaktion auf die unterschiedlichen Materialien neue Perspektiven, da ein besseres Verständnis der formalen Pathogenese der Adhäsionsbildung sowie der zellulären Mechanismen im Rahmen der materialbasierten Adhäsionsprophylaxe auch Grundlage für ein pharmakologisches Eingreifen und damit für eine weitere Funktionalisierung von Barrierematerialien darstellt (4). Die Etablierung antiadhäsiver Wirkstoffe und die Integration entzündungshemmender, fibrinolytischer und antiadhäsiv wirkender Substanzen in Barrierematerialien, also die Funktionalisierung von Adhäsionsbarrieren, wäre ein großer

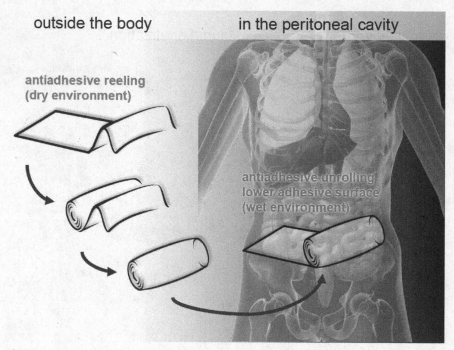

Abbildung 54: Vision einer festen Adhäsionsbarriere mit einfacher Anwendbarkeit: Die Materialeigenschaften sollten das Zusammenrollen der Barriere in trockener Umgebung außerhalb des Körpers ohne Verkleben der Oberflächen erlauben. Zudem sollte das Einbringen des Materials durch einen Trokar im Rahmen einer minimal-invasiven Anwendung möglich sein. Um ein nahtfreies Anbringen der Barriere zu gewährleisten, sollte ihre Oberfläche so konzipiert sein, dass das Material an der feuchten Wundfläche haftet. Ein Verkleben der Barriere mit sich selbst muss jedoch vermieden werden, um ein einfaches Entrollen des Materials innerhalb des Körpers zu garantieren. Darüber hinaus sollte sich die Barriere an die Morphologie seiner Unterfläche anpassen, um die Läsion vollständig zuverlässig zu bedecken (51).

Fortschritt für die erfolgreiche Vermeidung postoperativer Adhäsionen (51).

Die pharmakologische Funktionalisierung von Barrierematerialien erfordert die genaue Untersuchung der optimalen Freisetzungsrate potentieller Wirkstoffe für eine bestmögliche, antiadhäsive Effektivität mit den geringstmöglichen Nebenwirkungen. Zu diesem Zweck könnten neue Möglichkeiten der Oberflächenmodifikation genutzt werden. So steht die Nanotechnologie im Mittelpunkt intensiver Forschung (628), unter anderem zur Herstellung biomimetischer Scaffolds (629-631), zur Herstellung neuer oder der Verbesserung der Biokompatibilität bereits vorhandener Biomaterialien (632-634) sowie zur Synthese von Dosiersystemen durch die Beschichtung von Implantaten, oftmals mit pharmakologischen Substanzen (635-641) - eine Methode, die auch für Barrierematerialien genutzt werden könnte. Noch immer ist unklar, weshalb der Einsatz von Molekülen, die in die bekannten, relevanten Mechanismen der Adhäsionskaskade eingreifen, bisher nicht zu den erhofften Erfolgen geführt hat. Zum einen wird die rasche Resorption und Eliminierung der Wirkstoffe aus der Peritonealhöhle als mögliche Erklärung diskutiert (4, 289, 290). Aus diesem Grund stellen stadienabhängige Mechanismen und deren molekulare Regulierung während der peritonealen Wundheilung in Kombination mit der Entwicklung spezifischer, zeitlich steuerbarer Träger- und Dosiersysteme zur Applikation von Arzneimitteln zukünftige Herausforderungen für die Entwicklung einer klinisch angewandten, medikamentösen Prävention oder Therapie peritonealer Adhäsionen (289, 290). Zum anderen müssen die Pathomechanismen der Adhäsiogenese weiter untersucht werden, um ein besseres Verständnis dieses Prozesses für prophylaktische Strategien nutzen zu können (642-644). Außerdem sollten mögliche toxische Effekte der eingesetzten Materialien oder ihrer Abbauprodukte auf Mesothelzellen bedacht und ausgeschlossen werden, um zu vermeiden, dass die Remesothelialisierung materialbedingt inhibiert oder sogar verhindert wird. So wurde beispielsweise nachgewiesen, dass Icodextrin als Dialysat eine serosale Fibrose verursachen kann (645), die Funktions- und Lebensfähigkeit von Mesothelzellen reduziert sowie deren Proliferation inhibiert, mesotheliale Zellfunktionen verändert und Schäden an der DNS induziert (646-652). In der Weiterentwicklung von Adhäsionsbarrieren müssen daher die Wirkungen eingesetzter Materialien auf Mesothelzellen untersucht und eine mögliche Toxizität vermieden werden. In diesem Zusammenhang können histologische und immunhistochemische Studien wichtige Aufschlüsse über die Gewebereaktion, Gewebe-Material-Interaktion sowie der Pathogenese postoperativer Adhäsionen geben. Auch in die materialbasierte Adhäsionsprophylaxe involvierte zelluläre Mechanismen müssen untersucht werden, da sie die Basis bilden für zukünftige pharmakologische Modifizierungen. Hierbei repräsentieren beispielsweise TGF-β und TNF-α interessante Ziele zur Einflussnahme auf Fibroblasten und die Kollagensynthese im Rahmen der Fibrose bei Zell-Material-Interaktionen (653, 654). Deren zeitweilige Regulation während der vulnerablen Phase der Adhäsiogenese könnte einen wichtigen Schlüssel für die rationale Applikation arzneimittelfreisetzender Barrieresysteme darstellen (53).

Mit der Verwirklichung dieser Vorstellungen wären Adhäsionsbarrieren nicht mehr reine physikalische Barrieren, sondern hochkomplexe, optimierte und funktionalisierte Biomaterialsysteme, welche antiadhäsiv, hocheffizient, biologisch abbaubar und einfach applizierbar sind und durch eigene, haftende Eigenschaften modernste Fortschritte der Biomaterialforschung widerspiegeln würden. In einer weiteren Stufe könnte durch die Integration von Signalmolekülen und Wachstumsfaktoren das regenerative Potential serosaler Häute induziert werden, wodurch ein entscheidender Paradigmenwechsel von der physikalischen Separierung geschädigter Serosa hin zur materialassistierten Regeneration einer funktionalen, serosalen Membran im Sinne des Tissue Engineering vorangetrieben werden würde (Abbildung 55).

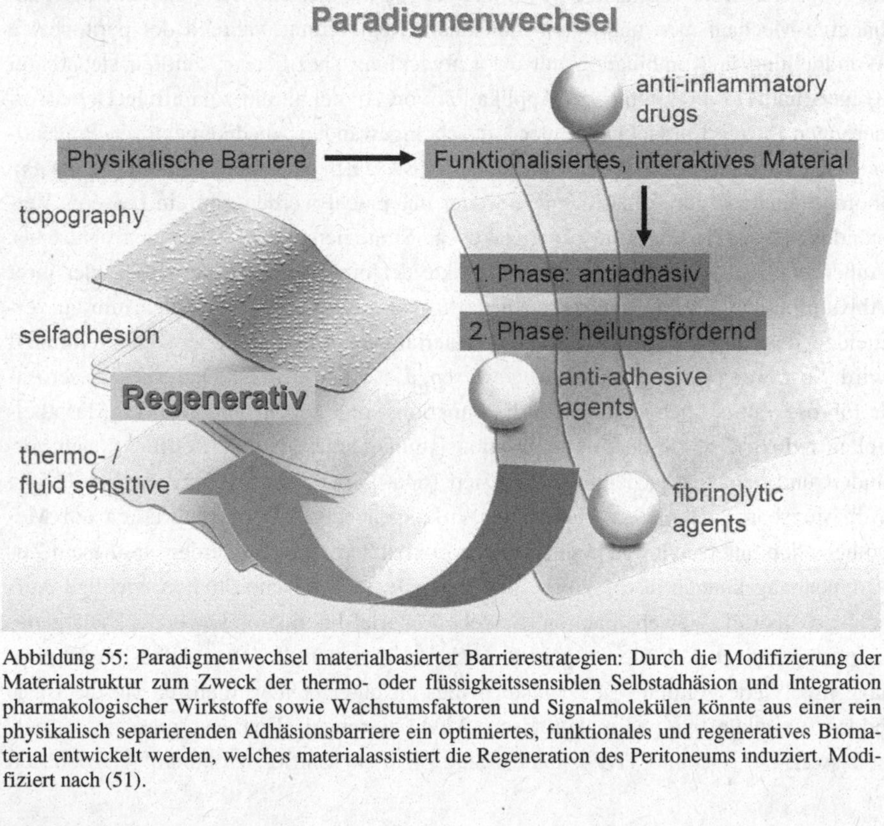

Abbildung 55: Paradigmenwechsel materialbasierter Barrierestrategien: Durch die Modifizierung der Materialstruktur zum Zweck der thermo- oder flüssigkeitssensiblen Selbstadhäsion und Integration pharmakologischer Wirkstoffe sowie Wachstumsfaktoren und Signalmolekülen könnte aus einer rein physikalisch separierenden Adhäsionsbarriere ein optimiertes, funktionales und regeneratives Biomaterial entwickelt werden, welches materialassistiert die Regeneration des Peritoneums induziert. Modifiziert nach (51).

7 Zusammenfassung

Die vorliegende Arbeit präsentiert die erste systematische und vergleichende histomorphologische Untersuchung von klinisch angewandten Adhäsionsbarrieren. Die Gewebereaktion auf fünf Barrieren sowie einer unbehandelten Kontrollgruppe wurde *in vivo* im Tiermodell 14 Tage nach Applikation histologisch und immunhistochemisch semiquantitativ ausgewertet. Zwar zeigten erwartungsgemäß für klinisch angewandte Materialien alle Barrieren insgesamt eine gute Biokompatibilität, hinsichtlich der Einzelparameter Entzündung, Fremdkörperreaktion, Makrophageninfiltration und Fibrose lagen jedoch beachtliche Unterschiede zwischen den Gruppen vor. Interessanterweise kam in den Präparaten des makroskopisch in der Adhäsionsvermeidung effektivsten Materials histologisch eine mäßige, floride granulozytäre Entzündungsreaktion bei gleichzeitig keiner Fibrosebildung zur Darstellung. Dieses Ergebnis unterstützt in der Literatur beschriebene Thesen, dass eine suffiziente Entzündung die Bildung von Fibrose mindern oder sogar verhindern kann. Vom materialwissenschaftlichen Aspekt würde diese Schlussfolgerung dazu führen, dass eine initiale Entzündung, welche aktuell prinzipiell als eine negative Reaktion im Rahmen einer Implantatapplikation gewertet wird, vielmehr für die Regulierung des Heilungsprozesses notwendig ist und sich durch eine geringere Fibrose sogar positiv auf die Biokompatibilität eines Biomaterials auswirken könnte.

Zusätzlich zur histologischen Analyse wurden immunhistochemisch CD68-positive Makrophagen untersucht, welche maßgeblich in der Regulation der Entzündung, Immunantwort, Wundheilung und Reaktion auf Biomaterialimplantate involviert sind. Im Rahmen dieser Studie kam keine Korrelation zwischen dem Vorhandensein CD68-positiver Makrophagen und der Gewebereaktion zur Darstellung. Vor dem Hintergrund eines Verständniswandels um Makrophagen, welche nicht mehr länger als homogene Zellart angesehen sondern gemäß ihrer Funktion in verschiedene Subpopulationen aufgeteilt werden, legt das Ergebnis dieser Arbeit nahe, dass die Gesamtzahl an Makrophagen, wie sie durch die Färbung gegen CD68 erzielt wird, nicht zielführend zu sein scheint für die Evaluation der Gewebereaktion und Biokompatibilität von Implantaten. Vielmehr sollte eine Weiterentwicklung der bisherigen Evaluationsscores angedacht werden, in der nicht nur die Gesamtzellzahl, sondern die verschiedenen Makrophagensubtypen klassifiziert, erfasst und bewertet werden. Ferner sollte untersucht werden, ob die vorhandene Zellzahl im Gewebe mit der Zellaktivität korreliert oder ob, um Aussagen über die Aktivität von Makrophagen treffen zu können, weniger die Anzahl an Zellen sondern vielmehr die Aktivität auf molekularer Ebene, durch die Expression von Wachstumsfaktoren, Signalmolekülen und Zytokinen, von Bedeutung ist.

Über die histologische und immunhistologische Analyse hinaus wurde im Rahmen dieser Arbeit erstmals die Oberflächenmorphologie von Barrierematerialien aus einem *in vivo* Versuch mittels Rasterelektronenmikroskopie semiquantitativ ausgewertet sowie transmissionselektronenmikroskopisch untersucht. Hierbei konnte erstmals das Ausmaß der Remesothelialisierung und die Morphologie der die Oberfläche bedeckenden Zellen beurteilt werden. Interessanterweise war, entgegen den Beschreibungen der Literatur, in welchen die peritoneale Heilung unabhängig von der Defektgröße nach fünf bis zehn Tagen vollständig abgeschlossen ist, in keiner der Gruppen nach 14 Tagen eine komplette Remesothelialisierung vorhanden. Interessant war weiterhin, dass teilweise der ultrastrukturelle Befund mit dem makroskopischen Ergebnis korrelierte. So zeigte SupraSeal®, die im Rahmen dieser Studie effektivste Adhäsionsbarriere, das größte Ausmaß an remesothelialisierter Fläche. Dies erscheint physiologisch plausibel, da Mesothelzellen als Merkmal einer abgeschlossenen Heilung angesehen werden und durch die Expression fibrinolytischer Substanzen zu einer Heilung ohne Adhäsionsbildung beitragen. Diese Ergebnisse erweitern die methodischen Möglichkeiten der Bewertung von Adhäsionsbarrieren durch den sinnvollen Einsatz der ultrastrukturellen Analyse und unterstreichen die große Bedeutung der Oberflächenmorphologie, der Mesothelzellen und der schnellen Remesothelialisierung im Sinne einer adhäsionsfreien Heilung. Durch die erfolgreiche, exemplarische Messung einer Probe in einem Synchrotron-μCT konnte zudem eine neue, innovative Methode zur Bewertung von Adhäsionsbarrieren aufgezeigt werden.

Die Frage nach der optimalen Barrierekonsistenz ist bisher nicht geklärt. Bislang gab es keine vergleichenden histologischen Daten hinsichtlich der Auswirkung der Barrierekonsistenz auf die Gewebereaktion. In der vorliegenden Untersuchung wurde histologisch und immunhistochemisch kein Unterschied zwischen diesen beiden Formen und der Kontrollgruppe festgestellt. Bei der Betrachtung dieser Ergebnisse ist jedoch die Heterogenität der Materialien zu berücksichtigen. Die Klärung der Konsistenzfrage bedarf daher weiterer Untersuchungen.

Im Rahmen dieser Arbeit konnte die hohe Relevanz der histomorphologischen Analyse der Gewebereaktion von Adhäsionsbarrieren hinsichtlich der Vermeidung postoperativer Adhäsionen neben der Bewertung der klinischen Effektivität aufgezeigt werden. Die systematische Untersuchung der Biokompatibilität, der Oberflächenmorphologie und der Gewebe-Material-Interaktion von Adhäsionsbarrieren und deren Beitrag zu einem besseren Verständnis der physiologischen Wundheilung des Peritoneums sowie der Pathophysiologie im Zuge der Adhäsionsentstehung mit und ohne Barriereeinsatz sind essentiell für die Aufklärung der Pathogenese des Krankheitsbildes postoperativer Adhäsionsbildung und Entwicklung einer Prophylaxe oder Therapie. Des Weiteren könnten Erkenntnisse aus Untersuchungen des Heilungsgeschehens peritonealer Wunden sowie der Auswirkungen von Adhäsionsbarrieren auf feingeweblicher und zellulärer Ebene eine Voraussetzung für die Weiterentwicklung materialbasierter Ansätze bilden, weg von rein physikalisch gewebetrennenden Barrieren hin zu funktionalen, regenerativen Biomaterialien im Sinne des Tissue Engineering.

8 Literaturverzeichnis

1. diZerega GS, Cortese S, Rodgers KE, Block KM, Falcone SJ, Juarez TG, et al. A modern biomaterial for adhesion prevention. J Biomed Mater Res B Appl Biomater. 2007;81(1):239-50.

2. Lauder CI, Garcea G, Strickland A, Maddern GJ. Abdominal adhesion prevention: still a sticky subject? Dig Surg. 2010;27(5):347-58.

3. Stanciu D, Menzies D. The magnitude of adhesion-related problems. Colorectal Dis. 2007;9 Suppl 2:35-8.

4. Brochhausen C, Schmitt VH, Krämer B, Rajab TK, Wallwiener M, Planck C, et al. Intraperitoneale Adhäsionen - Eine Herausforderung an der Schnittstelle von Materialforschung und Biomedizin. BIOmaterialien. 2009;10:7-17.

5. Hellebrekers BW, Kooistra T. Pathogenesis of postoperative adhesion formation. Br J Surg. 2011;98(11):1503-16.

6. Duron JJ, Olivier L. Foreign bodies and intraperitoneal post-operative adhesions. J Long Term Eff Med Implants. 1997;7(3-4):235-42.

7. Luijendijk RW, de Lange DC, Wauters CC, Hop WC, Duron JJ, Pailler JL, et al. Foreign material in postoperative adhesions. Ann Surg. 1996;223(3):242-8.

8. Baakdah H, Tulandi T. Adhesion in gynecology complication, cost, and prevention: a review. Surg Technol Int. 2005;14:185-90.

9. Diamond MP, Freeman ML. Clinical implications of postsurgical adhesions. Hum Reprod Update. 2001;7(6):567-76.

10. Imai A, Suzuki N. Topical non-barrier agents for postoperative adhesion prevention in animal models. Eur J Obstet Gynecol Reprod Biol. 2010;149(2):131-5.

11. Imudia AN, Kumar S, Saed GM, Diamond MP. Pathogenesis of Intra-abdominal and pelvic adhesion development. Semin Reprod Med. 2008;26(4):289-97.

12. Holmdahl L, Risberg B, Beck DE, Burns JW, Chegini N, diZerega GS, et al. Adhesions: pathogenesis and prevention-panel discussion and summary. Eur J Surg Suppl. 1997(577):56-62.

13. Ellis H, Moran BJ, Thompson JN, Parker MC, Wilson MS, Menzies D, et al. Adhesion-related hospital readmissions after abdominal and pelvic surgery: a retrospective cohort study. Lancet. 1999;353(9163):1476-80.

14. Komatsu K, Fujii A, Higami T. Haemostatic fleece (TachoComb) to prevent in-
     trapleural adhesions after thoracotomy: a rat model. Thorac Cardiovasc Surg.
     2007;55(6):385-90.

15. Tanaka A, Abe T, Matsuura A. Prevention of postoperative intrapleural adhesion
     of the thoracotomy incision by a bioresorbable membrane in the rat adhesion
     model. Ann Thorac Cardiovasc Surg. 2000;6(3):151-60.

16. Noishiki Y, Shintani N. Anti-adhesive membrane for pleural cavity. Artif Or-
     gans. 2010;34(3):224-9.

17. Takagi K, Tsuchiya T, Araki M, Yamasaki N, Nagayasu T, Hyon SH, et al. Nov-
     el biodegradable powder for preventing postoperative pleural adhesion. J Surg
     Res. 2013;179(1):e13-9.

18. Daroz LR, Lopes JB, Dallan LA, Campana-Filho SP, Moreira LF, Stolf NA. Pre-
     vention of postoperative pericardial adhesions using thermal sterile carboxyme-
     thyl chitosan. Rev Bras Cir Cardiovasc. 2008;23(4):480-7.

19. Saeidi M, Sobhani R, Movahedi M, Alsaeidi S, Samani RE. Effect of melatonin
     in the prevention of postoperative pericardial adhesion formation. Interact Cardi-
     ovasc Thorac Surg. 2009;9(1):26-8.

20. Alizzi AM, Summers P, Boon VH, Tantiongco JP, Thompson T, Leslie BJ, et al.
     Reduction of post-surgical pericardial adhesions using a pig model. Heart Lung
     Circ. 2012;21(1):22-9.

21. Chapa HO, Venegas G, Vanduyne CP, Antonetti AG, Sandate JP, Silver L. Peri-
     toneal adhesion prevention at cesarean section: an analysis of the effectiveness of
     an absorbable adhesion barrier. J Reprod Med. 2011;56(3-4):103-9.

22. Richards PJ, Turner AS, Gisler SM, Kraft S, Nuss K, Mark S, et al. Reduction in
     postlaminectomy epidural adhesions in sheep using a fibrin sealant-based medi-
     cated adhesion barrier. J Biomed Mater Res B Appl Biomater. 2010;92(2):439-
     46.

23. Weibel MA, Majno G. Peritoneal adhesions and their relation to abdominal sur-
     gery. A postmortem study. Am J Surg. 1973;126(3):345-53.

24. Al-Jabri S, Tulandi T. Management and prevention of pelvic adhesions. Semin
     Reprod Med. 2011;29(2):130-7.

25. Gonzalez-Quintero VH, Cruz-Pachano FE. Preventing adhesions in obstetric and
     gynecologic surgical procedures. Rev Obstet Gynecol. 2009;2(1):38-45.

26. Awonuga AO, Fletcher NM, Saed GM, Diamond MP. Postoperative adhesion development following cesarean and open intra-abdominal gynecological operations: a review. Reprod Sci. 2011;18(12):1166-85.

27. Wiseman DM. Disorders of adhesions or adhesion-related disorder: monolithic entities or part of something bigger--CAPPS? Semin Reprod Med. 2008;26(4):356-68.

28. Onders RP, Mittendorf EA. Utility of laparoscopy in chronic abdominal pain. Surgery. 2003;134(4):549-52; discussion 52-4.

29. Almeida OD, Jr., Val-Gallas JM. Conscious pain mapping. J Am Assoc Gynecol Laparosc. 1997;4(5):587-90.

30. Howard FM, El-Minawi AM, Sanchez RA. Conscious pain mapping by laparoscopy in women with chronic pelvic pain. Obstet Gynecol. 2000;96(6):934-9.

31. Rajab TK, Wallwiener M, Talukdar S, Kraemer B. Adhesion-related complications are common, but rarely discussed in preoperative consent: a multicenter study. World J Surg. 2009;33(4):748-50.

32. Silverman A, Samuels Q, Gikas H, Nawras A. Pregabalin for the Treatment of Abdominal Adhesion Pain: A Randomized, Double-Blind, Placebo-Controlled Trial. Am J Ther. 2012;19(6):419-28.

33. Marana R, Muzii L. Infertility and adhesions. In: diZerega GS, editor. Peritoneal Surgery. New York: Springer-Verlag; 2000. p. 329–33.

34. Wallwiener M, Brucker S, Hierlemann H, Brochhausen C, Solomayer E, Wallwiener C. Innovative barriers for peritoneal adhesion prevention: liquid or solid? A rat uterine horn model. Fertil Steril. 2006;86(4 Suppl):1266-76.

35. Ray NF, Denton WG, Thamer M, Henderson SC, Perry S. Abdominal adhesiolysis: inpatient care and expenditures in the United States in 1994. J Am Coll Surg. 1998;186(1):1-9.

36. Rizzo A, Spedicato M, Mutinati M, Minoia G, Angioni S, Jirillo F, et al. Peritoneal adhesions in human and veterinary medicine: from pathogenesis to therapy. A review. Immunopharmacol Immunotoxicol. 2010;32(3):481-94.

37. Menzies D, Ellis H. Intestinal obstruction from adhesions--how big is the problem? Ann R Coll Surg Engl. 1990;72(1):60-3.

38. Cheong YC, Laird SM, Li TC, Shelton JB, Ledger WL, Cooke ID. Peritoneal healing and adhesion formation/reformation. Hum Reprod Update. 2001;7(6):556-66.

39. Boland GM, Weigel RJ. Formation and prevention of postoperative abdominal adhesions. J Surg Res. 2006;132(1):3-12.

40. Rajab TK, Ahmad UN, Kelly E. Implications of late complications from adhesions for preoperative informed consent. J R Soc Med. 2010;103(8):317-21.

41. MacLean AR, Cohen Z, MacRae HM, O'Connor BI, Mukraj D, Kennedy ED, et al. Risk of small bowel obstruction after the ileal pouch-anal anastomosis. Ann Surg. 2002;235(2):200-6.

42. Attard JA, MacLean AR. Adhesive small bowel obstruction: epidemiology, biology and prevention. Can J Surg. 2007;50(4):291-300.

43. Scott FI, Osterman MT, Mahmoud NN, Lewis JD. Secular trends in small-bowel obstruction and adhesiolysis in the United States: 1988-2007. Am J Surg. 2012;204(3):315-20.

44. Hashimoto D, Hirota M, Matsukawa T, Yagi Y, Baba H. Clinical features of strangulated small bowel obstruction. Surg Today. 2012;42(11):1061-5.

45. Coleman MG, McLain AD, Moran BJ. Impact of previous surgery on time taken for incision and division of adhesions during laparotomy. Dis Colon Rectum. 2000;43(9):1297-9.

46. Lower AM, Hawthorn RJ, Ellis H, O'Brien F, Buchan S, Crowe AM. The impact of adhesions on hospital readmissions over ten years after 8849 open gynaecological operations: an assessment from the Surgical and Clinical Adhesions Research Study. BJOG. 2000;107(7):855-62.

47. Van Der Krabben AA, Dijkstra FR, Nieuwenhuijzen M, Reijnen MM, Schaapveld M, Van Goor H. Morbidity and mortality of inadvertent enterotomy during adhesiotomy. Br J Surg. 2000;87(4):467-71.

48. van Goor H. Consequences and complications of peritoneal adhesions. Colorectal Dis. 2007;9 Suppl 2:25-34.

49. diZerega GS. Contemporary adhesion prevention. Fertil Steril. 1994;61(2):219-35.

50. Ray NF, Larsen JW, Jr., Stillman RJ, Jacobs RJ. Economic impact of hospitalizations for lower abdominal adhesiolysis in the United States in 1988. Surg Gynecol Obstet. 1993;176(3):271-6.

51. Brochhausen C, Schmitt VH, Planck CNE, Rajab TK, Hollemann D, Tapprich C, et al. Current strategies and future perspectives for intraperitoneal adhesion prevention. J Gastrointest Surg. 2012;16(6):1256-74.

52. Schmitt VH, Brochhausen C, Planck CNE, Krämer B, Wallwiener M, Hierlemann H, et al. Different barriers for the prevention of peritoneal adhesions - a histological and scanning electron microscopical study. BIOmaterialien. 2009;10:147.

53. Brochhausen C, Schmitt VH, Rajab TK, Planck CN, Kramer B, Wallwiener M, et al. Intraperitoneal adhesions-an ongoing challenge between biomedical engineering and the life sciences. J Biomed Mater Res A. 2011;98(1):143-56.

54. The Practice Committee of the American Society for Reproductive Medicine in collaboration with the Society of Reproductive Surgeons. Pathogenesis, consequences, and control of peritoneal adhesions in gynecologic surgery. Fertil Steril. 2008;90(5):144-9.

55. Ahmad G, Duffy JM, Farquhar C, Vail A, Vandekerckhove P, Watson A, et al. Barrier agents for adhesion prevention after gynaecological surgery. Cochrane Database Syst Rev. 2008(2):CD000475.

56. Metwally M, Watson A, Lilford R, Vandekerckhove P. Fluid and pharmacological agents for adhesion prevention after gynaecological surgery. Cochrane Database Syst Rev. 2006(2):CD001298.

57. Hirschelmann A, Tchartchian G, Wallwiener M, Hackethal A, De Wilde RL. A review of the problematic adhesion prophylaxis in gynaecological surgery. Arch Gynecol Obstet. 2012;285(4):1089-97.

58. Dobbie JW. Durability of the peritoneal membrane. Perit Dial Int. 1995;15(7 Suppl):S87-91; discussion S91-2.

59. Andrews PM, Porter KR. The ultrastructural morphology and possible functional significance of mesothelial microvilli. Anat Rec. 1973;177(3):409-26.

60. Klein CL, Bittinger F, Skarke CC, Wagner M, Kohler H, Walgenbach S, et al. Effects of cytokines on the expression of cell adhesion molecules by cultured human omental mesothelial cells. Pathobiology. 1995;63(4):204-12.

61. Brochhausen C, Schmitt VH, Rajab TK, Planck CN, Kramer B, Tapprich C, et al. Mesothelial morphology and organisation after peritoneal treatment with solid and liquid adhesion barriers-a scanning electron microscopical study. J Mater Sci Mater Med. 2012;23(8):1931-9.

62. Dobbie JW. Morphology of the peritoneum in CAPD. Blood Purif. 1989;7(2-3):74-85.

63. Brochhausen C. Die Expression und Kinetik von Zelladhäsionsmolekülen in der entzündeten Appendix vermiformis: Ihre pathophysiologische und diagnostische Relevanz. Frankfurt am Main: Verlag Neue Wissenschaft; 2002.

64. Brokelman WJ, Lensvelt M, Borel Rinkes IH, Klinkenbijl JH, Reijnen MM. Peritoneal changes due to laparoscopic surgery. Surg Endosc. 2011;25(1):1-9.

65. Moore KL. Digestionstrakt. In: Moore KL, Lütjen-Decroll E, editors. Embryologie: Lehrbuch und Atlas der Entwicklungsgeschichte. Stuttgart und New York: Schattauer Verlag; 1986. p. 253-84.

66. Thomas NW. Embryology and structure of the mesothelium. In: Jones JSP, editor. Pathology of the mesothelium. London, Berlin, Heidelberg, New York, Paris, Tokyo: Springer-Verlag; 1987. p. 1-13.

67. Yanez-Mo M, Lara-Pezzi E, Selgas R, Ramirez-Huesca M, Dominguez-Jimenez C, Jimenez-Heffernan JA, et al. Peritoneal dialysis and epithelial-to-mesenchymal transition of mesothelial cells. N Engl J Med. 2003;348(5):403-13.

68. Bittinger F, Brochhausen C, Skarke C, Kohler H, Kirkpatrick CJ. Reconstruction of peritoneal-like structure in three-dimensional collagen gel matrix culture. Exp Cell Res. 1997;236(1):155-60.

69. Bittinger F, Klein CL, Skarke C, Brochhausen C, Otto M, Köhler H, et al. A Three-Dimensional Cell Culture Method for Studying Peritoneal Adhesions. In: Treutner K-H, Schumpelick, V, editor. Peritoneal Adhesions. Berlin Heidelberg: Springer Verlag; 1997. p. 49-63.

70. Bloom W. Blood cell formation and destruction. In: Bloom W, Fawcett DW, editors. A Textbook of Histology. Philadelphia: WB Saunders; 1978. p. 186-7.

71. Flessner MF. Peritoneal transport physiology: insights from basic research. J Am Soc Nephrol. 1991;2(2):122-35.

72. Gardner E. Abdominal viscera and peritoneum. In: Gardner E, Gray DJ, O'Rahilly R, editors. Anatomy: A Regional Study of Human Structure. Philadelphia: WB Saunders; 1969. p. 387-95.

73. Thors F, Drukker J. Serous membranes and their development, structure, and topography. In: Treutner K-H, Schumpelick V, editors. Peritoneal Adhesions. Berlin Heidelberg: Springer Verlag; 1997. p. 3-13.

74. Hills BA, Burke JR, Thomas K. Surfactant barrier lining peritoneal mesothelium: lubricant and release agent. Perit Dial Int. 1998;18(2):157-65.

75. Chailley-Heu B, Rubio S, Rougier JP, Ducroc R, Barlier-Mur AM, Ronco P, et al. Expression of hydrophilic surfactant proteins by mesentery cells in rat and man. Biochem J. 1997;328(Pt 1):251-6.

76. Dobbie JW, Lloyd JK. Mesothelium secretes lamellar bodies in a similar manner to type II pneumocyte secretion of surfactant. Perit Dial Int. 1989;9(3):215-9.

77. Beavis J, Harwood JL, Coles GA, Williams JD. Synthesis of phospholipids by human peritoneal mesothelial cells. Perit Dial Int. 1994;14(4):348-55.

78. Zhong JH, Guo QY, Ye RG, Lindholm B, Wang T. Phospholipids in dialysate and the peritoneal surface layer. Adv Perit Dial. 2000;16:36-41.

79. Dobbie JW, Pavlina T, Lloyd J, Johnson RC. Phosphatidylcholine synthesis by peritoneal mesothelium: its implications for peritoneal dialysis. Am J Kidney Dis. 1988;12(1):31-6.

80. Wang T, Cheng HH, Liu SM, Wang Y, Wu JL, Peng WX, et al. Increased peritoneal membrane permeability is associated with abnormal peritoneal surface layer. Perit Dial Int. 2001;21 Suppl 3:S345-8.

81. Benzer H, Bluemel G, Piza F. [on Relations between Fibrinolysis and Interperitoneal Adhesions]. Wien Klin Wochenschr. 1963;75:881-3.

82. Merlo G, Fausone G, Castagna B. Fibrinolytic activity of mesothelial lining of the displaced peritoneum. Am J Med Sci. 1983;286(2):12-4.

83. Merlo G, Fausone G, Barbero C, Castagna B. Fibrinolytic activity of the human peritoneum. Eur Surg Res. 1980;12(6):433-8.

84. van Hinsbergh VW, Kooistra T, Scheffer MA, Hajo van Bockel J, van Muijen GN. Characterization and fibrinolytic properties of human omental tissue mesothelial cells. Comparison with endothelial cells. Blood. 1990;75(7):1490-7.

85. Hartwell SW. Fibrous healing in human surgical wounds. In: Hartwell SE, editor. The Mechanics of Healing in Human Wounds. Springfield: Thomas; 1955. p. 109.

86. Myrhe-Jensen O, Larsen SB, Astrup T. Fibrinolytic activity in serosal and synovial membranes. Rats, guinea pigs, and rabbits. Arch Pathol. 1969;88(6):623-30.

87. Buckman RF, Jr., Buckman PD, Hufnagel HV, Gervin AS. A physiologic basis for the adhesion-free healing of deperitonealized surfaces. J Surg Res. 1976;21(2):67-76.

88. Gervin AS, Puckett CL, Silver D. Serosal hypofibrinolysis. A cause of postoperative adhesions. Am J Surg. 1973;125(1):80-8.

89. Hau T, Payne WD, Simmons RL. Fibrinolytic activity of the peritoneum during experimental peritonitis. Surg Gynecol Obstet. 1979;148(3):415-8.

90. Porter JM, McGregor FH, Jr., Mullen DC, Silver D. Fibrinolytic activity of mesothelial surfaces. Surg Forum. 1969;20:80-2.

91. Raftery AT. Effect of peritoneal trauma on peritoneal fibrinolytic activity and intraperitoneal adhesion formation. An experimental study in the rat. Eur Surg Res. 1981;13(6):397-401.

92. Ryan GB, Grobety J, Majno G. Mesothelial injury and recovery. Am J Pathol. 1973;71(1):93-112.

93. Molinas CR, Elkelani O, Campo R, Luttun A, Carmeliet P, Koninckx PR. Role of the plasminogen system in basal adhesion formation and carbon dioxide pneumoperitoneum-enhanced adhesion formation after laparoscopic surgery in transgenic mice. Fertil Steril. 2003;80(1):184-92.

94. Reijnen MM, Holmdahl L, Kooistra T, Falk P, Hendriks T, van Goor H. Time course of peritoneal tissue plasminogen activator after experimental colonic surgery: effect of hyaluronan-based antiadhesive agents and bacterial peritonitis. Br J Surg. 2002;89(1):103-9.

95. Hellebrekers BW, Trimbos-Kemper GC, Bakkum EA, Trimbos JB, Declerck PJ, Kooistra T, et al. Short-term effect of surgical trauma on rat peritoneal fibrinolytic activity and its role in adhesion formation. Thromb Haemost. 2000;84(5):876-81.

96. Hellebrekers BW, Trimbos-Kemper TC, Trimbos JB, Emeis JJ, Kooistra T. Use of fibrinolytic agents in the prevention of postoperative adhesion formation. Fertil Steril. 2000;74(2):203-12.

97. Vipond MN, Whawell SA, Thompson JN, Dudley HA. Peritoneal fibrinolytic activity and intra-abdominal adhesions. Lancet. 1990;335(8698):1120-2.

98. Bittinger F, Brochhausen C, Kohler H, Lehr HA, Otto M, Skarke C, et al. Differential expression of cell adhesion molecules in inflamed appendix: correlation with clinical stage. J Pathol. 1998;186(4):422-8.

99. Liberek T, Topley N, Luttmann W, Williams JD. Adherence of neutrophils to human peritoneal mesothelial cells: role of intercellular adhesion molecule-1. J Am Soc Nephrol. 1996;7(2):208-17.

100. Zeillemaker AM, Mul FP, Hoynck van Papendrecht AA, Leguit P, Verbrugh HA, Roos D. Neutrophil adherence to and migration across monolayers of human peritoneal mesothelial cells. The role of mesothelium in the influx of neutrophils during peritonitis. J Lab Clin Med. 1996;127(3):279-86.

101. Bittinger F, Klein CL, Skarke C, Brochhausen C, Walgenbach S, Rohrig O, et al. PECAM-1 expression in human mesothelial cells: an in vitro study. Pathobiology. 1996;64(6):320-7.

102. Yao V, Platell C, Hall JC. Role of peritoneal mesothelial cells in peritonitis. Br J Surg. 2003;90(10):1187-94.

103. van der Wal JB, Jeekel J. Biology of the peritoneum in normal homeostasis and after surgical trauma. Colorectal Dis. 2007;9 Suppl 2:9-13.

104. Muscatello G. Ueber den Bau und das Aufsaugungsvermögen des Peritonäum. VirchowsArchiv. 1895;142:327-58.

105. Eskeland G. Regeneration of parietal peritoneum in rats. 1. A light microscopical study. Acta Pathol Microbiol Scand. 1966;68(3):355-78.

106. Glucksman DL. Serosal integrity and intestinal adhesions. Surgery. 1966;60(5):1009-11.

107. Hubbard TB, Jr., Khan MZ, Carag VR, Jr., Albites VE, Hricko GM. The pathology of peritoneal repair: its relation to the formation of adhesions. Ann Surg. 1967;165(6):908-16.

108. Raftery AT. Regeneration of parietal and visceral peritoneum: an electron microscopical study. J Anat. 1973;115(Pt 3):375-92.

109. Ellis H, Harrison W, Hugh TB. The Healing of Peritoneum under Normal and Pathological Conditions. Br J Surg. 1965;52:471-6.

110. diZerega GS, Campeau JD. Peritoneal repair and post-surgical adhesion formation. Hum Reprod Update. 2001;7(6):547-55.

111. Bittinger F, Schepp C, Brochhausen C, Lehr HA, Otto M, Kohler H, et al. Remodeling of peritoneal-like structures by mesothelial cells: its role in peritoneal healing. J Surg Res. 1999;82(1):28-33.

112. Wallwiener D, Meyer A, Bastert G. Adhesion formation of the parietal and visceral peritoneum: an explanation for the controversy on the use of autologous and alloplastic barriers? Fertil Steril. 1998;69(1):132-7.

113. Raftery AT. Regeneration of parietal and visceral peritoneum. A light microscopical study. Br J Surg. 1973;60(4):293-9.

114. Johnson FR, Whitting HW. Repair of parietal peritoneum. Br J Surg. 1962;49:653-60.

115. Brunschwig A. Regeneration of peritoneum, with special reference to experimental and to clinical experience in radical resections of intraabdominal cancer. J Int Chir. 1953;13(3):265-8.

116. Brunschwig A, Robbins GF. Regeneration of peritoneum: experimental observations and clinical experience in radical resections of intra-abdominal cancer. XV Congr Soc Int Chir, Lisbonne, 1953. Bruxelles: Henri de Smedt; 1954. p. 756-65.

117. diZerega GS, Rodgers K. The Peritoneum. New York: Springer-Verlag; 1990.

118. Lucas PA, Warejcka DJ, Young HE, Lee BY. Formation of abdominal adhesions is inhibited by antibodies to transforming growth factor-beta1. J Surg Res. 1996;65(2):135-8.

119. Herrick SE, Mutsaers SE. The potential of mesothelial cells in tissue engineering and regenerative medicine applications. Int J Artif Organs. 2007;30(6):527-40.

120. Lucas PA. Stem cells for mesothelial repair: an understudied modality. Int J Artif Organs. 2007;30(6):550-6.

121. Lucas PA, Warejcka DJ, Zhang LM, Newman WH, Young HE. Effect of rat mesenchymal stem cells on development of abdominal adhesions after surgery. J Surg Res. 1996;62(2):229-32.

122. Böcker W, Denk H, Heitz PU. Pathologie. GmbH E, editor. München: Urban & Fischer Verlag; 2004.

123. Reed KL, Fruin AB, Bishop-Bartolomei KK, Gower AC, Nicolaou M, Stucchi AF, et al. Neurokinin-1 receptor and substance P messenger RNA levels increase during intraabdominal adhesion formation. J Surg Res. 2002;108(1):165-72.

124. Di Filippo C, Falsetto A, De Pascale V, Tufariello E, De Lucia D, Rossi F, et al. Plasma levels of t-PA and PAI-1 correlate with the formation of experimental post-surgical peritoneal adhesions. Mediators Inflamm. 2006;2006(4):13901.

125. Pirayesh A, Dur AH, Paauw NJ, Monstrey S, Kreis RW, Hoekstra MJ, et al. Evaluation of acellular dermis for closure of abdominal wall defects in a rat model. Eur Surg Res. 2008;41(4):346-52.

126. Wiczyk HP, Grow DR, Adams LA, O'Shea DL, Reece MT. Pelvic adhesions contain sex steroid receptors and produce angiogenesis growth factors. Fertil Steril. 1998;69(3):511-6.

127. Edelstam G, Fredens K, Venge P. Role of eosinophilic granulocytes in women with infertility and pelvic adhesions. Inflammation. 1994;18(4):361-71.

128. Hermanowicz A, Debek W, Oksiuta M, Matuszczak E, Chyczewski L, Dzienis-Koronkiewicz E. Mast cells in peritoneal fluid in rats with experimentally induced peritoneal adhesions. Folia Histochem Cytobiol. 2010;48(1):153-6.

129. Hermanowicz A, Debek W, Oksiuta M, Matuszczak E, Dzienis-Koronkiewicz E, Chyczewski L. Peritoneal cell response during adhesion formation. J Invest Surg. 2010;23(5):267-72.

130. Chegini N. Peritoneal molecular environment, adhesion formation and clinical implication. Front Biosci. 2002;7:e91-115.

131. Arung W, Meurisse M, Detry O. Pathophysiology and prevention of postoperative peritoneal adhesions. World J Gastroenterol. 2011;17(41):4545-53.

132. Pismensky SV, Kalzhanov ZR, Eliseeva MY, Kosmas IP, Mynbaev OA. Severe inflammatory reaction induced by peritoneal trauma is the key driving mechanism of postoperative adhesion formation. BMC Surg. 2011;11:30.

133. Brüggmann D, Tchartchian G, Wallwiener M, Münstedt K, Tinneberg HR, Hackethal A. Intra-abdominal adhesions: definition, origin, significance in surgical practice, and treatment options. Dtsch Arztebl Int. 2010;107(44):769-75.

134. Hellebrekers BW, Trimbos-Kemper TC, Boesten L, Jansen FW, Kolkman W, Trimbos JB, et al. Preoperative predictors of postsurgical adhesion formation and

the Prevention of Adhesions with Plasminogen Activator (PAPA-study): results of a clinical pilot study. Fertil Steril. 2009;91(4):1204-14.

135. deWilde RL, Trew G. Postoperative abdominal adhesions and their prevention in gynaecological surgery. Expert consus position. Gynecol Surg. 2007;4:161-8.

136. Wallwiener M, Wallwiener CW, Molinas R, Rajab TK, Brucker SY, Kraemer B, et al. Intraabdominal adhesion formation is associated with differential mRNA expression of metabolic genes PDHb and SDHa. Arch Gynecol Obstet. 2012;286(3):683-6.

137. Schmitt VH, Bittinger F, Kirkpatrick CJ, Brochhausen C. Acute appendicitis as an in situ model to analyse the dynamic processes of serosal wound healing. BI-Omaterialien. 2009;10:146.

138. diZerega GS. Use of adhesion barriers in pelvic reconstructive and gynecologic surgery. New York: Springer Verlag; 2000.

139. Hellebrekers BW, Emeis JJ, Kooistra T, Trimbos JB, Moore NR, Zwinderman KH, et al. A role for the fibrinolytic system in postsurgical adhesion formation. Fertil Steril. 2005;83(1):122-9.

140. Holmdahl L, Eriksson E, Eriksson BI, Risberg B. Depression of peritoneal fibrinolysis during operation is a local response to trauma. Surgery. 1998;123(5):539-44.

141. Scott-Coombes D, Whawell S, Vipond MN, Thompson J. Human intraperitoneal fibrinolytic response to elective surgery. Br J Surg. 1995;82(3):414-7.

142. Wiseman DM, Trout JR, Diamond MP. The rates of adhesion development and the effects of crystalloid solutions on adhesion development in pelvic surgery. Fertil Steril. 1998;70(4):702-11.

143. Cahill RA, Redmond HP. Cytokine orchestration in post-operative peritoneal adhesion formation. World J Gastroenterol. 2008;14(31):4861-6.

144. Buckman RF, Woods M, Sargent L, Gervin AS. A unifying pathogenetic mechanism in the etiology of intraperitoneal adhesions. J Surg Res. 1976 Jan;20(1):1-5.

145. Holmdahl L. Making and covering of surgical footprints. Lancet. 1999;353(9163):1456-7.

146. Diamond MP, El-Hammady E, Munkarah A, Bieber EJ, Saed G. Modulation of the expression of vascular endothelial growth factor in human fibroblasts. Fertil Steril. 2005;83(2):405-9.

147. Thaler K, Mack JA, Berho M, Grotendorst G, Wexner SD, Abramson SR. Coincidence of connective tissue growth factor expression with fibrosis and angiogenesis in postoperative peritoneal adhesion formation. Eur Surg Res. 2005;37(4):235-41.

148. Sulaiman H, Gabella G, Davis MC, Mutsaers SE, Boulos P, Laurent GJ, et al. Presence and distribution of sensory nerve fibers in human peritoneal adhesions. Ann Surg. 2001;234(2):256-61.

149. Liakakos T, Thomakos N, Fine PM, Dervenis C, Young RL. Peritoneal adhesions: etiology, pathophysiology, and clinical significance. Recent advances in prevention and management. Dig Surg. 2001;18(4):260-73.

150. Harris ES, Morgan RF, Rodeheaver GT. Analysis of the kinetics of peritoneal adhesion formation in the rat and evaluation of potential antiadhesive agents. Surgery. 1995;117(6):663-9.

151. Yelian FD, Shavell VI, Diamond MP. Early demonstration of postoperative adhesions in a rodent model. Fertil Steril. 2010;93(8):2734-7.

152. Saed GM, Zhao M, Diamond MP, Abu-Soud HM. Regulation of inducible nitric oxide synthase in post-operative adhesions. Hum Reprod. 2006;21(6):1605-11.

153. Chegini N, Kotseos K, Zhao Y, Ma C, McLean F, Diamond MP, et al. Expression of matrix metalloproteinase (MMP-1) and tissue inhibitor of MMP in serosal tissue of intraperitoneal organs and adhesions. Fertil Steril. 2001;76(6):1212-9.

154. Monk BJ, Berman ML, Montz FJ. Adhesions after extensive gynecologic surgery: clinical significance, etiology, and prevention. Am J Obstet Gynecol. 1994;170(5 Pt 1):1396-403.

155. Sbarra M, Boyd M, Dardarian TS. Complications due to adhesion formation following cesarean sections: a review of deliveries in three cases. Fertil Steril. 2009;92(1):394 e13-6.

156. Henne-Bruns D, Holtig A, Tesch C, Kremer B. [Prevention of adhesions by intraperitoneal administration of substances in abdominal interventions]. Langenbecks Arch Chir Suppl II Verh Dtsch Ges Chir. 1990:1027-30.

157. Singhal V, Li TC, Cooke ID. An analysis of factors influencing the outcome of 232 consecutive tubal microsurgery cases. Br J Obstet Gynaecol. 1991;98(7):628-36.

158. Winston RM, Margara RA. Microsurgical salpingostomy is not an obsolete procedure. Br J Obstet Gynaecol. 1991;98(7):637-42.

159. Robertson D, Lefebvre G, Leyland N, Wolfman W, Allaire C, Awadalla A, et al. Adhesion prevention in gynaecological surgery. J Obstet Gynaecol Can. 2010;32(6):598-608.

160. Kraemer B, Rothmund R, Fischer K, Scharpf M, Fend F, Smaxwil L, et al. A prospective, randomized, experimental study to investigate the peritoneal adhesion formation of noncontact argon plasma coagulation in a rat model. Fertil Steril. 2011;95(4):1328-32.

161. Wallwiener CW, Kraemer B, Wallwiener M, Brochhausen C, Isaacson KB, Rajab TK. The extent of adhesion induction through electrocoagulation and suturing in an experimental rat study. Fertil Steril. 2010;93(4):1040-4.

162. ten Broek RP, Wilbers J, van Goor H. Electrocautery causes more ischemic peritoneal tissue damage than ultrasonic dissection. Surg Endosc. 2011;25(6):1827-34.

163. Kamel RM. Prevention of postoperative peritoneal adhesions. Eur J Obstet Gynecol Reprod Biol. 2010;150(2):111-8.

164. deWilde RL, Trew G. Postoperative abdominal adhesions and their prevention in gynaecological surgery. Expert consensus position. Part 2-steps to reduce adhesions. Gynecol Surg. 2007;4:243-53.

165. Corona R, Verguts J, Binda MM, Molinas CR, Schonman R, Koninckx PR. The impact of the learning curve on adhesion formation in a laparoscopic mouse model. Fertil Steril. 2011;96(1):193-7.

166. Becker JM, Dayton MT, Fazio VW, Beck DE, Stryker SJ, Wexner SD, et al. Prevention of postoperative abdominal adhesions by a sodium hyaluronate-based bioresorbable membrane: a prospective, randomized, double-blind multicenter study. J Am Coll Surg. 1996;183(4):297-306.

167. Menzies D. Peritoneal adhesions. Incidence, cause, and prevention. Surg Annu. 1992;24(Pt 1):27-45.

168. The Practice Committee of the American Society for Reproductive Medicine in collaboration with the Society of Reproductive Surgeons. Pathogenesis, consequences, and control of peritoneal adhesions in gynecologic surgery. Fertil Steril. 2007;88(1):21-6.

169. Gutt CN, Oniu T, Schemmer P, Mehrabi A, Buchler MW. Fewer adhesions induced by laparoscopic surgery? Surg Endosc. 2004;18(6):898-906.

170. Szomstein S, Lo Menzo E, Simpfendorfer C, Zundel N, Rosenthal RJ. Laparoscopic lysis of adhesions. World J Surg. 2006;30(4):535-40.

171. Awonuga AO, Saed GM, Diamond MP. Laparoscopy in gynecologic surgery: adhesion development, prevention, and use of adjunctive therapies. Clin Obstet Gynecol. 2009;52(3):412-22.

172. Prushik SG, Stucchi AF, Matteotti R, Aarons CB, Reed KL, Gower AC, et al. Open adhesiolysis is more effective in reducing adhesion reformation than laparoscopic adhesiolysis in an experimental model. Br J Surg. 2010;97(3):420-7.

173. Brill AI, Nezhat F, Nezhat CH, Nezhat C. The incidence of adhesions after prior laparotomy: a laparoscopic appraisal. Obstet Gynecol. 1995;85(2):269-72.

174. Levrant SG, Bieber EJ, Barnes RB. Anterior abdominal wall adhesions after laparotomy or laparoscopy. J Am Assoc Gynecol Laparosc. 1997;4(3):353-6.

175. Lower AM, Hawthorn RJ, Clark D, Boyd JH, Finlayson AR, Knight AD, et al. Adhesion-related readmissions following gynaecological laparoscopy or laparotomy in Scotland: an epidemiological study of 24 046 patients. Hum Reprod. 2004;19(8):1877-85.

176. Nappi C, Di Spiezio Sardo A, Greco E, Guida M, Bettocchi S, Bifulco G. Prevention of adhesions in gynaecological endoscopy. Hum Reprod Update. 2007;13(4):379-94.

177. Jorgensen JO, Lalak NJ, Hunt DR. Is laparoscopy associated with a lower rate of postoperative adhesions than laparotomy? A comparative study in the rabbit. Aust N Z J Surg. 1995;65(5):342-4.

178. Alpay Z, Saed GM, Diamond MP. Postoperative adhesions: from formation to prevention. Semin Reprod Med. 2008;26(4):313-21.

179. Kavic SM. Adhesions and adhesiolysis: the role of laparoscopy. JSLS. 2002;6(2):99-109.

180. Novitsky YW, Litwin DE, Callery MP. The net immunologic advantage of laparoscopic surgery. Surg Endosc. 2004;18(10):1411-9.

181. Edlich RF, Long WB 3rd, Gubler DK, Rodeheaver GT, Thacker JG, Borel L, et al. Dangers of cornstarch powder on medical gloves: seeking a solution. Ann Plast Surg. 2009;63(1):111-5.

182. Numanoglu V, Cihan A, Salman B, Ucan BH, Cakmak GK, Cesur A, et al. Comparison between powdered gloves, powder-free gloves and hyaluronate/carboxymethylcellulose membrane on adhesion formation in a rat caecal serosal abrasion model. Asian J Surg. 2007;30(2):96-101.

183. Ott DE. Laparoscopy and tribology: the effect of laparoscopic gas on peritoneal fluid. J Am Assoc Gynecol Laparosc. 2001;8(1):117-23.

184. Molinas CR, Koninckx PR. Hypoxaemia induced by CO_2 or helium pneumoperitoneum is a co-factor in adhesion formation in rabbits. Hum Reprod. 2000;15(8):1758-63.

185. Yesildaglar N, Koninckx PR. Adhesion formation in intubated rabbits increases with high insufflation pressure during endoscopic surgery. Hum Reprod. 2000;15(3):687-91.

186. Ott DE. Laparoscopy and adhesion formation, adhesions and laparoscopy. Semin Reprod Med. 2008;26(4):322-30.

187. Peng Y, Zheng M, Ye Q, Chen X, Yu B, Liu B. Heated and humidified CO_2 prevents hypothermia, peritoneal injury, and intra-abdominal adhesions during prolonged laparoscopic insufflations. J Surg Res. 2009;151(1):40-7.

188. Ott DE. Shakespeare's view of the laparoscopic pneumoperitoneum. JSLS. 2011;15(3):282-4.

189. Bergstrom M, Falk P, Holmdahl L. CO_2 promotes plasminogen activator inhibitor type 1 expression in human mesothelial cells. Surg Endosc. 2003;17(11):1818-22.

190. Binda MM, Koninckx PR. Hyperoxia and prevention of adhesion formation: a laparoscopic mouse model for open surgery. BJOG. 2010;117(3):331-9.

191. Cheong YC, Bajekal N, Li TC. Peritoneal closure--to close or not to close. Hum Reprod. 2001;16(8):1548-52.

192. Lyell DJ, Caughey AB, Hu E, Daniels K. Peritoneal closure at primary cesarean delivery and adhesions. Obstet Gynecol. 2005;106(2):275-80.

193. Roset E, Boulvain M, Irion O. Nonclosure of the peritoneum during caesarean section: long-term follow-up of a randomised controlled trial. Eur J Obstet Gynecol Reprod Biol. 2003;108(1):40-4.

194. Tulandi T, Hum HS, Gelfand MM. Closure of laparotomy incisions with or without peritoneal suturing and second-look laparoscopy. Am J Obstet Gynecol. 1988;158(3 Pt 1):536-7.

195. Bates GW, Jr., Shomento S. Adhesion prevention in patients with multiple cesarean deliveries. Am J Obstet Gynecol. 2011;205(6):19-24.

196. Viana Ade T, Daud FV, Bonizzia A, Barros PH, Gouvea ES. Comparative study between parietal peritoneum suture and nonsuture in midline laparotomies in rats. Acta Cir Bras. 2008;23(4):348-51.

197. Binnebosel M, Klink CD, Grommes J, Jansen M, Neumann UP, Junge K. Influence of small intestinal serosal defect closure on leakage rate and adhesion formation: a pilot study using rabbit models. Langenbecks Arch Surg. 2011;396(1):133-7.

198. Komoto Y, Shimoya K, Shimizu T, Kimura T, Hayashi S, Temma-Asano K, et al. Prospective study of non-closure or closure of the peritoneum at cesarean delivery in 124 women: Impact of prior peritoneal closure at primary cesarean on the interval time between first cesarean section and the next pregnancy and significant adhesion at second cesarean. J Obstet Gynaecol Res. 2006;32(4):396-402.

199. Cheong YC, Premkumar G, Metwally M, Peacock JL, Li TC. To close or not to close? A systematic review and a meta-analysis of peritoneal non-closure and adhesion formation after caesarean section. Eur J Obstet Gynecol Reprod Biol. 2009;147(1):3-8.

200. Shi Z, Ma L, Yang Y, Wang H, Schreiber A, Li X, et al. Adhesion formation after previous caesarean section-a meta-analysis and systematic review. BJOG. 2011;118(4):410-22.

201. Kapustian V, Anteby EY, Gdalevich M, Shenhav S, Lavie O, Gemer O. Effect of closure versus nonclosure of peritoneum at cesarean section on adhesions: a prospective randomized study. Am J Obstet Gynecol. 2012;206(1):56 e1-4.

202. Avsar FM, Sahin M, Aksoy F, Avsar AF, Akoz M, Hengirmen S, et al. Effects of diphenhydramine HCl and methylprednisolone in the prevention of abdominal adhesions. Am J Surg. 2001;181(6):512-5.

203. Sahin M, Cakir M, Avsar FM, Tekin A, Kucukkartallar T, Akoz M. The effects of anti-adhesion materials in preventing postoperative adhesion in abdominal

cavity (anti-adhesion materials for postoperative adhesions). Inflammation. 2007;30(6):244-9.

204. Muzii L, Marana R, Brunetti L, Margutti F, Vacca M, Mancuso S. Postoperative adhesion prevention with low-dose aspirin: effect through the selective inhibition of thromboxane production. Hum Reprod. 1998;13(6):1486-9.

205. Oh SH, Kim JK, Song KS, Noh SM, Ghil SH, Yuk SH, et al. Prevention of postsurgical tissue adhesion by anti-inflammatory drug-loaded pluronic mixtures with sol-gel transition behavior. J Biomed Mater Res A. 2005;72(3):306-16.

206. Rodgers KE, Johns DB, Girgis W, diZerega GS. Prevention of adhesion formation with intraperitoneal administration of tolmetin and hyaluronic acid. J Invest Surg. 1997;10(6):367-73.

207. Aldemir M, Ozturk H, Erten C, Buyukbayram H. The preventive effect of Rofecoxib in postoperative intraperitoneal adhesions. Acta Chir Belg. 2004;104(1):97-100.

208. Suckow MA, Hodde JP, Wolter WR, Wood KV, Hiles MC, Janis AD. Addition of nimesulide to small intestinal submucosa biomaterial inhibits postsurgical adhesiogenesis in rats. J Biomed Mater Res B Appl Biomater. 2010;93(1):18-23.

209. Shapiro I, Granat M, Sharf M. The effect of intraperitoneal colchicine on the formation of peritoneal adhesions in the rat. Arch Gynecol. 1982;231(3):227-33.

210. Granat M, Tur-Kaspa I, Zylber-Katz E, Schenker JG. Reduction of peritoneal adhesion formation by colchicine: a comparative study in the rat. Fertil Steril. 1983;40(3):369-72.

211. Saed GM, Zhang W, Diamond MP. Molecular characterization of fibroblasts isolated from human peritoneum and adhesions. Fertil Steril. 2001;75(4):763-8.

212. Saed GM, Munkarah AR, Diamond MP. Cyclooxygenase-2 is expressed in human fibroblasts isolated from intraperitoneal adhesions but not from normal peritoneal tissues. Fertil Steril. 2003;79(6):1404-8.

213. Guvenal T, Yanar O, Timuroglu Y, Cetin M, Cetin A. Effects of selective and non-selective cyclooxygenase (COX) inhibitors on postoperative adhesion formation in a rat uterine horn model. Clin Exp Obstet Gynecol. 2010;37(1):49-52.

214. Guvenal T, Cetin A, Ozdemir H, Yanar O, Kaya T. Prevention of postoperative adhesion formation in rat uterine horn model by nimesulide: a selective COX-2 inhibitor. Hum Reprod. 2001;16(8):1732-5.

215. Greene AK, Alwayn IP, Nose V, Flynn E, Sampson D, Zurakowski D, et al. Prevention of intra-abdominal adhesions using the antiangiogenic COX-2 inhibitor celecoxib. Ann Surg. 2005;242(1):140-6.

216. Cahill RA. Prevention of intra-abdominal adhesions using the antiangiogenic COX-2 inhibitor celecoxib. Ann Surg. 2006;244(2):327-8; author reply 8.

217. Rasti M, Parvaresh E, Tavajoh S, Talaei M. The comparison of diphenhydramine HCl and Nedocromil sodium in prevention of abdominal postoperative adhesion formation in rat models: an experimental study. Int J Surg. 2007;5(6):384-7.

218. Tepetes K, Asprodini EK, Christodoulidis G, Spyridakis M, Kouvaras E, Hatzitheofilou K. Prevention of postoperative adhesion formation by individual and combined administration of 4 per cent icodextrin and dimetindene maleate. Br J Surg. 2009;96(12):1476-83.

219. Yetkin G, Uludag M, Citgez B, Karakoc S, Polat N, Kabukcuoglu F. Prevention of peritoneal adhesions by intraperitoneal administration of vitamin E and human amniotic membrane. Int J Surg. 2009;7(6):561-5.

220. Ersoz N, Ozler M, Altinel O, Sadir S, Ozerhan IH, Uysal B, et al. Melatonin prevents peritoneal adhesions in rats. J Gastroenterol Hepatol. 2009;24(11):1763-7.

221. Binda MM, Molinas CR, Bastidas A, Koninckx PR. Effect of reactive oxygen species scavengers, antiinflammatory drugs, and calcium-channel blockers on carbon dioxide pneumoperitoneum-enhanced adhesions in a laparoscopic mouse model. Surg Endosc. 2007;21(10):1826-34.

222. Yildiz H, Durmus AS, Simsek H, Yaman I. The comparison of methylene blue and vitamin E in prevention of abdominal postoperative adhesion formation in rat uterine horn models: Biochemical and histopathologic evaluation. Acta Cir Bras. 2011;26(1):51-7.

223. Durmus AS, Yildiz H, Yaman I, Simsek H. Efficacy of vitamin E and selenium for the prevention of intra-abdominal adhesions in rats: uterine horn models. Clinics (Sao Paulo). 2011;66(7):1247-51.

224. Sagol S, Ozsener S, Dincer O, Yilmaz H, Karadadas N. The effect of medroxyprogesterone acetate and heparin in the prevention of postsurgical adhesion formation in the rat uterine model. J Obstet Gynaecol Res. 1999;25(4):287-93.

225. Bozkurt S, Yuzbasioglu MF, Bulbuloglu E, Gul M, Kale IT. Prevention of postoperative peritoneal adhesions by administration of estrogen. J Invest Surg. 2009;22(4):263-7.

226. Binda MM, Koninckx PR. Prevention of adhesion formation in a laparoscopic mouse model should combine local treatment with peritoneal cavity conditioning. Hum Reprod. 2009;24(6):1473-9.

227. Rajab TK, Kraemer B, Petri N, Brochhausen C, Schmitt VH, Wallwiener M. Intra-operative locally injected pharmacotherapy as a novel strategy for adhesion prophylaxis. Int J Surg. 2012;10(9):489-92.

228. Bateman BG, Nunley WC, Jr., Kitchin JD, 3rd. Prevention of postoperative peritoneal adhesions with ibuprofen. Fertil Steril. 1982;38(1):107-8.

229. Gazzaniga AB, James JM, Shobe JB, Oppenheim EB. Prevention of peritoneal adhesions in the rat. The effects of dexamethasone, methylprednisolone, promethazine, and human fibrinolysin. Arch Surg. 1975;110(4):429-32.

230. Kapur BM, Talwar JR, Gulati SM. Oxyphenbutazone--anti-inflammatory agent-- in prevention of peritoneal adhesions. Arch Surg. 1969;98(3):301-2.

231. O'Brien WF, Drake TS, Bibro MC. The use of ibuprofen and dexamethasone in the prevention of postoperative adhesion formation. Obstet Gynecol. 1982;60(3):373-8.

232. Puchalski A. [The influence of cumulative dexamethasone, promethazine and dextran 70 used as protection against intraperitoneal adhesions on selected parameters of humoral immunity in women operated on for infertility]. Ann Acad Med Stetin. 1998;44:115-36.

233. Kirdak T, Uysal E, Korun N. [Assessment of effectiveness of different doses of methylprednisolone on intraabdominal adhesion prevention]. Ulus Travma Acil Cerrahi Derg. 2008;14(3):188-91.

234. Davey AK, Maher PJ. Surgical adhesions: a timely update, a great challenge for the future. J Minim Invasive Gynecol. 2007;14(1):15-22.

235. Zorio E, Gilabert-Estellès J, Espana F, Ramon LA, Cosin R, Estelles A. Fibrinolysis: the key to new pathogenetic mechanisms. Curr Med Chem. 2008;15(9):923-9.

236. Al-Chalabi HA, Otubo JA. Value of a single intraperitoneal dose of heparin in prevention of adhesion formation: an experimental evaluation in rats. Int J Fertil. 1987;32(4):332-5.

237. Reid RL, Hahn PM, Spence JE, Tulandi T, Yuzpe AA, Wiseman DM. A randomized clinical trial of oxidized regenerated cellulose adhesion barrier (Interceed, TC7) alone or in combination with heparin. Fertil Steril. 1997;67(1):23-9.

238. Fukasawa M, Girgis W, diZerega GS. Inhibition of postsurgical adhesions in a standardized rabbit model: II. Intraperitoneal treatment with heparin. Int J Fertil. 1991;36(5):296-301.

239. Kutlay J, Ozer Y, Isik B, Kargici H. Comparative effectiveness of several agents for preventing postoperative adhesions. World J Surg. 2004;28(7):662-5.

240. Parsak CK, Satar S, Akcam T, Satar D, Sungur I. Effectiveness of treatment to prevent adhesions after abdominal surgery: an experimental evaluation in rats. Adv Ther. 2007;24(4):796-802.

241. Sahin Y, Saglam A. Synergistic effects of carboxymethylcellulose and low molecular weight heparin in reducing adhesion formation in the rat uterine horn model. Acta Obstet Gynecol Scand. 1994;73(1):70-3.

242. Kement M, Censur Z, Oncel M, Buyukokuroglu ME, Gezen FC. Heparin for adhesion prevention: comparison of three different dosages with Seprafilm in a murine model. Int J Surg. 2011;9(3):225-8.

243. Turkcapar AG, Ozarslan C, Erdem E, Bumin C, Erverdi N, Kutlay J. The effectiveness of low molecular weight heparin on adhesion formation in experimental rat model. Int Surg. 1995;80(1):92-4.

244. Vela AR, Littleton JC, O'Leary JP. The effects of minidose heparin and low molecular weight heparin on peritonitis in the rat. Am Surg. 1999;65(5):473-7.

245. Jansen RP. Failure of peritoneal irrigation with heparin during pelvic operations upon young women to reduce adhesions. Surg Gynecol Obstet. 1988;166(2):154-60.

246. Metwally M, Gorvy D, Watson A, Li TC. Hyaluronic acid fluid agents for the prevention of adhesions after fertility-preserving gynecological surgery: a meta-analysis of randomized controlled trials. Fertil Steril. 2007;87(5):1139-46.

247. Reed KL, Stucchi AF, Becker JM. Pharmacologic inhibition of adhesion formation and peritoneal tissue-type plasminogen activator activity. Semin Reprod Med. 2008;26(4):331-40.

248. Sulaiman H, Dawson L, Laurent GJ, Bellingan GJ, Herrick SE. Role of plasminogen activators in peritoneal adhesion formation. Biochem Soc Trans. 2002;30(2):126-31.

249. Dorr PJ, Vemer HM, Brommer EJ, Willemsen WN, Veldhuizen RW, Rolland R. Prevention of postoperative adhesions by tissue-type plasminogen activator (t-PA) in the rabbit. Eur J Obstet Gynecol Reprod Biol. 1990;37(3):287-91.

250. Irkorucu O, Ferahkose Z, Memis L, Ekinci O, Akin M. Reduction of postsurgical adhesions in a rat model: a comparative study. Clinics (Sao Paulo). 2009;64(2):143-8.

251. Topal E, Ozturk E, Sen G, Yerci O, Yilmazlar T. A comparison of three fibrinolytic agents in prevention of intra-abdominal adhesions. Acta Chir Belg. 2010;110(1):71-5.

252. Hoscan Y, Karabulut Z, Hoscan MB, Arikan S, Ogus E, Muderrisoglu H. Oral fluvastatin reduces the severity of peritoneal adhesions in rats. Acta Chir Belg. 2010;110(1):66-70.

253. Aarons CB, Cohen PA, Gower A, Reed KL, Leeman SE, Stucchi AF, et al. Statins (HMG-CoA reductase inhibitors) decrease postoperative adhesions by increasing peritoneal fibrinolytic activity. Ann Surg. 2007;245(2):176-84.

254. Kucuk HF, Kaptanoglu L, Kurt N, Uzun H, Eser M, Bingul S, et al. The role of simvastatin on postoperative peritoneal adhesion formation in an animal model. Eur Surg Res. 2007;39(2):98-102.

255. Lalountas MA, Ballas KD, Skouras C, Asteriou C, Kontoulis T, Pissas D, et al. Preventing intraperitoneal adhesions with atorvastatin and sodium hyaluronate/carboxymethylcellulose: a comparative study in rats. Am J Surg. 2010;200(1):118-23.

256. Lalountas M, Ballas KD, Michalakis A, Psarras K, Asteriou C, Giakoustidis DE, et al. Postoperative adhesion prevention using a statin-containing cellulose film in an experimental model. Br J Surg. 2012;99(3):423-9.

257. Ural AU, Avcu F, Demirbag S. Bisphosphonates may increase peritoneal fibrinolytic activity by inhibiting the mevalonate pathway. Ann Surg. 2008;247(1):203-4; author reply 4-5.

258. van der Wal JB, Jeekel J. The use of statins in postoperative adhesion prevention. Ann Surg. 2007;245(2):185-6.

259. Schreinemacher MH. Postoperative adhesion prevention using a statin-containing cellulose film in an experimental model (comment on: Br J Surg 2012; 99: 423-429). Br J Surg. 2012;99(3):430.

260. Abbas M, Nafeh AE, Elsebae M, Farouk Y. Dose related effect of systemic antibiotics in prevention of postoperative intra-abdominal adhesion formation in experimental animals. J Egypt Soc Parasitol. 2008;38(3):813-22.

261. Bothin C, Midtvedt T, Perbeck L. Orally delivered antibiotics which lower bacterial numbers decrease experimental intra-abdominal adhesions. Langenbecks Arch Surg. 2003;388(2):112-5.

262. Oncel M, Kurt N, Remzi FH, Sensu SS, Vural S, Gezen CF, et al. The effectiveness of systemic antibiotics in preventing postoperative, intraabdominal adhesions in an animal model. J Surg Res. 2001;101(1):52-5.

263. Rappaport WD, Holcomb M, Valente J, Chvapil M. Antibiotic irrigation and the formation of intraabdominal adhesions. Am J Surg. 1989;158(5):435-7.

264. Sortini D, Feo CV, Maravegias K, Carcoforo P, Pozza E, Liboni A, et al. Role of peritoneal lavage in adhesion formation and survival rate in rats: an experimental study. J Invest Surg. 2006;19(5):291-7.

265. Saed GM, Kruger M, Diamond MP. Expression of transforming growth factor-beta and extracellular matrix by human peritoneal mesothelial cells and by fibroblasts from normal peritoneum and adhesions: effect of Tisseel. Wound Repair Regen. 2004;12(5):557-64.

266. Chegini N, Kotseos K, Zhao Y, Bennett B, McLean FW, Diamond MP, et al. Differential expression of TGF-beta1 and TGF-beta3 in serosal tissues of human intraperitoneal organs and peritoneal adhesions. Hum Reprod. 2001;16(6):1291-300.

267. Freeman ML, Saed GM, Elhammady EF, Diamond MP. Expression of transforming growth factor beta isoform mRNA in injured peritoneum that healed with adhesions and without adhesions and in uninjured peritoneum. Fertil Steril. 2003;80 Suppl 2:708-13.

268. Chegini N. The role of growth factors in peritoneal healing: transforming growth factor beta (TGF-beta). Eur J Surg Suppl. 1997(577):17-23.

269. Shah M, Foreman DM, Ferguson MW. Control of scarring in adult wounds by neutralising antibody to transforming growth factor beta. Lancet. 1992;339(8787):213-4.

270. Ferguson MW, O'Kane S. Scar-free healing: from embryonic mechanisms to adult therapeutic intervention. Philos Trans R Soc Lond B Biol Sci. 2004;359(1445):839-50.

271. Chegini N. TGF-beta system: the principal profibrotic mediator of peritoneal adhesion formation. Semin Reprod Med. 2008;26(4):298-312.

272. Falk P, Bergstrom M, Palmgren I, Holmdahl L, Breimer ME, Ivarsson ML. Studies of TGF-beta(1-3) in serosal fluid during abdominal surgery and their effect on in vitro human mesothelial cell proliferation. J Surg Res. 2009;154(2):312-6.

273. Okamoto Y, Takai S, Miyazaki M. Effect of chymase-dependent transforming growth factor beta on peritoneal adhesion formation in a rat model. Surg Today. 2004;34(10):865-7.

274. Gomez-Gil V, Garcia-Honduvilla N, Pascual G, Rodriguez M, Bujan J, Bellon JM. Peritoneal adhesion formation and reformation tracked by sequential laparoscopy: optimizing the time point for adhesiolysis. Surgery. 2010;147(3):378-91.

275. Gorvy DA, Herrick SE, Shah M, Ferguson MW. Experimental manipulation of transforming growth factor-beta isoforms significantly affects adhesion formation in a murine surgical model. Am J Pathol. 2005;167(4):1005-19.

276. Guo H, Leung JC, Cheung JS, Chan LY, Wu EX, Lai KN. Non-viral Smad7 gene delivery and attenuation of postoperative peritoneal adhesion in an experimental model. Br J Surg. 2009;96(11):1323-35.

277. Ma C, Tarnuzzer RW, Chegini N. Expression of matrix metalloproteinases and tissue inhibitor of matrix metalloproteinases in mesothelial cells and their regulation by transforming growth factor-beta1. Wound Repair Regen. 1999;7(6):477-85.

278. Alexander SP. 7TM Receptors-Guide to Receptors and Channels (GRAC), 4th Edition. Br J Pharmacol. 2009;158:5-101.

279. Alexander SP, Mathie A, Peters JA. Guide to Receptors and Channels (GRAC), 5th edition. Br J Pharmacol. 2011;164(1):1-324.

280. Reed KL, Stucchi AF, Leeman SE, Becker JM. Inhibitory effects of a neurokinin-1 receptor antagonist on postoperative peritoneal adhesion formation. Ann N Y Acad Sci. 2008;1144:116-26.

281. Cheong YC, Shelton JB, Laird SM, Li TC, Ledger WL, Cooke ID. Peritoneal fluid concentrations of matrix metalloproteinase-9, tissue inhibitor of metalloproteinase-1, and transforming growth factor-beta in women with pelvic adhesions. Fertil Steril. 2003;79(5):1168-75.

282. Cohen PA, Gower AC, Stucchi AF, Leeman SE, Becker JM, Reed KL. A neurokinin-1 receptor antagonist that reduces intraabdominal adhesion formation increases peritoneal matrix metalloproteinase activity. Wound Repair Regen. 2007;15(6):800-8.

283. Reed KL, Fruin AB, Gower AC, Stucchi AF, Leeman SE, Becker JM. A neurokinin 1 receptor antagonist decreases postoperative peritoneal adhesion formation and increases peritoneal fibrinolytic activity. Proc Natl Acad Sci U S A. 2004;101(24):9115-20.

284. Lim R, Morrill JM, Prushik SG, Reed KL, Gower AC, Leeman SE, et al. An FDA approved neurokinin-1 receptor antagonist is effective in reducing intraabdominal adhesions when administered intraperitoneally, but not orally. J Gastrointest Surg. 2008;12(10):1754-61.

285. Prushik SG, Aarons CB, Matteotti R, Reed KL, Gower AC, Leeman SE, et al. A neurokinin 1 receptor antagonist decreases adhesion reformation after laparoscopic lysis of adhesions in a rat model of adhesion formation. Surg Endosc. 2007;21(10):1790-5.

286. Reed KL, Heydrick SJ, Aarons CB, Prushik S, Gower AC, Stucchi AF, et al. A neurokinin-1 receptor antagonist that reduces intra-abdominal adhesion formation decreases oxidative stress in the peritoneum. Am J Physiol Gastrointest Liver Physiol. 2007;293(3):G544-51.

287. Cohen PA, Aarons CB, Gower AC, Stucchi AF, Leeman SE, Becker JM, et al. The effectiveness of a single intraperitoneal infusion of a neurokinin-1 receptor antagonist in reducing postoperative adhesion formation is time dependent. Surgery. 2007;141(3):368-75.

288. Lim R, Stucchi AF, Morrill JM, Reed KL, Lynch R, Becker JM. The efficacy of a hyaluronate-carboxymethylcellulose bioresorbable membrane that reduces postoperative adhesions is increased by the intra-operative co-administration of a neurokinin 1 receptor antagonist in a rat model. Surgery. 2010;148(5):991-9.

289. Yeo Y, Kohane DS. Polymers in the prevention of peritoneal adhesions. Eur J Pharm Biopharm. 2008;68(1):57-66.

290. Bajaj G, Yeo Y. Drug delivery systems for intraperitoneal therapy. Pharm Res. 2010;27(5):735-8.

291. Brochhausen C, Schmitt, V.H., Rajab, T., Planck, C., Krämer, B., Wallwiener, C., Wallwiener, M., Wallwiener, D., Planck, H., Kirkpatrick, C.J. Prevention of peritoneal adhesions by different barriers in a rat model - an histological and scanning electron microscopical study. Der Pathologe 2009;30(1):39.

292. Kirkpatrick CJ, Bittinger F, Wagner M, Kohler H, van Kooten TG, Klein CL, et al. Current trends in biocompatibility testing. Proc Inst Mech Eng H. 1998;212(2):75-84.

293. Brochhausen C, Schmitt, V.H., Wiedenroth, C.B., Krämer, B., Rajab, T.K., Wallwiener, M., Wallwiener, C., Wallwiener, D., Planck, H., Kirkpatrick, C.J. Remesothelialization of a polylactide-based membrane for the prevention of peritoneal adhesions. Eur Cell Mat. 2008;16(1):26.

294. Brochhausen C, Krämer B, Rajab TK, Schmitt V, Wallwiener M, Wallwiener C, et al. First results of the remesothelialization of a polylactide based foil for peritoneal adhesion. BIOmaterialien. 2007;8:150.

295. Parker MC, Wilson MS, van Goor H, Moran BJ, Jeekel J, Duron JJ, et al. Adhesions and colorectal surgery - call for action. Colorectal Dis. 2007;9 Suppl 2:66-72.

296. Brown CB, Luciano AA, Martin D, Peers E, Scrimgeour A, diZerega GS. Adept (icodextrin 4% solution) reduces adhesions after laparoscopic surgery for adhesiolysis: a double-blind, randomized, controlled study. Fertil Steril. 2007;88(5):1413-26.

297. Verco SJS, Brown CB. Peritoneal adhesions: problems and solutions. Eur Pharm Contractor. 2000;August:74-81.

298. Rajab TK, Wallwiener M, Planck C, Brochhausen C, Kraemer B, Wallwiener CW. A direct comparison of seprafilm, adept, intercoat, and spraygel for adhesion prophylaxis. J Surg Res. 2010;161(2):246-9.

299. diZerega GS, Verco SJ, Young P, Kettel M, Kobak W, Martin D, et al. A randomized, controlled pilot study of the safety and efficacy of 4% icodextrin solution in the reduction of adhesions following laparoscopic gynaecological surgery. Hum Reprod. 2002;17(4):1031-8.

300. diZerega GS, Campeau JD. Use of instillates to prevent intraperitoneal adhesions: crystalloids and dextran. Infertil Reprod Med Clinics North Am. 1994;5:463-78.

301. Jansen RP. Failure of intraperitoneal adjuncts to improve the outcome of pelvic operations in young women. Am J Obstet Gynecol. 1985;153(4):363-71.

302. Cohen BM, Heyman T, Mast D. Use of intraperitoneal solutions for preventing pelvic adhesions in the rat. J Reprod Med. 1983;28(10):649-53.

303. Hart R, Magos A. Laparascopically instilled fluid: the rate of absorption and the effects on patient comfort and fluid balance. Gyneacol Endocs. 1996;5:287-91.

304. Hellebrekers BW, Trimbos-Kemper GC, van Blitterswijk CA, Bakkum EA, Trimbos JB. Effects of five different barrier materials on postsurgical adhesion formation in the rat. Hum Reprod. 2000;15(6):1358-63.

305. Shear L, Swartz C, Shinaberger JA, Barry KG. Kinetics of Peritoneal Fluid Absorption in Adult Man. N Engl J Med. 1965;272:123-7.

306. Peers E, Gokal R. Icodextrin: overview of clinical experience. Perit Dial Int. 1997;17(1):22-6.

307. Hosie K, Gilbert JA, Kerr D, Brown CB, Peers EM. Fluid dynamics in man of an intraperitoneal drug delivery solution: 4% icodextrin. Drug Deliv. 2001;8(1):9-12.

308. Dobbie JW, Gilbert JA. Intraperitoneal drug delivery systems. Eur Pharm Contractor. 1999;May:44-8.

309. Gilbert JA, Peers EM, Brown CB. IP chemotherapy using icodextrin. Perit Dial Int. 1999;19(1):78.

310. Gilbert JA, Peers EM, Brown CB. IP drug delivery in cancer and AIDS, using icodextrin (ICO). Perit Dial Int. 1999;19(1):79.

311. Verco SJ, Peers EM, Brown CB, Rodgers KE, Roda N, diZerega G. Development of a novel glucose polymer solution (icodextrin) for adhesion prevention: pre-clinical studies. Hum Reprod. 2000;15(8):1764-72.

312. Menzies D, Pascual MH, Walz MK, Duron JJ, Tonelli F, Crowe A, et al. Use of icodextrin 4% solution in the prevention of adhesion formation following general surgery: from the multicentre ARIEL Registry. Ann R Coll Surg Engl. 2006;88(4):375-82.

313. Catena F, Ansaloni L, Di Saverio S, Pinna AD. P.O.P.A. Study: Prevention of Postoperative Abdominal Adhesions by Icodextrin 4% Solution After Laparotomy for Adhesive Small Bowel Obstruction. A Prospective Randomized Controlled Trial. J Gastrointest Surg. 2012;16(2):382-8.

314. Schnuriger B, Barmparas G, Branco BC, Lustenberger T, Inaba K, Demetriades D. Prevention of postoperative peritoneal adhesions: a review of the literature. Am J Surg. 2011;201(1):111-21.

315. Kössi J, Grönlund S, Uotila-Nieminen M, Crowe A, Knight A, Keränen U. The effect of 4% icodextrin solution on adhesiolysis surgery time at the Hartmann's reversal: a pilot, multicentre, randomized control trial vs lactated Ringer's solution. Colorectal Dis. 2009;11(2):168-72.

316. Catena F, Di Saverio S, Kelly MD, Biffl WL, Ansaloni L, Mandala V, et al. Bologna Guidelines for Diagnosis and Management of Adhesive Small Bowel Obstruction (ASBO): 2010 Evidence-Based Guidelines of the World Society of Emergency Surgery. World J Emerg Surg. 2011;6:5.

317. Trew G, Pistofidis G, Pados G, Lower A, Mettler L, Wallwiener D, et al. Gynaecological endoscopic evaluation of 4% icodextrin solution: a European, multicentre, double-blind, randomized study of the efficacy and safety in the reduction of de novo adhesions after laparoscopic gynaecological surgery. Hum Reprod. 2011;26(8):2015-27.

318. Lüllmann-Rauch R. Histologie. Stuttgart: Georg Thieme Verlag; 2003.

319. Ustun C, Kocak I, Akpolat I. Effects of Seprafilm (sodium hyaluranate-based bioresorbable), Sepracoat (0.4% hyaluronic acid), and Ringer's lactate on the prevention of postsurgical adhesion formation in rat models. J Obstet Gynaecol. 2000;20(1):78-80.

320. Diamond MP. Reduction of de novo postsurgical adhesions by intraoperative precoating with Sepracoat (HAL-C) solution: a prospective, randomized, blinded, placebo-controlled multicenter study. The Sepracoat Adhesion Study Group. Fertil Steril. 1998;69(6):1067-74.

321. Lundorff P, van Geldorp H, Tronstad SE, Lalos O, Larsson B, Johns DB, et al. Reduction of post-surgical adhesions with ferric hyaluronate gel: a European study. Hum Reprod. 2001;16(9):1982-8.

322. Roman H, Canis M, Kamble M, Botchorishvili R, Pouly JL, Mage G. Efficacy of three adhesion-preventing agents in reducing severe peritoneal trauma induced

by bipolar coagulation in a laparoscopic rat model. Fertil Steril. 2005;83(1):1113-8.

323. Tang CL, Jayne DG, Seow-Choen F, Ng YY, Eu KW, Mustapha N. A randomized controlled trial of 0.5% ferric hyaluronate gel (Intergel) in the prevention of adhesions following abdominal surgery. Ann Surg. 2006;243(4):449-55.

324. Wiseman DM. Registries for anti-adhesion products? Fertil Steril. 2006;85(4):7; author reply 8.

325. Wiseman DM. Possible Intergel Reaction Syndrome (pIRS). Ann Surg. 2006;244(4):630-2.

326. Caballero J, Tulandi T. Effects of Ringer's lactate and fibrin glue on postsurgical adhesions. J Reprod Med. 1992;37(2):141-3.

327. Arnold PB, Green CW, Foresman PA, Rodeheaver GT. Evaluation of resorbable barriers for preventing surgical adhesions. Fertil Steril. 2000;73(1):157-61.

328. Sheppard BB, De Virgilio C, Bleiweis M, Milliken JC, Robertson JM. Inhibition of intra-abdominal adhesions: fibrin glue in a long term model. Am Surg. 1993;59(12):786-90.

329. Meek K, de Virgilio C, Murrell Z, Karamatsu M, Stabile B, Amin S, et al. Inhibition of intra-abdominal adhesions: a comparison of hemaseel APR and cryoprecipitate fibrin glue. J Invest Surg. 2001;14(4):227-33.

330. de Virgilio C, Dubrow T, Sheppard BB, MacDonald WD, Nelson RJ, Lesavoy MA, et al. Fibrin glue inhibits intra-abdominal adhesion formation. Arch Surg. 1990;125(10):1378-81; discussion 81-2.

331. Gungor B, Malazgirt Z, Topgul K, Gok A, Bilgin M, Yuruker S. Comparative evaluation of adhesions to intraperitoneally placed fixation materials: a laparoscopic study in rats: adhesions to fixation materials. Indian J Surg. 2010;72(6):475-80.

332. Diamond MP, Kruger M, Saed GM. Effect of Tisseel on expression of tissue plasminogen activator and plasminogen activator inhibitor-1. Fertil Steril. 2004;81(6):1657-64.

333. Kjaergard HK. Patient-derived fibrin sealant: clinical, preclinical, and biophysical aspects. Dan Med Bull. 2003;50(4):293-309.

334. Hills BA. Role of surfactant in peritoneal dialysis. Perit Dial Int. 2000;20(5):503-15.

335. Aritas Y, Akcan A, Erdogan AR, Akgun H, Saraymen R, Akyildiz H. Effects of melatonin and phospholipid on adhesion formation and correlation with vascular endothelial growth factor expression in rats. Ulus Travma Acil Cerrahi Derg. 2009;15(5):416-22.

336. Muller SA, Treutner KH, Anurov M, Titkova S, Oettinger AP, Schumpelick V. Experimental evaluation of phospholipids and icodextrin in re-formation of peritoneal adhesions. Br J Surg. 2003;90(12):1604-7.

337. Snoj M, Ar'Rajab A, Ahren B, Bengmark S. Effect of phosphatidylcholine on postoperative adhesions after small bowel anastomosis in the rat. Br J Surg. 1992;79(5):427-9.

338. Butz N, Muller SA, Treutner KH, Anurov M, Titkova S, Oettinger AP, et al. The influence of blood on the efficacy of intraperitoneally applied phospholipids for prevention of adhesions. BMC Surg. 2007;7:14.

339. Muller SA, Treutner KH, Haase G, Kinzel S, Tietze L, Schumpelick V. Effect of intraperitoneal antiadhesive fluids in a rat peritonitis model. Arch Surg. 2003;138(3):286-90.

340. Ferland R, Campbell PK. Pre-clinical evaluation of a next-generation spray adhesion barrier for multiple site adhesion protection. Surg Technol Int. 2009;18:137-43.

341. SprayShield versus SprayGel. SprayShieldde. 2011; last updated 28.09.2011 [cited 17.11.2011]. URL http://sprayshield.de/sprayshield/sprayshield-versus-spraygel/.

342. SprayShield™ – new adhesions barrier to prevent adhesions formation after surgical procedures. SprayShieldnet. 2011; last updated 02.11.2011 [cited 17.11.2011]. URL http://sprayshield.net/sprayshield/sprayshield%E2%84%A2-new-adhesions-barrier-to-prevent-adhesions-formation-after-surgical-procedures/.

343. Mettler L, Audebert A, Lehmann-Willenbrock E, Schive K, Jacobs VR. Prospective clinical trial of SprayGel as a barrier to adhesion formation: an interim analysis. J Am Assoc Gynecol Laparosc. 2003;10(3):339-44.

344. Mettler L, Audebert A, Lehmann-Willenbrock E, Jacobs VR, Schive K. New adhesion prevention concept in gynecological surgery. JSLS. 2003;7(3):207-9.

345. Mettler L, Audebert A, Lehmann-Willenbrock E, Schive-Peterhansl K, Jacobs VR. A randomized, prospective, controlled, multicenter clinical trial of a spraya-

ble, site-specific adhesion barrier system in patients undergoing myomectomy. Fertil Steril. 2004;82(2):398-404.

346. Johns DA, Ferland R, Dunn R. Initial feasibility study of a sprayable hydrogel adhesion barrier system in patients undergoing laparoscopic ovarian surgery. J Am Assoc Gynecol Laparosc. 2003;10(3):334-8.

347. Tjandra JJ, Chan MK. A sprayable hydrogel adhesion barrier facilitates closure of defunctioning loop ileostomy: a randomized trial. Dis Colon Rectum. 2008;51(6):956-60.

348. Ten Broek RP, Kok-Krant N, Verhoeve HR, van Goor H, Bakkum EA. Efficacy of polyethylene glycol adhesion barrier after gynecological laparoscopic surgery: Results of a randomized controlled pilot study. Gynecol Surg. 2012;9(1):29-35.

349. Kim KD, Wang JC, Robertson DP, Brodke DS, BenDebba M, Block KM, et al. Reduction of leg pain and lower-extremity weakness for 1 year with Oxiplex/SP gel following laminectomy, laminotomy, and discectomy. Neurosurg Focus. 2004;17(1):ECP1.

350. Kim KD, Wang JC, Robertson DP, Brodke DS, Olson EM, Duberg AC, et al. Reduction of radiculopathy and pain with Oxiplex/SP gel after laminectomy, laminotomy, and discectomy: a pilot clinical study. Spine (Phila Pa 1976). 2003;28(10):1080-7; discussion 7-8.

351. Rodgers KE, Robertson JT, Espinoza T, Oppelt W, Cortese S, diZerega GS, et al. Reduction of epidural fibrosis in lumbar surgery with Oxiplex adhesion barriers of carboxymethylcellulose and polyethylene oxide. Spine J. 2003;3(4):277-83; discussion 84.

352. Wiseman DM. Polymers for the prevention of surgical adhesions. In: Domb AJ, editor. Polymeric site-specific pharmacotherapy. New York: John Wiley and Sons; 1994. p. 370-400.

353. Amiji MM, Park K. Surface modification of polymeric biomaterials with PEO, a steric repulsion approach. Polymers of Biological and Bioclinical Significance. ACS Symposium Series 540; 1994; Washington DC. American Chemical Society; 1994. p. Ch 11: 134–46.

354. Arakawa T, Timasheff SN. Mechanism of poly(ethylene glycol) interaction with proteins. Biochemistry. 1985;24(24):6756-62.

355. diZerega GS. Peritoneum, peritoneal healing, and adhesion formation. In: diZerega GS, editor. Peritoneal Surgery. New York: Springer-Verlag; 2000. p. 3–37.

356. Gölander CG, Herron JN, Claesson KL, Stenius P, Andrade JD. Properties of immobilized PEG films and the interaction with proteins: experiments and modeling. In: Harris JM, editor. Poly (ethylene glycol) Chemistry: Biotechnical and Biomedical Applications. New York: Plenum; 1992. p. 221–45

357. Liu LS, Berg RA. Adhesion barriers of carboxymethylcellulose and polyethylene oxide composite gels. J Biomed Mater Res. 2002;63(3):326-32.

358. Kurt G, Cemil B, Celik B, Durdag E, Erdem O, Ceviker N. Comparison of Oxiplex and Gore-Tex effectivity in an experimental peridural fibrosis model. Neurocirugia (Astur). 2009;20(4):360-6.

359. Reduction of peridural fibrosis by Oxiplex after laminectomy in a rabbit model. Presented at the American Association of Neurosurgeons Annual Meeting. 21 April 2001.

360. Rodgers KE, Schwartz HE, Roda N, Thornton M, Kobak W, diZerega GS. Effect of Oxiplex* films (PEO/CMC) on adhesion formation and reformation in rabbit models and on peritoneal infection in a rat model. Fertil Steril. 2000;73(4):831-8.

361. Lundorff P, Donnez J, Korell M, Audebert AJ, Block K, diZerega GS. Clinical evaluation of a viscoelastic gel for reduction of adhesions following gynaecological surgery by laparoscopy in Europe. Hum Reprod. 2005;20(2):514-20.

362. Schonman R, Corona R, Bastidas A, De Cicco C, Mailova K, Koninckx PR. Intercoat gel (Oxiplex): efficacy, safety, and tissue response in a laparoscopic mouse model. J Minim Invasive Gynecol. 2009;16(2):188-94.

363. Yeung PP, Jr., Shwayder J, Pasic RP. Laparoscopic management of endometriosis: comprehensive review of best evidence. J Minim Invasive Gynecol. 2009;16(3):269-81.

364. Young P, Johns A, Templeman C, Witz C, Webster B, Ferland R, et al. Reduction of postoperative adhesions after laparoscopic gynecological surgery with Oxiplex/AP Gel: a pilot study. Fertil Steril. 2005;84(5):1450-6.

365. Di Spiezio Sardo A, Spinelli M, Bramante S, Scognamiglio M, Greco E, Guida M, et al. Efficacy of a polyethylene oxide-sodium carboxymethylcellulose gel in prevention of intrauterine adhesions after hysteroscopic surgery. J Minim Invasive Gynecol. 2011;18(4):462-9.

366. Metwally M, Cheong Y, Li TC. A review of techniques for adhesion prevention after gynaecological surgery. Curr Opin Obstet Gynecol. 2008;20(4):345-52.

367. Moreira H, Jr., Wexner SD, Yamaguchi T, Pikarsky AJ, Choi JS, Weiss EG, et al. Use of bioresorbable membrane (sodium hyaluronate + carboxymethylcellulose) after controlled bowel injuries in a rabbit model. Dis Colon Rectum. 2000;43(2):182-7.

368. Beck DE, Cohen Z, Fleshman JW, Kaufman HS, van Goor H, Wolff BG. A prospective, randomized, multicenter, controlled study of the safety of Seprafilm adhesion barrier in abdominopelvic surgery of the intestine. Dis Colon Rectum. 2003;46(10):1310-9.

369. Kusunoki M, Ikeuchi H, Yanagi H, Noda M, Tonouchi H, Mohri Y, et al. Bioresorbable hyaluronate-carboxymethylcellulose membrane (Seprafilm) in surgery for rectal carcinoma: a prospective randomized clinical trial. Surg Today. 2005;35(11):940-5.

370. Diamond MP. Reduction of adhesions after uterine myomectomy by Seprafilm membrane (HAL-F): a blinded, prospective, randomized, multicenter clinical study. Seprafilm Adhesion Study Group. Fertil Steril. 1996;66(6):904-10.

371. Vrijland WW, Tseng LN, Eijkman HJ, Hop WC, Jakimowicz JJ, Leguit P, et al. Fewer intraperitoneal adhesions with use of hyaluronic acid-carboxymethylcellulose membrane: a randomized clinical trial. Ann Surg. 2002;235(2):193-9.

372. van der Wal JB, Iordens GI, Vrijland WW, van Veen RN, Lange J, Jeekel J. Adhesion prevention during laparotomy: long-term follow-up of a randomized clinical trial. Ann Surg. 2011;253(6):1118-21.

373. Fazio VW, Cohen Z, Fleshman JW, van Goor H, Bauer JJ, Wolff BG, et al. Reduction in adhesive small-bowel obstruction by Seprafilm adhesion barrier after intestinal resection. Dis Colon Rectum. 2006;49(1):1-11.

374. Mohri Y, Uchida K, Araki T, Inoue Y, Tonouchi H, Miki C, et al. Hyaluronic acid-carboxycellulose membrane (Seprafilm) reduces early postoperative small bowel obstruction in gastrointestinal surgery. Am Surg. 2005;71(10):861-3.

375. Kumar S, Wong PF, Leaper DJ. Intra-peritoneal prophylactic agents for preventing adhesions and adhesive intestinal obstruction after non-gynaecological abdominal surgery. Cochrane Database Syst Rev. 2009(1):CD005080.

376. Ouaissi M, Gaujoux S, Veyrie N, Deneve E, Brigand C, Castel B, et al. Postoperative adhesions after digestive surgery: Their incidence and prevention: Review of the literature. J Visc Surg. 2012;149(2):104-14.

377. Hashimoto D, Hirota M, Yagi Y, Baba H. Hyaluronate carboxymethylcellulose-based bioresorbable membrane (Seprafilm) reduces adhesion under the incision to make unplanned re-laparotomy safer. Surg Today. 2012;42(9):863-7.

378. Vetere PF, Lazarou G, Mondesir C, Wei K, Khullar P, Ogden L. Strategies to minimize adhesion formation after surgery. JSLS. 2011;15(3):350-4.

379. Lim R, Morrill JM, Lynch RC, Reed KL, Gower AC, Leeman SE, et al. Practical limitations of bioresorbable membranes in the prevention of intra-abdominal adhesions. J Gastrointest Surg. 2009;13(1):35-41; discussion -2.

380. Greenawalt KE, Colt MJ, Corazzini RL, Krauth MC, Holmdahl L. A membrane slurry reduces postoperative adhesions in rat models of abdominal surgery. J Surg Res. 2011;168(1):25-30.

381. Chu DI, Stucchi AF, Becker JM. A "solution" to the application of an effective physical barrier for the prevention of intra-abdominal adhesions. J Surg Res. 2011;167(1):33-6.

382. Chuang YC, Fan CN, Cho FN, Kan YY, Chang YH, Kang HY. A novel technique to apply a Seprafilm (hyaluronate-carboxymethylcellulose) barrier following laparoscopic surgeries. Fertil Steril. 2008;90(5):1959-63.

383. Takeuchi H, Kitade M, Kikuchi I, Shimanuki H, Kinoshita K. A novel instrument and technique for using Seprafilm hyaluronic acid/carboxymethylcellulose membrane during laparoscopic myomectomy. J Laparoendosc Adv Surg Tech A. 2006;16(5):497-502.

384. Shinohara T, Kashiwagi H, Yanagisawa S, Yanaga K. A simple and novel technique for the placement of antiadhesive membrane in laparoscopic surgery. Surg Laparosc Endosc Percutan Tech. 2008;18(2):188-91.

385. Fenton BW, Fanning J. Laparoscopic application of hyaluronate/carboxymethylcellulose slurry: an adhesion barrier in a slurry formulation goes where the available sheets cannot. Am J Obstet Gynecol. 2008;199(3):325 e1.

386. Ortiz MV, Awad ZT. An easy technique for laparoscopic placement of Seprafilm. Surg Laparosc Endosc Percutan Tech. 2009;19(5):181-3.

387. Lipetskaia L, Silver DF. Laparoscopic use of a hyaluronic acid carboxycellulose membrane slurry in gynecological oncology. JSLS. 2010;14(1):91-4.

388. Suresh A, Celso BG, Awad ZT. Seprafilm slurry does not increase complication rates after laparoscopic colectomy. Surg Endosc. 2011;25(8):2661-5.

389. Sheldon HK, Gainsbury ML, Cassidy MR, Chu DI, Stucchi AF, Becker JM. A sprayable hyaluronate/carboxymethylcellulose adhesion barrier exhibits regional adhesion reduction efficacy and does not impair intestinal healing. J Gastrointest Surg. 2012;16(2):325-33.

390. Fossum GT, Silverberg KM, Miller CE, Diamond MP, Holmdahl L. Gynecologic use of Sepraspray Adhesion Barrier for reduction of adhesion development after laparoscopic myomectomy: a pilot study. Fertil Steril. 2011;96(2):487-91.

391. Diamond MP. Animal adhesion models: design, variables and relevance. Pelvic Surgery. Heidelberg: Springer Verlag; 1997. p. 65–70.

392. Franklin RR. Reduction of ovarian adhesions by the use of Interceed. Ovarian Adhesion Study Group. Obstet Gynecol. 1995;86(3):335-40.

393. Azziz R. Microsurgery alone or with INTERCEED Absorbable Adhesion Barrier for pelvic sidewall adhesion re-formation. The INTERCEED (TC7) Adhesion Barrier Study Group II. Surg Gynecol Obstet. 1993;177(2):135-9.

394. Sekiba K. Use of Interceed (TC7) absorbable adhesion barrier to reduce postoperative adhesion reformation in infertility and endometriosis surgery. The Obstetrics and Gynecology Adhesion Prevention Committee. Obstet Gynecol. 1992;79(4):518-22.

395. Wiseman DM, Gottlick-Iarkowski L, Kamp L. Effect of different barriers of oxidized regenerated cellulose (ORC) on cecal and sidewall adhesions in the presence and absence of bleeding. J Invest Surg. 1999;12(3):141-6.

396. Okuyama N, Rodgers KE, Wang CY, Girgis W, Oz M, St Amand K, et al. Prevention of retrosternal adhesion formation in a rabbit model using bioresorbable films of polyethylene glycol and polylactic acid. J Surg Res. 1998;78(2):118-22.

397. Schreiber C, Boening A, Kostolny M, Pines E, Cremer J, Lange R, et al. European clinical experience with REPEL-CV. Expert Rev Med Devices. 2007;4(3):291-5.

398. Okuyama N, Wang CY, Rose EA, Rodgers KE, Pines E, diZerega GS, et al. Reduction of retrosternal and pericardial adhesions with rapidly resorbable polymer films. Ann Thorac Surg. 1999;68(3):913-8.

399. Rodgers K, Cohn D, Hotovely A, Pines E, Diamond MP, diZerega G. Evaluation of polyethylene glycol/polylactic acid films in the prevention of adhesions in the rabbit adhesion formation and reformation sidewall models. Fertil Steril. 1998;69(3):403-8.

400. Magro B, Mita P, Bracco GL, Coccia E, Scarselli G. Expanded polytetrafluoroethylene surgical membrane in ovarian surgery on the rabbit. Biocompatibility, adhesion prevention properties and ability to preserve reproductive capacity. J Reprod Med. 1996;41(2):73-8.

401. Rowe G. Laparoscopy Implant and Long Term Efficacy of the GORE-TEX Surgical Membrane: Preliminary Report. J Am Assoc Gynecol Laparosc. 1994;1(4, Part 2):S30-1.

402. Haney AF, Hesla J, Hurst BS, Kettel LM, Murphy AA, Rock JA, et al. Expanded polytetrafluoroethylene (Gore-Tex Surgical Membrane) is superior to oxidized regenerated cellulose (Interceed TC7+) in preventing adhesions. Fertil Steril. 1995;63(5):1021-6.

403. SofradimProduction. Summary of safety and effectiveness - PREVADH™ Mesh. Covidien Premarket Notification. 2008:19-22.

404. Gruber-Blum S, Petter-Puchner AH, Brand J, Fortelny RH, Walder N, Oehlinger W, et al. Comparison of three separate antiadhesive barriers for intraperitoneal onlay mesh hernia repair in an experimental model. Br J Surg. 2011;98(3):442-9.

405. Karacam V, Onen A, Sanli A, Gurel D, Kargi A, Karapolat S, et al. Prevention of pleural adhesions using a membrane containing polyethylene glycol in rats. Int J Med Sci. 2011;8(5):380-6.

406. Michel Canis, Jean Louis Benifla, RenaudDe Tayrac, Grégory Tiropon, Emile Darai, Patrick Madelenat, et al. Results of a comparative randomized study in adhesion prevention: second-look evaluation shows significant results of PREVADH adhesion barrier. Gynecol Surg. 2009;6(1):71–125.

407. Mabrut JY, Favre JP, Desrousseaux B, Chipponi J, Arnaud JP, Domergue J, et al. Safety and long-term outcome of a new concept for surgical adhesion-reduction strategies (Prevadh): a prospective, multicenter study. Hepatogastroenterology. 2008;55(82-83):517-21.

408. Abraham LC, Zuena E, Perez-Ramirez B, Kaplan DL. Guide to collagen characterization for biomaterial studies. J Biomed Mater Res B Appl Biomater. 2008;87(1):264-85.

409. Karpelowsky JS, Millar AJ. Porcine dermal collagen (Permacol) for chest and abdominal wall reconstruction in thoraco-omphalopagus conjoined twin separation. Pediatr Surg Int. 2010;26(3):315-8.

410. Pentlow A, Smart NJ, Richards SK, Inward CD, Morgan JD. The use of porcine dermal collagen implants in assisting abdominal wall closure of pediatric renal transplant recipients with donor size discrepancy. Pediatr Transplant. 2008;12(1):20-3.

411. Gentile P, Colicchia GM, Nicoli F, Cervelli G, Curcio CB, Brinci L, et al. Complex Abdominal Wall Repair Using a Porcine Dermal Matrix. Surg Innov. 2011; DOI: 10.1177/1553350611421022 [Epub ahead of print].

412. Butler CE, Prieto VG. Reduction of adhesions with composite AlloDerm/polypropylene mesh implants for abdominal wall reconstruction. Plast Reconstr Surg. 2004;114(2):464-73.

413. Carpenter CP, Daniali LN, Shah NP, Granick M, Jordan ML. Distal urethral reconstruction with AlloDerm: a case report and review of the literature. Can J Urol. 2012;19(2):6207-10.

414. Cheng A, Saint-Cyr M. Comparison of different ADM materials in breast surgery. Clin Plast Surg. 2012;39(2):167-75.

415. de Castro Bras LE, Shurey S, Sibbons PD. Evaluation of crosslinked and noncrosslinked biologic prostheses for abdominal hernia repair. Hernia. 2012;16(1):77-89.

416. de Araujo UR, Czeczko NG, Ribas-Filho JM, Malafaia O, Budel VM, Balderrama CM, et al. Intraperitoneal meshes in the repair of abdominal wall defects: comparison of polyester with collagen versus polypropylene with polyglycolic acid. Rev Col Bras Cir. 2009;36(3):241-9.

417. Gonzalez R, Rodeheaver GT, Moody DL, Foresman PA, Ramshaw BJ. Resistance to adhesion formation: a comparative study of treated and untreated mesh products placed in the abdominal cavity. Hernia. 2004;8(3):213-9.

418. Judge TW, Parker DM, Dinsmore RC. Abdominal wall hernia repair: a comparison of sepramesh and parietex composite mesh in a rabbit hernia model. J Am Coll Surg. 2007;204(2):276-81.

419. Zinther NB, Wara P, Friis-Andersen H. Intraperitoneal onlay mesh: an experimental study of adhesion formation in a sheep model. Hernia. 2010;14(3):283-9.

420. Inan I, Gervaz P, Hagen M, Morel P. Multimedia article. Laparoscopic repair of parastomal hernia using a porcine dermal collagen (Permacol) implant. Dis Colon Rectum. 2007;50(9):1465.

421. Smart NJ, Marshall M, Daniels IR. Biological meshes: A review of their use in abdominal wall hernia repairs. Surgeon. 2012;10(3):159-71.

422. Gooch B, Smart N, Wajed S. Transthoracic repair of an incarcerated diaphragmatic hernia using hexamethylene diisocyanate cross-linked porcine dermal collagen (Permacol). Gen Thorac Cardiovasc Surg. 2012;60(3):145-8.

423. Galli D, Goi G, Pariani D, Moroni E, Danelli P. The use of biological mesh to repair one large, contaminated abdominal wall defect due to neoplastic invasion. Report of a case. Ann Ital Chir. 2012;83(2):167-9.

424. Ansaloni L, Catena F, Coccolini F, Fini M, Gazzotti F, Giardino R, et al. Peritoneal adhesions to prosthetic materials: an experimental comparative study of treated and untreated polypropylene meshes placed in the abdominal cavity. J Laparoendosc Adv Surg Tech A. 2009;19(3):369-74.

425. Bellon JM, Rodriguez M, Garcia-Honduvilla N, Pascual G, Gomez Gil V, Bujan J. Peritoneal effects of prosthetic meshes used to repair abdominal wall defects: monitoring adhesions by sequential laparoscopy. J Laparoendosc Adv Surg Tech A. 2007;17(2):160-6.

426. Bellon JM, Rodriguez M, Gomez-Gil V, Sotomayor S, Bujan J, Pascual G. Postimplant intraperitoneal behavior of collagen-based meshes followed by laparoscopy. Surg Endosc. 2012;26(1):27-35.

427. Hsu PW, Salgado CJ, Kent K, Finnegan M, Pello M, Simons R, et al. Evaluation of porcine dermal collagen (Permacol) used in abdominal wall reconstruction. J Plast Reconstr Aesthet Surg. 2009;62(11):1484-9.

428. Loganathan A, Ainslie WG, Wedgwood KR. Initial evaluation of Permacol bioprosthesis for the repair of complex incisional and parastomal hernias. Surgeon. 2010;8(4):202-5.

429. Silverman RP. Acellular dermal matrix in abdominal wall reconstruction. Aesthet Surg J. 2011;31(7):24-9.

430. Stanwix MG, Nam AJ, Hui-Chou HG, Ferrari JP, Aberman HM, Hawes ML, et al. Abdominal ventral hernia repair with current biological prostheses: an experimental large animal model. Ann Plast Surg. 2011;66(4):403-9.

431. Esfandiari A, Nowrouzian I. Efficacy of polypropylene mesh coated with bioresorbable membrane for abdominal wall defects in mice. J Am Assoc Lab Anim Sci. 2006;45(1):48-51.

432. Maciver AH, McCall MD, Edgar RL, Thiesen AL, Bigam DL, Churchill TA, et al. Sirolimus drug-eluting, hydrogel-impregnated polypropylene mesh reduces intra-abdominal adhesion formation in a mouse model. Surgery. 2011;150(5):907-15.

433. Huber A, McCabe GP, Boruch AV, Medberry C, Honerlaw M, Badylak SF. Polypropylene-containing synthetic mesh devices in soft tissue repair: a meta-analysis. J Biomed Mater Res B Appl Biomater. 2012;100(1):145-54.

434. Deeken CR, Faucher KM, Matthews BD. A review of the composition, characteristics, and effectiveness of barrier mesh prostheses utilized for laparoscopic ventral hernia repair. Surg Endosc. 2012;26(2):566-75.

435. Rodriguez M, Pascual G, Sotomayor S, Perez-Kohler B, Cifuentes A, Bellon JM. Chemical adhesion barriers: do they affect the intraperitoneal behavior of a composite mesh? J Invest Surg. 2011;24(3):115-22.

436. Jenkins SD, Klamer TW, Parteka JJ, Condon RE. A comparison of prosthetic materials used to repair abdominal wall defects. Surgery. 1983;94(2):392-8.

437. Butler CE, Navarro FA, Orgill DP. Reduction of abdominal adhesions using composite collagen-GAG implants for ventral hernia repair. J Biomed Mater Res. 2001;58(1):75-80.

438. Kaleya RN. Evaluation of implant/host tissue interactions following intraperitoneal implantation of porcine dermal collagen prosthesis in the rat. Hernia. 2005;9(3):269-76.

439. van't Riet M, Burger JW, Bonthuis F, Jeekel J, Bonjer HJ. Prevention of adhesion formation to polypropylene mesh by collagen coating: a randomized controlled study in a rat model of ventral hernia repair. Surg Endosc. 2004;18(4):681-5.

440. Gaertner WB, Bonsack ME, Delaney JP. Experimental evaluation of four biologic prostheses for ventral hernia repair. J Gastrointest Surg. 2007;11(10):1275-85.

441. Ayubi FS, Armstrong PJ, Mattia MS, Parker DM. Abdominal wall hernia repair: a comparison of Permacol and Surgisis grafts in a rat hernia model. Hernia. 2008;12(4):373-8.

442. Schonleben F, Reck T, Tannapfel A, Hohenberger W, Schneider I. Collagen foil (TissuFoil E) reduces the formation of adhesions when using polypropylene mesh for the repair of experimental abdominal wall defects. Int J Colorectal Dis. 2006;21(8):840-6.

443. Schreinemacher MH, Emans PJ, Gijbels MJ, Greve JW, Beets GL, Bouvy ND. Degradation of mesh coatings and intraperitoneal adhesion formation in an experimental model. Br J Surg. 2009;96(3):305-13.

444. Cervantes-Sanchez CR, Olaya E, Testas M, Garcia-Lopez N, Coste G, Arrellin G, et al. Collagen-PVP, a collagen synthesis modulator, decreases intraperitoneal adhesions. J Surg Res. 2003;110(1):207-10.

445. Jin J, Voskerician G, Hunter SA, McGee MF, Cavazzola LT, Schomisch S, et al. Human peritoneal membrane controls adhesion formation and host tissue response following intra-abdominal placement in a porcine model. J Surg Res. 2009;156(2):297-304.

446. Edwards GA, Glattauer V, Nash TJ, White JF, Brock KA, Werkmeister JA, et al. In vivo evaluation of a collagenous membrane as an absorbable adhesion barrier. J Biomed Mater Res. 1997;34(3):291-7.

447. Hoffmann NE, Siddiqui SA, Agarwal S, McKellar SH, Kurtz HJ, Gettman MT, et al. Choice of hemostatic agent influences adhesion formation in a rat cecal adhesion model. J Surg Res. 2009;155(1):77-81.

448. Petter-Puchner AH, Fortelny RH, Walder N, Mittermayr R, Ohlinger W, van Griensven M, et al. Adverse effects associated with the use of porcine cross-linked collagen implants in an experimental model of incisional hernia repair. J Surg Res. 2008;145(1):105-10.

449. Hammond TM, Chin-Aleong J, Navsaria H, Williams NS. Human in vivo cellular response to a cross-linked acellular collagen implant. Br J Surg. 2008;95(4):438-46.

450. Connolly RJ. Evaluation of a unique bovine collagen matrix for soft tissue repair and reinforcement. Int Urogynecol J Pelvic Floor Dysfunct. 2006;17 Suppl 1:S44-7.

451. Wilshaw SP, Burke D, Fisher J, Ingham E. Investigation of the antiadhesive properties of human mesothelial cells cultured in vitro on implantable surgical materials. J Biomed Mater Res B Appl Biomater. 2009;88(1):49-60.

452. Kuga H, Morisaki T, Nakamura K, Onishi H, Matsuda T, Sueishi K, et al. Construction of a transplantable tissue-engineered artificial peritoneum. Eur Surg Res. 2004;36(5):323-30.

453. Uhlig C, Rapp M, Hartmann B, Hierlemann H, Planck H, Dittel KK. Suprathel-an innovative, resorbable skin substitute for the treatment of burn victims. Burns. 2007;33(2):221-9.

454. Schwarze H, Kuntscher M, Uhlig C, Hierlemann H, Prantl L, Ottomann C, et al. Suprathel, a new skin substitute, in the management of partial-thickness burn wounds: results of a clinical study. Ann Plast Surg. 2008;60(2):181-5.

455. Rahmanian-Schwarz A, Beiderwieden A, Willkomm LM, Amr A, Schaller HE, Lotter O. A clinical evaluation of Biobrane® and Suprathel® in acute burns and reconstructive surgery. Burns. 2011;37(8):1343-8.

456. Kaartinen IS, Kuokkanen HO. Suprathel® causes less bleeding and scarring than Mepilex® Transfer in the treatment of donor sites of split-thickness skin grafts. J Plast Surg Hand Surg. 2011;45(4-5):200-3.

457. Keck M, Selig HF, Lumenta DB, Kamolz LP, Mittlbock M, Frey M. The use of Suprathel® in deep dermal burns: first results of a prospective study. Burns. 2012;38(3):388-95.

458. Rajab TK, Wallwiener CW, Brochhausen C, Hierlemann H, Kraemer B, Wallwiener M. Adhesion prophylaxis using a copolymer with rationally designed material properties. Surgery. 2009;145(2):196-201.

459. Planck CNE, Schmitt VH, Krämer B, Hollemann D, Wallwiener D, Hierlemann H, et al. Eine resorbierbare Wundauflage für Brandwunden mit guter Effektivität zur Prävention peritonealer Adhäsionen. BIOmaterialien. 2010;11:24-30.

460. Krämer B, Wallwiener M, Brochhausen C, Planck C, Hierlemann H, Isaacson KB, et al. A pilot study of laparoscopic adhesion prophylaxis after myomectomy with a copolymer designed for endoscopic application. J Minim Invasive Gynecol. 2010;17(2):222-7.

461. ISO/FDIS 10993-6:2007(E): Biological evaluation of medical devices - Part 6: Tests for local effects after implantation

462. DIN EN ISO 10993-6:2007: Biologische Beurteilung von Medizinprodukten - Teil 6: Prüfungen auf lokale Effekte nach Implantation (Deutsche Fassung).

463. Beckmann F. Microtomography using synchrotron radiation as a user experiment at beamlines BW2 and BW5 of HASYLAB at DESY. In: Bonse U, editor. Developments in X-Ray Tomography III, Proceedings Volume: 4503. Bellingham: SPIE Press; 2002. p. 34-41.

464. Müller B, Riedel M, Thurner PJ. Three-dimensional characterization of cell clusters using synchrotron-radiation-based micro-computed tomography. Microsc Microanal. 2006;12(2):97-105.

465. Zehbe R, Haibel A, Schmidt F, Riesemeier H, Kirkpatrick CJ, Schubert H, et al. High Resolution X-Ray Tomography - 3D Imaging for Tissue Engineering Applications. In: Eberli D, editor. Tissue Engineering. Rijeka, Croatia: InTech; 2010.

466. Riesemeier H, Müller BR, Radtke M. BAMline description. (ID-02-2, 7T-WLS-BAMline, Oktober 2007) http://wwwbessyde/upload/bitpdfs/ID_02_2pdf. 2007.

467. Dilmanian FA. Computed tomography with monochromatic x rays. Am J Physiol Imaging. 1992;7(3-4):175-93.

468. Bonse U, Busch F. X-ray computed microtomography (microCT) using synchrotron radiation (SR). Prog Biophys Mol Biol. 1996;65(1-2):133-69.

469. Bernhardt R, Scharnweber D, Muller B, Thurner P, Schliephake H, Wyss P, et al. Comparison of microfocus- and synchrotron X-ray tomography for the analysis of osteointegration around Ti6Al4V implants. Eur Cell Mater. 2004;7:42-51; discussion

470. Möller T, Falta J. Forschung mit Synchrotronstrahlung - Eine Einführung in die Grundlagen und Anwendungen. Wiesbaden: Vieweg & Teubner; 2010.

471. Manke I. X-Tomography. last updated 29.10.2009 [cited 10.01.2011]. URL http://www.helmholtz-berlin.de/forschung/funkma/werkstoffe/methoden/x-tomo/index_en.html.

472. Zehbe R, Haibel A, Riesemeier H, Gross U, Kirkpatrick CJ, Schubert H, et al. Going beyond histology. Synchrotron micro-computed tomography as a methodology for biological tissue characterization: from tissue morphology to individual cells. J R Soc Interface. 2010;7(42):49-59.

473. Zehbe R, Goebbels J, Ibold Y, Gross U, Schubert H. Three-dimensional visualization of in vitro cultivated chondrocytes inside porous gelatine scaffolds: A tomographic approach. Acta Biomater. 2010;6(6):2097-107.

474. Zehbe R, Watzer B, Grupp R, Halstenberg S, Riesemeier H, Kirkpatrick CJ, et al. Tomographic and Topographic Investigation of Poly-D,L-Lactide-Co-Glycolide Microspheres Loaded with Prostaglandin E2 for Extended Drug Release Applications. Materials Science Forum/ Advanced Materials Research, Trans Tech Publications. 2009;89-91(THERMEC 2009 Supplement):687-91.

475. Zehbe R, Haibel A, Brochhausen C, Gross U, Kirkpatrick CJ, Schubert H. Characterization of oriented protein-ceramic and protein-polymer-composites for cartilage tissue engineering using synchrotron μ-CT. Int J Mat Res. 2007;98:562-8.

476. Brochhausen C, Zehbe R, Watzer B, Halstenberg S, Gabler F, Schubert H, et al. Immobilization and controlled release of prostaglandin E2 from poly-L-lactide-co-glycolide microspheres. J Biomed Mater Res A. 2009;91(2):454-62.

477. Wynn TA. Cellular and molecular mechanisms of fibrosis. J Pathol. 2008;214(2):199-210.

478. Iredale JP. Models of liver fibrosis: exploring the dynamic nature of inflammation and repair in a solid organ. J Clin Invest. 2007;117(3):539-48.

479. Issa R, Zhou X, Constandinou CM, Fallowfield J, Millward-Sadler H, Gaca MD, et al. Spontaneous recovery from micronodular cirrhosis: evidence for incomplete resolution associated with matrix cross-linking. Gastroenterology. 2004;126(7):1795-808.

480. Kirkpatrick CJ, Krump-Konvalinkova V, Unger RE, Bittinger F, Otto M, Peters K. Tissue response and biomaterial integration: the efficacy of in vitro methods. Biomol Eng. 2002;19(2-6):211-7.

481. Thevenot PT, Baker DW, Weng H, Sun MW, Tang L. The pivotal role of fibrocytes and mast cells in mediating fibrotic reactions to biomaterials. Biomaterials. 2011;32(33):8394-403.

482. Valdes TI, Ciridon W, Ratner BD, Bryers JD. Modulation of fibroblast inflammatory response by surface modification of a perfluorinated ionomer. Biointerphases. 2011;6(2):43-53.

483. Gruionu G, Stone AL, Schwartz MA, Hoying JB, Williams SK. Encapsulation of ePTFE in prevascularized collagen leads to peri-implant vascularization with reduced inflammation. J Biomed Mater Res A. 2010;95(3):811-8.

484. Faleris JA, Hernandez RM, Wetzel D, Dodds R, Greenspan DC. In-vivo and in-vitro histological evaluation of two commercially available acellular dermal matrices. Hernia. 2011;15(2):147-56.

485. Le SJ, Gongora M, Zhang B, Grimmond S, Campbell GR, Campbell JH, et al. Gene expression profile of the fibrotic response in the peritoneal cavity. Differentiation. 2010;79(4-5):232-43.

486. Erdmann N, Bondarenko A, Hewicker-Trautwein M, Angrisani N, Reifenrath J, Lucas A, et al. Evaluation of the soft tissue biocompatibility of MgCa0.8 and surgical steel 316L in vivo: a comparative study in rabbits. Biomed Eng Online. 2010;9:63.

487. Kirkpatrick CJ, Wagner M, Kohler H, Bittinger F, Otto M, Klein CL. The cell and molecular biological approach to biomaterial research: a perspective. J Mater Sci Mater Med. 1997;8(3):131-41.

488. Clark AE, Hench LL, Paschall HA. The influence of surface chemistry on implant interface histology: a theoretical basis for implant materials selection. J Biomed Mater Res. 1976;10(2):161-74.

489. Shive MS, Anderson JM. Biodegradation and biocompatibility of PLA and PLGA microspheres. Adv Drug Deliv Rev. 1997;28(1):5-24.

490. Tang L, Eaton JW. Inflammatory responses to biomaterials. Am J Clin Pathol. 1995;103(4):466-71.

491. Wynn TA. Common and unique mechanisms regulate fibrosis in various fibroproliferative diseases. J Clin Invest. 2007;117(3):524-9.

492. Pardo A, Selman M. Matrix metalloproteases in aberrant fibrotic tissue remodeling. Proc Am Thorac Soc. 2006;3(4):383-8.

493. Joseph J, Mohanty M, Mohanan PV. Role of immune cells and inflammatory cytokines in regulation of fibrosis around silicone expander implants. J Mater Sci Mater Med. 2010;21(5):1665-76.

494. Mooney JE, Rolfe BE, Osborne GW, Sester DP, van Rooijen N, Campbell GR, et al. Cellular plasticity of inflammatory myeloid cells in the peritoneal foreign body response. Am J Pathol. 2010;176(1):369-80.

495. Anderson JM. Inflammatory response to implants. ASAIO Trans. 1988;34(2):101-7.

496. Kidd KR, Dal Ponte D, Stone AL, Hoying JB, Nagle RB, Williams SK. Stimulated endothelial cell adhesion and angiogenesis with laminin-5 modification of expanded polytetrafluoroethylene. Tissue Eng. 2005;11(9-10):1379-91.

497. Kidd KR, Dal Ponte DB, Kellar RS, Williams SK. A comparative evaluation of the tissue responses associated with polymeric implants in the rat and mouse. J Biomed Mater Res. 2002;59(4):682-9.

498. Kidd KR, Williams SK. Laminin-5-enriched extracellular matrix accelerates angiogenesis and neovascularization in association with ePTFE. J Biomed Mater Res A. 2004;69(2):294-304.

499. Brauker J, Martinson LA, Hill RS, Young SK, Carr-Brendel VE, Johnson RC. Neovascularization of immunoisolation membranes: the effect of membrane architecture and encapsulated tissue. Transplant Proc. 1992;24(6):2924.

500. Sharkawy AA, Klitzman B, Truskey GA, Reichert WM. Engineering the tissue which encapsulates subcutaneous implants. II. Plasma-tissue exchange properties. J Biomed Mater Res. 1998;40(4):586-97.

501. Yokoi H, Kasahara M, Mori K, Ogawa Y, Kuwabara T, Imamaki H, et al. Pleiotrophin triggers inflammation and increased peritoneal permeability leading to peritoneal fibrosis. Kidney Int. 2012;81(2):160-9.

502. Kato H, Mizuno T, Mizuno M, Sawai A, Suzuki Y, Kinashi H, et al. Atrial natriuretic peptide ameliorates peritoneal fibrosis in rat peritonitis model. Nephrol Dial Transplant. 2012;27(2):526-36.

503. Dorn C, Heilmann J, Hellerbrand C. Protective effect of xanthohumol on toxin-induced liver inflammation and fibrosis. Int J Clin Exp Pathol. 2012;5(1):29-36.

504. Tomasek JJ, Gabbiani G, Hinz B, Chaponnier C, Brown RA. Myofibroblasts and mechano-regulation of connective tissue remodelling. Nat Rev Mol Cell Biol. 2002;3(5):349-63.

505. Darby IA, Hewitson TD. Fibroblast differentiation in wound healing and fibrosis. Int Rev Cytol. 2007;257:143-79.

506. Pinchuk IV, Mifflin RC, Saada JI, Powell DW. Intestinal mesenchymal cells. Curr Gastroenterol Rep. 2010;12(5):310-8.

507. Powell DW, Pinchuk IV, Saada JI, Chen X, Mifflin RC. Mesenchymal cells of the intestinal lamina propria. Annu Rev Physiol. 2011;73:213-37.

508. Kumar V, Abbas AK, Fausto N. Tissue renewal and repair: regeneration, healing, and fibrosis. In: Kumar V, Abbas AK, Fausto N, editors. Pathologic Basis of Disease. Philadelphia: Elsevier Saunders; 2005. p. 87-118.

509. Quan TE, Cowper SE, Bucala R. The role of circulating fibrocytes in fibrosis. Curr Rheumatol Rep. 2006;8(2):145-50.

510. Kalluri R, Neilson EG. Epithelial-mesenchymal transition and its implications for fibrosis. J Clin Invest. 2003;112(12):1776-84.

511. Willis BC, duBois RM, Borok Z. Epithelial origin of myofibroblasts during fibrosis in the lung. Proc Am Thorac Soc. 2006;3(4):377-82.

512. Zeisberg EM, Tarnavski O, Zeisberg M, Dorfman AL, McMullen JR, Gustafsson E, et al. Endothelial-to-mesenchymal transition contributes to cardiac fibrosis. Nat Med. 2007;13(8):952-61.

513. Kolosova I, Nethery D, Kern JA. Role of Smad2/3 and p38 MAP kinase in TGF-beta1-induced epithelial-mesenchymal transition of pulmonary epithelial cells. J Cell Physiol. 2011;226(5):1248-54.

514. Hills CE, Siamantouras E, Smith SW, Cockwell P, Liu KK, Squires PE. TGFbeta modulates cell-to-cell communication in early epithelial-to-mesenchymal transition. Diabetologia. 2012;55(3):812-24.

515. Jarvinen PM, Laiho M. LIM-domain proteins in transforming growth factor beta-induced epithelial-to-mesenchymal transition and myofibroblast differentiation. Cell Signal. 2012;24(4):819-25.

516. Lv ZD, Na D, Ma XY, Zhao C, Zhao WJ, Xu HM. Human peritoneal mesothelial cell transformation into myofibroblasts in response to TGF-ss1 in vitro. Int J Mol Med. 2011;27(2):187-93.

517. De Vriese AS, Tilton RG, Mortier S, Lameire NH. Myofibroblast transdifferentiation of mesothelial cells is mediated by RAGE and contributes to peritoneal fibrosis in uraemia. Nephrol Dial Transplant. 2006;21(9):2549-55.

518. Nasreen N, Mohammed KA, Mubarak KK, Baz MA, Akindipe OA, Fernandez-Bussy S, et al. Pleural mesothelial cell transformation into myofibroblasts and haptotactic migration in response to TGF-beta1 in vitro. Am J Physiol Lung Cell Mol Physiol. 2009;297(1):L115-24.

519. Lv ZD, Wang HB, Li FN, Wu L, Liu C, Nie G, et al. TGF-beta1 induces peritoneal fibrosis by activating the Smad2 pathway in. Int J Mol Med. 2012;29(3):373-9.

520. Parsons CJ, Takashima M, Rippe RA. Molecular mechanisms of hepatic fibrogenesis. J Gastroenterol Hepatol. 2007;22 Suppl 1:S79-84.

521. Thannickal VJ, Toews GB, White ES, Lynch JP, 3rd, Martinez FJ. Mechanisms of pulmonary fibrosis. Annu Rev Med. 2004;55:395-417.

522. Wright MC, Issa R, Smart DE, Trim N, Murray GI, Primrose JN, et al. Gliotoxin stimulates the apoptosis of human and rat hepatic stellate cells and enhances the resolution of liver fibrosis in rats. Gastroenterology. 2001;121(3):685-98.

523. Verrecchia F, Mauviel A. Transforming growth factor-beta and fibrosis. World J Gastroenterol. 2007;13(22):3056-62.

524. Ihn H. Pathogenesis of fibrosis: role of TGF-beta and CTGF. Curr Opin Rheumatol. 2002;14(6):681-5.

525. Saglam F, Cavdar Z, Sarioglu S, Kolatan E, Oktay G, Yilmaz O, et al. Pioglitazone reduces peritoneal fibrosis via inhibition of TGF-beta, MMP-2, and MMP-9 in a model of encapsulating peritoneal sclerosis. Ren Fail. 2012;34(1):95-102.

526. Tomino Y. Mechanisms and interventions in peritoneal fibrosis. Clin Exp Nephrol. 2012;16(1):109-14.

527. Friedman SL. Mechanisms of disease: Mechanisms of hepatic fibrosis and therapeutic implications. Nat Clin Pract Gastroenterol Hepatol. 2004;1(2):98-105.

528. Li MO, Wan YY, Sanjabi S, Robertson AK, Flavell RA. Transforming growth factor-beta regulation of immune responses. Annu Rev Immunol. 2006;24:99-146.

529. Schuppan D, Ruehl M, Somasundaram R, Hahn EG. Matrix as a modulator of hepatic fibrogenesis. Semin Liver Dis. 2001;21(3):351-72.

530. Wynn TA. IL-13 effector functions. Annu Rev Immunol. 2003;21:425-56.

531. Abraham DJ, Varga J. Scleroderma: from cell and molecular mechanisms to disease models. Trends Immunol. 2005;26(11):587-95.

532. Gurujeyalakshmi G, Giri SN. Molecular mechanisms of antifibrotic effect of interferon gamma in bleomycin-mouse model of lung fibrosis: downregulation of TGF-beta and procollagen I and III gene expression. Exp Lung Res. 1995;21(5):791-808.

533. Hasegawa M, Fujimoto M, Takehara K, Sato S. Pathogenesis of systemic sclerosis: altered B cell function is the key linking systemic autoimmunity and tissue fibrosis. J Dermatol Sci. 2005;39(1):1-7.

534. Kaviratne M, Hesse M, Leusink M, Cheever AW, Davies SJ, McKerrow JH, et al. IL-13 activates a mechanism of tissue fibrosis that is completely TGF-beta independent. J Immunol. 2004;173(6):4020-9.

535. Kim H, Oda T, Lopez-Guisa J, Wing D, Edwards DR, Soloway PD, et al. TIMP-1 deficiency does not attenuate interstitial fibrosis in obstructive nephropathy. J Am Soc Nephrol. 2001;12(4):736-48.

536. Ma B, Zhu Z, Homer RJ, Gerard C, Strieter R, Elias JA. The C10/CCL6 chemokine and CCR1 play critical roles in the pathogenesis of IL-13-induced inflammation and remodeling. J Immunol. 2004;172(3):1872-81.

537. Moustakas A, Heldin CH. Non-Smad TGF-beta signals. J Cell Sci. 2005;118(Pt 16):3573-84.

538. Pesce J, Kaviratne M, Ramalingam TR, Thompson RW, Urban JF, Jr., Cheever AW, et al. The IL-21 receptor augments Th2 effector function and alternative macrophage activation. J Clin Invest. 2006;116(7):2044-55.

539. Varga J, Abraham D. Systemic sclerosis: a prototypic multisystem fibrotic disorder. J Clin Invest. 2007;117(3):557-67.

540. Wynn TA. Fibrotic disease and the T(H)1/T(H)2 paradigm. Nat Rev Immunol. 2004;4(8):583-94.

541. Saed GM, Jiang Z, Diamond MP, Abu-Soud HM. The role of myeloperoxidase in the pathogenesis of postoperative adhesions. Wound Repair Regen. 2009;17(4):531-9.

542. Cromar GL, Xiong X, Chautard E, Ricard-Blum S, Parkinson J. Towards a systems level view of the ECM and related proteins: A framework for the systematic definition and analysis of biological systems. Proteins. 2012;80(6):1522-44.

543. Bassetto F, Scarpa C, Caccialanza E, Montesco MC, Magnani P. Histological features of periprosthetic mammary capsules: silicone vs. polyurethane. Aesthetic Plast Surg. 2010;34(4):481-5.

544. Mofid MM. Acellular dermal matrix in cosmetic breast procedures and capsular contracture. Aesthet Surg J. 2011;31(7):77-84.

545. Ng KK, Awad N, Brook MA, Holloway AC, Sheardown H. Local delivery of nicotine does not mitigate fibrosis but may lead to angiogenesis. J Biomater Appl. 2011;26(3):349-58.

546. Siggelkow W, Faridi A, Spiritus K, Klinge U, Rath W, Klosterhalfen B. Histological analysis of silicone breast implant capsules and correlation with capsular contracture. Biomaterials. 2003;24(6):1101-9.

547. Barr S, Bayat A. Breast implant surface development: perspectives on development and manufacture. Aesthet Surg J. 2011;31(1):56-67.

548. Kirkpatrick CJ, Unger RE, Krump-Konvalinkova V, Peters K, Schmidt H, Kamp G. Experimental approaches to study vascularization in tissue engineering and biomaterial applications. J Mater Sci Mater Med. 2003;14(8):677-81.

549. Rout UK, Oommen K, Diamond MP. Altered expressions of VEGF mRNA splice variants during progression of uterine-peritoneal adhesions in the rat. Am J Reprod Immunol. 2000;43(5):299-304.

550. Molinas CR, Campo R, Dewerchin M, Eriksson U, Carmeliet P, Koninckx PR. Role of vascular endothelial growth factor and placental growth factor in basal adhesion formation and in carbon dioxide pneumoperitoneum-enhanced adhesion formation after laparoscopic surgery in transgenic mice. Fertil Steril. 2003;80(2):803-11.

551. Akyildiz H, Akcan A, Sozuer E, Kucuk C, Yilmaz N, Deniz K. The preventive effect of Met-RANTES on postoperative intraperitoneal adhesion formation in the rat model. Surgery. 2008;144(3):404-9.

552. Saltzman AK, Olson TA, Mohanraj D, Carson LF, Ramakrishnan S. Prevention of postoperative adhesions by an antibody to vascular permeability factor/vascular endothelial growth factor in a murine model. Am J Obstet Gynecol. 1996;174(5):1502-6.

553. Cahill RA, Wang JH, Soohkai S, Redmond HP. Mast cells facilitate local VEGF release as an early event in the pathogenesis of postoperative peritoneal adhesions. Surgery. 2006;140(1):108-12.

554. Kim S, Lee S, Greene AK, Arsenault DA, Le H, Meisel J, et al. Inhibition of intra-abdominal adhesion formation with the angiogenesis inhibitor sunitinib. J Surg Res. 2008;149(1):115-9.

555. Minaev SV, Obozin VS, Barnash GM, Obedin AN. The influence of enzymes on adhesive processes in the abdominal cavity. Eur J Pediatr Surg. 2009;19(6):380-3.

556. Ignjatovic D, Aasland K, Pettersen M, Sund S, Chen Y, Spasojevic M, et al. Intra-abdominal administration of bevacizumab diminishes intra-peritoneal adhesions. Am J Surg. 2010;200(2):270-5.

557. Moraloglu O, Isik H, Kilic S, Sahin U, Caydere M, Ustun H, et al. Effect of bevacizumab on postoperative adhesion formation in a rat uterine horn adhesion model and the correlation with vascular endothelial growth factor and Ki-67 immunopositivity. Fertil Steril. 2011;95(8):2638-41.

558. Basbug M, Bulbuller N, Camci C, Ayten R, Aygen E, Ozercan IH, et al. The effect of antivascular endothelial growth factor on the development of adhesion formation in laparotomized rats: experimental study. Gastroenterol Res Pract. 2011;2011:578691.

559. Kirkpatrick CJ, Fuchs S, Unger RE. Co-culture systems for vascularization--learning from nature. Adv Drug Deliv Rev. 2011;63(4-5):291-9.

560. Wong VW, Rustad KC, Akaishi S, Sorkin M, Glotzbach JP, Januszyk M, et al. Focal adhesion kinase links mechanical force to skin fibrosis via inflammatory signaling. Nat Med. 2011;18(1):148-52.

561. Ar'Rajab A, Mileski W, Sentementes JT, Sikes P, Harris RB, Dawidson IJ. The role of neutrophils in peritoneal adhesion formation. J Surg Res. 1996;61(1):143-6.

562. Vural B, Canturk NZ, Esen N, Solakoglu S, Canturk Z, Kirkali G, et al. The role of neutrophils in the formation of peritoneal adhesions. Hum Reprod. 1999;14(1):49-54.

563. ten Raa S, van den Tol MP, Sluiter W, Hofland LJ, van Eijck CH, Jeekel H. The role of neutrophils and oxygen free radicals in post-operative adhesions. J Surg Res. 2006;136(1):45-52.

564. Gratchev A, Guillot P, Hakiy N, Politz O, Orfanos CE, Schledzewski K, et al. Alternatively activated macrophages differentially express fibronectin and its splice variants and the extracellular matrix protein betaIG-H3. Scand J Immunol. 2001 Apr;53(4):386-92.

565. Ariganello MB, Labow RS, Lee JM. In vitro response of monocyte-derived macrophages to a decellularized pericardial biomaterial. J Biomed Mater Res A. 2010;93(1):280-8.

566. Deonarine K, Panelli MC, Stashower ME, Jin P, Smith K, Slade HB, et al. Gene expression profiling of cutaneous wound healing. J Transl Med. 2007;5:11.

567. Anderson JM, Rodriguez A, Chang DT. Foreign body reaction to biomaterials. Semin Immunol. 2008;20(2):86-100.

568. Kou PM, Babensee JE. Macrophage and dendritic cell phenotypic diversity in the context of biomaterials. J Biomed Mater Res A. 2011;96(1):239-60.

569. Ariganello MB, Simionescu DT, Labow RS, Lee JM. Macrophage differentiation and polarization on a decellularized pericardial biomaterial. Biomaterials. 2011;32(2):439-49.

570. Brown BN, Ratner BD, Goodman SB, Amar S, Badylak SF. Macrophage polarization: An opportunity for improved outcomes in biomaterials and regenerative medicine. Biomaterials. 2012;33(15):3792-802.

571. Fabriek BO, Dijkstra CD, van den Berg TK. The macrophage scavenger receptor CD163. Immunobiology. 2005;210(2-4):153-60.

572. Mueller CK, Schultze-Mosgau S. Histomorphometric analysis of the phenotypical differentiation of recruited macrophages following subcutaneous implantation of an allogenous acellular dermal matrix. Int J Oral Maxillofac Surg. 2011;40(4):401-7.

573. Valentin JE, Stewart-Akers AM, Gilbert TW, Badylak SF. Macrophage participation in the degradation and remodeling of extracellular matrix scaffolds. Tissue Eng Part A. 2009;15(7):1687-94.

574. Mosser DM, Edwards JP. Exploring the full spectrum of macrophage activation. Nat Rev Immunol. 2008;8(12):958-69.

575. Baum CL, Arpey CJ. Normal cutaneous wound healing: clinical correlation with cellular and molecular events. Dermatol Surg. 2005;31(6):674-86; discussion 86.

576. Adamson R. Role of macrophages in normal wound healing: an overview. J Wound Care. 2009;18(8):349-51.

577. Lolmede K, Campana L, Vezzoli M, Bosurgi L, Tonlorenzi R, Clementi E, et al. Inflammatory and alternatively activated human macrophages attract vessel-associated stem cells, relying on separate HMGB1- and MMP-9-dependent pathways. J Leukoc Biol. 2009;85(5):779-87.

578. White JC, Jiang ZL, Diamond MP, Saed GM. Macrophages induce the adhesion phenotype in normal peritoneal fibroblasts. Fertil Steril. 2011;96(3):758-63 e3.

579. Wynn TA, Barron L. Macrophages: master regulators of inflammation and fibrosis. Semin Liver Dis. 2010;30(3):245-57.

580. Mosser DM. The many faces of macrophage activation. J Leukoc Biol. 2003;73(2):209-12.

581. Stein M, Keshav S, Harris N, Gordon S. Interleukin 4 potently enhances murine macrophage mannose receptor activity: a marker of alternative immunologic macrophage activation. J Exp Med. 1992;176(1):287-92.

582. Brown BN, Valentin JE, Stewart-Akers AM, McCabe GP, Badylak SF. Macrophage phenotype and remodeling outcomes in response to biologic scaffolds with and without a cellular component. Biomaterials. 2009;30(8):1482-91.

583. Badylak SF, Valentin JE, Ravindra AK, McCabe GP, Stewart-Akers AM. Macrophage phenotype as a determinant of biologic scaffold remodeling. Tissue Eng Part A. 2008;14(11):1835-42.

584. Gordon S, Taylor PR. Monocyte and macrophage heterogeneity. Nat Rev Immunol. 2005;5(12):953-64.

585. Mantovani A, Sica A, Sozzani S, Allavena P, Vecchi A, Locati M. The chemokine system in diverse forms of macrophage activation and polarization. Trends Immunol. 2004;25(12):677-86.

586. Stout RD, Suttles J. Functional plasticity of macrophages: reversible adaptation to changing microenvironments. J Leukoc Biol. 2004;76(3):509-13.

587. Mills CD, Kincaid K, Alt JM, Heilman MJ, Hill AM. M-1/M-2 macrophages and the Th1/Th2 paradigm. J Immunol. 2000;164(12):6166-73.

588. Sica A, Mantovani A. Macrophage plasticity and polarization: in vivo veritas. J Clin Invest. 2012;122(3):787-95.

589. MacMicking J, Xie QW, Nathan C. Nitric oxide and macrophage function. Annu Rev Immunol. 1997;15:323-50.

590. Xia Z, Triffitt JT. A review on macrophage responses to biomaterials. Biomed Mater. 2006;1(1):R1-9.

591. Duffield JS. The inflammatory macrophage: a story of Jekyll and Hyde. Clin Sci (Lond). 2003;104(1):27-38.

592. Fleming BD, Mosser DM. Regulatory macrophages: setting the threshold for therapy. Eur J Immunol. 2011;41(9):2498-502.

593. Murray PJ, Wynn TA. Protective and pathogenic functions of macrophage subsets. Nat Rev Immunol. 2011;11(11):723-37.

594. Pierce GF, Mustoe TA, Lingelbach J, Masakowski VR, Griffin GL, Senior RM, et al. Platelet-derived growth factor and transforming growth factor-beta enhance tissue repair activities by unique mechanisms. J Cell Biol. 1989;109(1):429-40.

595. Yoshikawa K, Umeyama K, Yamashita T, Ishikawa T, Katoh N, Satake K. Immunological studies of the pathogenesis of idiopathic portal hypertension. J Gastroenterol Hepatol. 1989;4(1):55-7.

596. Cao B, Guo Z, Zhu Y, Xu W. The potential role of PDGF, IGF-1, TGF-beta expression in idiopathic pulmonary fibrosis. Chin Med J (Engl). 2000;113(9):776-82.

597. Song E, Ouyang N, Horbelt M, Antus B, Wang M, Exton MS. Influence of alternatively and classically activated macrophages on fibrogenic activities of human fibroblasts. Cell Immunol. 2000;204(1):19-28.

598. Brown BN, Londono R, Tottey S, Zhang L, Kukla KA, Wolf MT, et al. Macrophage phenotype as a predictor of constructive remodeling following the implantation of biologically derived surgical mesh materials. Acta Biomater. 2012;8(3):978-87.

599. Mutsaers SE. Mesothelial cells: their structure, function and role in serosal repair. Respirology. 2002;7(3):171-91.

600. Gordji M. Pelvic adhesions and sterility. Acta Eur Fertil. 1975;6(3):279-85.

601. Baisch K. Klinische und experimentelle Untersuchungen über postoperativen Ileus. Beitr Geburtsh Gynaek. 1905;9:437-80.

602. Ryan GB, Grobety J, Majno G. Postoperative peritoneal adhesions. A study of the mechanisms. Am J Pathol. 1971;65(1):117-48.

603. Golan A, Winston RML. Blood and intraperitoneal adhesion formation in the rat. J Obstet Gynaecol. 1989;9(3):248-52.

604. Cliff WJ, Grobety J, Ryan GB. Postoperative pericardial adhesions. The role of mild serosal injury and spilled blood. J Thorac Cardiovasc Surg. 1973;65(5):744-50.

605. Bronson RA, Wallach EE. Lysis of periadnexal adhesions for correction of infertility. Fertil Steril. 1977;28(6):613-9.

606. Jackson BB. Observations of intraperitoneal adhesions; an experimental study. Surgery. 1958;44(3):507-14.

607. Hertzler AE. The Peritoneum. St. Louis: C. V. Mosby; 1919.

608. Nisell H, Larsson B. Role of blood and fibrinogen in development of intraperitoneal adhesions in rats. Fertil Steril. 1978;30(4):470-3.

609. Whang SH, Astudillo JA, Sporn E, Bachman SL, Miedema BW, Davis W, et al. In search of the best peritoneal adhesion model: comparison of different techniques in a rat model. J Surg Res. 2011;167(2):245-50.

610. Rajab TK, Wauschkuhn CA, Smaxwil L, Kraemer B, Wallwiener M, Wallwiener CW. An improved model for the induction of experimental adhesions. J Invest Surg. 2010;23(1):35-9.

611. Hartwell SW. Fibrous healing in human surgical wounds. In: Hartwell SE, editor. The Mechanics of Healing in Human Wounds. Springfield: Thomas; 1955.

612. Vipond MN, Whawell SA, Thompson JN, Dudley HA. Effect of experimental peritonitis and ischaemia on peritoneal fibrinolytic activity. Eur J Surg. 1994;160(9):471-7.

613. Whitaker D, Papadimitriou JM, Walters MN. The mesothelium and its reactions: a review. Crit Rev Toxicol. 1982;10(2):81-144.

614. Greenawalt KE, Corazzini RL, Colt MJ, Holmdahl L. Adhesion formation to hemostatic agents and its reduction with a sodium hyaluronate/carboxymethylcellulose adhesion barrier. J Biomed Mater Res A. 2012;100(7):1777-82.

615. Tan H, Ramirez CM, Miljkovic N, Li H, Rubin JP, Marra KG. Thermosensitive injectable hyaluronic acid hydrogel for adipose tissue engineering. Biomaterials. 2009;30(36):6844-53.

616. Cui Z, Lee BH, Pauken C, Vernon BL. Degradation, cytotoxicity, and biocompatibility of NIPAAm-based thermosensitive, injectable, and bioresorbable polymer hydrogels. J Biomed Mater Res A. 2011;98(2):159-66.

617. Barnes CP, Sell SA, Boland ED, Simpson DG, Bowlin GL. Nanofiber technology: designing the next generation of tissue engineering scaffolds. Adv Drug Deliv Rev. 2007;59(14):1413-33.

618. Majumder A, Ghatak A, Sharma A. Microfluidic adhesion induced by subsurface microstructures. Science. 2007;318(5848):258-61.

619. Silverman HG, Roberto FF. Understanding marine mussel adhesion. Mar Biotechnol (NY). 2007;9(6):661-81.

620. Zeng H, Pesika N, Tian Y, Zhao B, Chen Y, Tirrell M, et al. Frictional adhesion of patterned surfaces and implications for gecko and biomimetic systems. Langmuir. 2009;25(13):7486-95.

621. Berengueres J, Saito S, Tadakuma K. Structural properties of a scaled gecko foot-hair. Bioinspir Biomim. 2007;2(1):1-8.

622. Federle W, Barnes WJ, Baumgartner W, Drechsler P, Smith JM. Wet but not slippery: Boundary friction in tree frog adhesive toe pads. J R Soc Interface. 2006;3(10):689-97.

623. Boesel LF, Greiner C, Arzt E, del Campo A. Gecko-inspired surfaces: a path to strong and reversible dry adhesives. Adv Mater. 2010;22(19):2125-37.

624. Schargott M. A mechanical model of biomimetic adhesive pads with tilted and hierarchical structures. Bioinspir Biomim. 2009;4(2):026002.

625. Majumder A, Sharma A, Ghatak A. A bioinspired wet/dry microfluidic adhesive for aqueous environments. Langmuir. 2010;26(1):521-5.

626. Fernandez-Blazquez JP, Fell D, Bonaccurso E, del Campo A. Superhydrophilic and superhydrophobic nanostructured surfaces via plasma treatment. J Colloid Interface Sci. 2011;357(1):234-8.

627. Cui J, Azzaroni O, Del Campo A. Polymer Brushes with Phototriggered and Phototunable Swelling and pH Response. Macromol Rapid Commun. 2011;32(21):1699-703.

628. Kirkpatrick CJ, Bonfield W. NanoBioInterface: a multidisciplinary challenge. J R Soc Interface. 2010;7 Suppl 1:S1-4.

629. Bondar B, Fuchs S, Motta A, Migliaresi C, Kirkpatrick CJ. Functionality of endothelial cells on silk fibroin nets: comparative study of micro- and nanometric fibre size. Biomaterials. 2008;29(5):561-72.

630. Santos MI, Tuzlakoglu K, Fuchs S, Gomes ME, Peters K, Unger RE, et al. Endothelial cell colonization and angiogenic potential of combined nano- and microfibrous scaffolds for bone tissue engineering. Biomaterials. 2008;29(32):4306-13.

631. Madurantakam PA, Cost CP, Simpson DG, Bowlin GL. Science of nanofibrous scaffold fabrication: strategies for next generation tissue-engineering scaffolds. Nanomedicine (Lond). 2009;4(2):193-206.

632. Stübinger S, Ghanaati S, Orth C, Hilbig U, Saldamli B, Biesterfeld S, et al. Maxillary sinus grafting with a nano-structured biomaterial: preliminary clinical and histological results. Eur Surg Res. 2009;42(3):143-9.

633. Roth CC. Urologic tissue engineering in pediatrics: from nanostructures to bladders. Pediatr Res. 2010;67(5):509-13.

634. Dvir T, Timko BP, Kohane DS, Langer R. Nanotechnological strategies for engineering complex tissues. Nat Nanotechnol. 2011;6(1):13-22.

635. Jayant RD, McShane MJ, Srivastava R. In vitro and in vivo evaluation of anti-inflammatory agents using nanoengineered alginate carriers: towards localized implant inflammation suppression. Int J Pharm. 2011;403(1-2):268-75.

636. Joshi A, Solanki S, Chaudhari R, Bahadur D, Aslam M, Srivastava R. Multifunctional alginate microspheres for biosensing, drug delivery and magnetic resonance imaging. Acta Biomater. 2011;7(11):3955-63.

637. Hickey T, Kreutzer D, Burgess DJ, Moussy F. In vivo evaluation of a dexamethasone/PLGA microsphere system designed to suppress the inflammatory tissue response to implantable medical devices. J Biomed Mater Res. 2002;61(2):180-7.

638. Hickey T, Kreutzer D, Burgess DJ, Moussy F. Dexamethasone/PLGA microspheres for continuous delivery of an anti-inflammatory drug for implantable medical devices. Biomaterials. 2002;23(7):1649-56.

639. Solomon M, D'Souza GG. Recent progress in the therapeutic applications of nanotechnology. Curr Opin Pediatr. 2011;23(2):215-20.

640. Goldberg M, Langer R, Jia X. Nanostructured materials for applications in drug delivery and tissue engineering. J Biomater Sci Polym Ed. 2007;18(3):241-68.

641. Sill TJ, von Recum HA. Electrospinning: applications in drug delivery and tissue engineering. Biomaterials. 2008;29(13):1989-2006.

642. Maciver AH, McCall M, James Shapiro AM. Intra-abdominal adhesions: cellular mechanisms and strategies for prevention. Int J Surg. 2011;9(8):589-94.

643. Atta HM. Prevention of peritoneal adhesions: a promising role for gene therapy. World J Gastroenterol. 2011;17(46):5049-58.

644. Ambler DR, Golden AM, Gell JS, Saed GM, Carey DJ, Diamond MP. Microarray expression profiling in adhesion and normal peritoneal tissues. Fertil Steril. 2012;97(5):1158-64 e1-4.

645. Saedon M, Borowski DW, Natu S, Hennessy C, Tabaqchali MA. Adept (Ico-dextrin 4%): a tale of caution. Colorectal Dis. 2010;12(4):384-6.

646. Ha H, Yu MR, Choi HN, Cha MK, Kang HS, Kim MH, et al. Effects of conventional and new peritoneal dialysis solutions on human peritoneal mesothelial cell viability and proliferation. Perit Dial Int. 2000;20 Suppl 5:S10-8.

647. Gotloib L, Wajsbrot V, Shostak A. Mesothelial dysplastic changes and lipid peroxidation induced by 7.5% icodextrin. Nephron. 2002;92(1):142-55.

648. Gotloib L, Wajsbrot V, Shostak A. Icodextrin-induced lipid peroxidation disrupts the mesothelial cell cycle engine. Free Radic Biol Med. 2003;34(4):419-28.

649. Boulanger E, Wautier MP, Gane P, Mariette C, Devuyst O, Wautier JL. The triggering of human peritoneal mesothelial cell apoptosis and oncosis by glucose and glycoxydation products. Nephrol Dial Transplant. 2004;19(9):2208-16.

650. Bender TO, Witowski J, Ksiazek K, Jorres A. Comparison of icodextrin- and glucose-based peritoneal dialysis fluids in their acute and chronic effects on human peritoneal mesothelial cells. Int J Artif Organs. 2007;30(12):1075-82.

651. Gotloib L. The mesothelium under the siege of dialysis solutions: old glucose, new glucose, and glucose-free osmotic agents. Adv Perit Dial. 2009;25:6-10.

652. Gotloib L. Mechanisms of cell death during peritoneal dialysis. A role for osmotic and oxidative stress. Contrib Nephrol. 2009;163:35-44.

653. Ruiz-de-Erenchun R, Dotor de las Herrerias J, Hontanilla B. Use of the transforming growth factor-beta1 inhibitor peptide in periprosthetic capsular fibrosis: experimental model with tetraglycerol dipalmitate. Plast Reconstr Surg. 2005;116(5):1370-8.

654. Weng H, Mertens PR, Gressner AM, Dooley S. IFN-gamma abrogates profibrogenic TGF-beta signaling in liver by targeting expression of inhibitory and receptor Smads. J Hepatol. 2007;46(2):295-303.

9 Anhang

9.1 Abbildungen

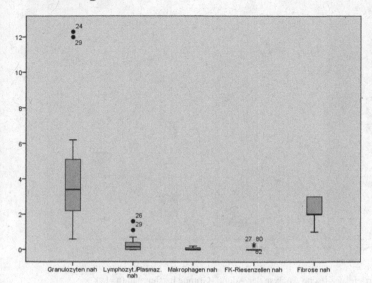

Abbildung 56: Barrierespezifische Analyse der Kontrollgruppe barrierenah (n=14)

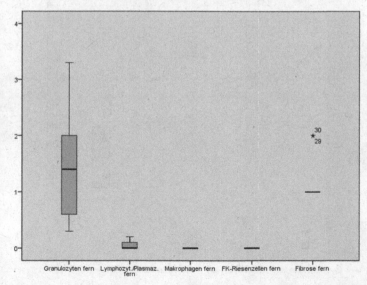

Abbildung 57: Barrierespezifische Analyse Kontrollgruppe barrierefern (n=14)

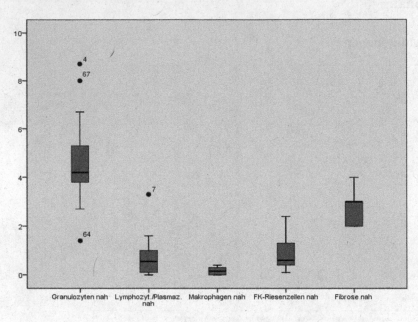

Abbildung 58: Barrierespezifische Analyse der Adept®-Gruppe barrierenah (n=14)

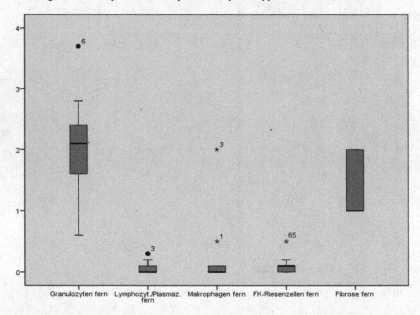

Abbildung 59: Barrierespezifische Analyse der Adept®-Gruppe barrierefern (n=14)

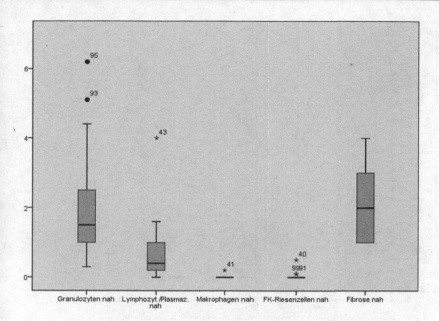

Abbildung 60:Barrierespezifische Analyse der Intercoat®-Gruppe barrierenah (n=33)

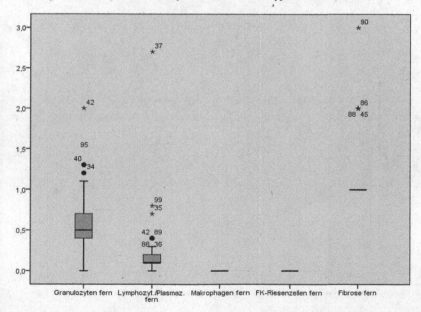

Abbildung 61: Barrierespezifische Analyse der Intercoat®-Gruppe barrierefern (n=33)

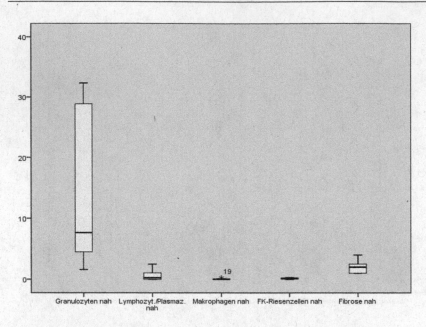

Abbildung 62: Barrierespezifische Analyse der Spraygel®-Gruppe barrierenah (n=8)

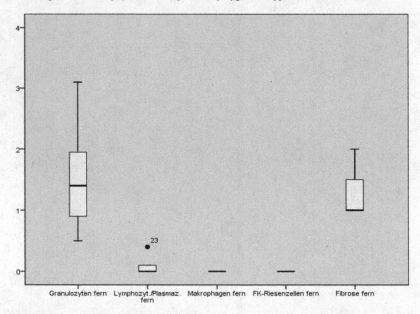

Abbildung 63: Barrierespezifische Analyse der Spraygel®-Gruppe barrierefern (n=8)

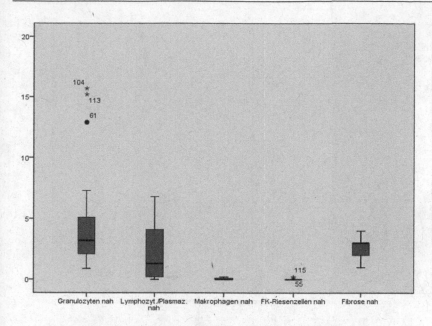

Abbildung 64: Barrierespezifische Analyse der Seprafilm®-Gruppe barrierenah (n=29)

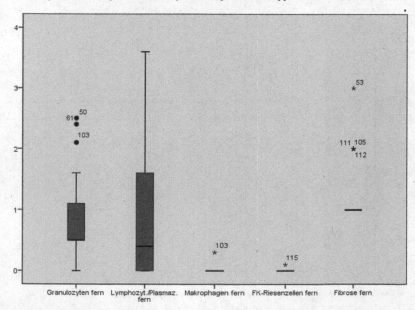

Abbildung 65: Barrierespezifische Analyse der Seprafilm®-Gruppe barrierefern (n=29)

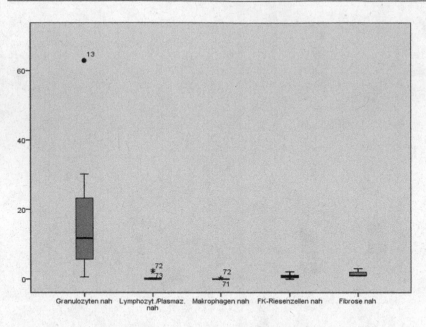

Abbildung 66: Barrierespezifische Analyse der SupraSeal®-Gruppe barrierenah (n=14)

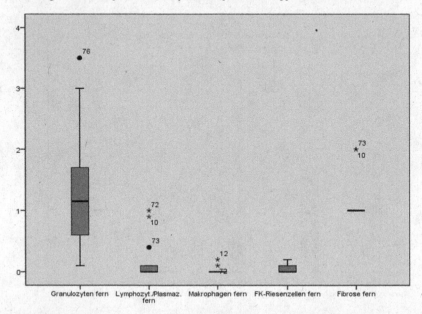

Abbildung 67: Barrierespezifische Analyse der SupraSeal®-Gruppe barrierefern (n=14)

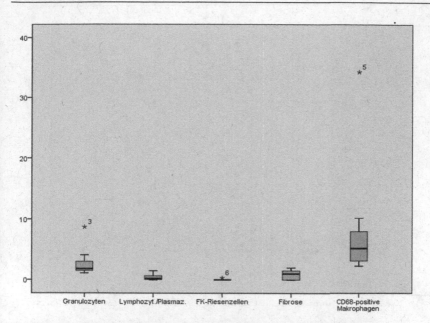

Abbildung 68: Die spezifische Gewebereaktion der Kontrollgruppe in der CD68-Auswertung

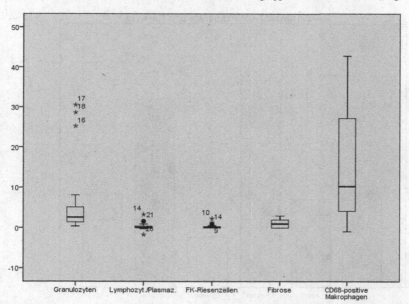

Abbildung 69: Die spezifische Gewebereaktion der flüssigen Barrieren in der CD68-Auswertung

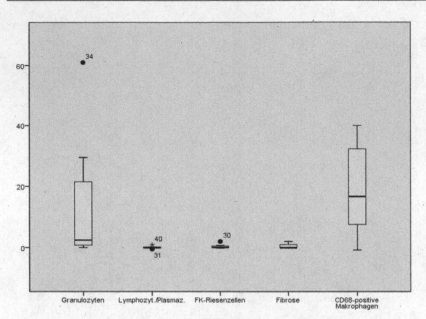

Abbildung 70: Die spezifische Gewebereaktion der festen Barrieren in der CD68-Auswertung

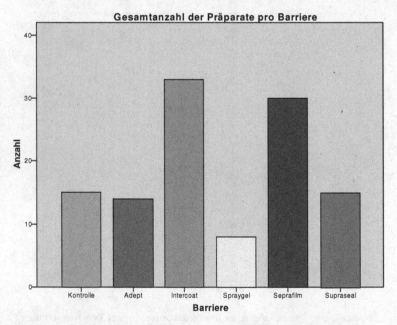

Abbildung 71: Balkendiagramm über die Gesamtzahl an Präparaten pro Barriere

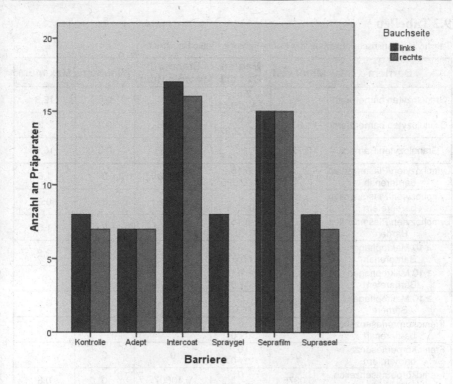

Abbildung 72: Balkendiagramm über die Verteilung der Präparate pro Barriere nach Bauchseiten

9.2 Tabellen

Tabelle 36: Statistisches Ergebnis der Kontrollgruppe - linke Bauchseite

Barriere	Mittelwert	Median Q1 / Q3	Standard-abweichung	Minimum	Maximum
Granulozyten barrierenah	5,45	3,55 2,4 / 10,55	4,4236	0,6	12,3
Granulozyten barrierefern	1,675	1,65 0,65 / 2,375	1,0195	0,3	3,3
Granulozyten Barriere	3,775	1,8 1,15 / 7,6	3,93655	0,3	10,9
Lymphozyten/Plasmazellen barrierenah	0,425	0,15 0 / 0,925	0,6018	0	1,6
Lymphozyten/Plasmazellen barrierefern	0,05	0 0 / 0,1	0,0756	0	0,2
Lymphozyten/Plasmazellen Barriere	0,375	0,15 0 / 0,8	0,56252	0	1,5
≥ 10 Makrophagen Barrierenah	0,038	0 0 / 0,075	0,0744	0	0,2
≥ 10 Makrophagen Barrierefern	0	0 0 / 0	0	0	0
≥ 10 Makrophagen Barriere	0,0375	0 0 / 0,075	0,0744	0	0,2
Fremdkörperriesenzellen barrierenah	0,038	0 0 / 0	0,1061	0	0,3
Fremdkörperriesenzellen barrierefern	0	0 0 / 0	0	0	0
Fremdkörperriesenzellen Barriere	0,0375	0 0 / 0	0,10607	0	0,3
Fibrose barrierenah	2,13	2 2 / 2,75	0,641	1	3
Fibrose barrierefern	1,25	1 1 / 1,75	0,463	1	2
Fibrose Barriere	0,875	1 0 / 1,75	0,83452	0	2

Tabelle 37: Statistisches Ergebnis der Kontrollgruppe - rechte Bauchseite

Barriere	Mittelwert	Median Q1 / Q3	Standard-abweichung	Minimum	Maximum
Granulozyten barrierenah	2,783	2,4 1,9 / 3,975	1,4043	1	5,1
Granulozyten barrierefern	1,167	1,1 0,6 / 1,7	0,5574	0,6	2
Granulozyten Barriere	1,6167	1,2 0,4 / 2,825	1,47026	0,4	4,1
Lymphozyten/Plasmazellen barrierenah	0,233	0,15 0 / 0,475	0,2733	0	0,7

Barriere	Mittelwert	Median Q1 / Q3	Standard-abweichung	Minimum	Maximum
Lymphozyten/Plasmazellen barrierefern	0,033	0 0 / 0,1	0,0516	0	0,1
Lymphozyten/Plasmazellen Barriere	0,2	0,1 0 / 0,4	0,26833	0	0,7
≥ 10 Makrophagen barrierenah	0,033	0 0 / 0,1	0,0516	0	0,1
≥ 10 Makrophagen barrierefern	0	0 0 / 0	0	0	0
≥ 10 Makrophagen Barriere	0,0333	0 0 / 0,1	0,05164	0	0,1
Fremdkörperriesenzellen barrierenah	0,083	0 0 / 0,225	0,1329	0	0,3
Fremdkörperriesenzellen barrierefern	0	0 0 / 0	0	0	0
Fremdkörperriesenzellen Barriere	0,0833	0 0 / 0,225	0,13292	0	0,3
Fibrose barrierenah	2,33	2,5 1,75 / 3	0,816	1	3
Fibrose barrierefern	1	1 1 / 1	0	1	1
Fibrose Barriere	1,3333	1,5 0,75 / 2	0,8165	0	2

Tabelle 38: Statistisches Ergebnis aller Präparate der Kontrollgruppe

Barriere	Mittelwert	Median Q1 / Q3	Standard-abweichung	Minimum	Maximum
Granulozyten barrierenah	4,307	3,4 2,175/5,375	3,629	0,6	12,3
Granulozyten barrierefern	1,457	1,4 0,6 / 2,075	0,8644	0,3	3,3
Granulozyten Barriere	2,85	1,75 0,55 / 4,15	3,22556	0,3	10,9
Lymphozyten/Plasmazellen barrierenah	0,343	0,15 0 / 0,475	0,4831	0	1,6
Lymphozyten/Plasmazellen barrierefern	0,043	0 0 / 0,1	0,0646	0	0,2
Lymphozyten/Plasmazellen Barriere	0,3	0,1 0 / 0,4	0,45404	0	1,5
≥ 10 Makrophagen barrierenah	0,036	0 0 / 0,1	0,0633	0	0,2
≥ 10 Makrophagen barrierefern	0	0 0 / 0	0	0	0
≥ 10 Makrophagen Barriere	0,0357	0 0 / 0,1	0,06333	0	0,2
Fremdkörperriesenzellen barrierenah	0,057	0 0 / 0,05	0,1158	0	0,3

Barriere	Mittelwert	Median Q1 / Q3	Standard-abweichung	Minimum	Maximum
Fremdkörperriesenzellen barrierefern	0	0 0 / 0	0	0	0
Fremdkörperriesenzellen Barriere	0,0571	0 0 / 0,05	0,11579	0	0,3
Fibrose barrierenah	2,21	2 2 / 3	0,699	1	3
Fibrose barrierefern	1,14	1 1 / 1	0,363	1	2
Fibrose Barriere	1,0714	1 0 / 2	0,82874	0	2

Tabelle 39: Statistisches Ergebnis der Adept®-Gruppe - linke Bauchseite

Barriere	Mittelwert	Median Q1 / Q3	Standard-abweichung	Minimum	Maximum
Granulozyten barrierenah	5,029	4 3,8 / 6,7	1,9233	3,7	8,7
Granulozyten barrierefern	1,886	1,7 1,3 / 2,4	1,0024	0,6	3,7
Granulozyten Barriere	3,1429	2,5 1,8 / 3	2,23745	1,6	8,1
Lymphozyten/Plasmazellen barrierenah	0,743	0,4 0,1 / 0,7	1,1588	0	3,3
Lymphozyten/Plasmazellen barrierefern	0,114	0,1 0 / 0,2	0,1069	0	0,3
Lymphozyten/Plasmazellen Barriere	0,6286	0,3 -0,1 / 0,7	1,2189	-0,2	3,3
≥ 10 Makrophagen barrierenah	0,186	0,1 0,1 / 0,4	0,1574	0	0,4
≥ 10 Makrophagen barrierefern	0,371	0 0 / 0,5	0,741	0	2
≥ 10 Makrophagen Barriere	-0,1857	0 -0,1 / 0,1	0,72899	-1,8	0,4
Fremdkörperriesenzellen barrierenah	0,886	0,6 0,3 / 1,4	0,7841	0,2	2,4
Fremdkörperriesenzellen barrierefern	0,057	0,1 0 / 0,1	0,0535	0	0,1
Fremdkörperriesenzellen Barriere	0,8286	0,5 0,3 / 1,3	0,76314	0,1	2,3
Fibrose barrierenah	2,57	2 2 / 3	0,787	2	4
Fibrose barrierefern	1,14	1 1 / 1	0,378	1	2
Fibrose Barriere	1,4286	1 1 / 2	0,7868	1	3

Tabelle 40: Statistisches Ergebnis der Adept®-Gruppe - rechte Bauchseite

Barriere	Mittelwert	Median Q1 / Q3	Standard-abweichung	Minimum	Maximum
Granulozyten barrierenah	4,4	4,5 2,7 / 5,3	2,0785	1,4	8
Granulozyten barrierefern	2,143	2,3 1,6 / 2,4	0,4392	1,6	2,8
Granulozyten Barriere	2,2571	1,7 1,1 / 3,2	1,97557	-0,6	5,7
Lymphozyten/Plasmazellen barrierenah	0,757	0,8 0,2 / 1,2	0,5653	0	1,6
Lymphozyten/Plasmazellen barrierefern	0,014	0 0 / 0	0,0378	0	0,1
Lymphozyten/Plasmazellen Barriere	0,7429	0,8 0,2 / 1,2	0,54116	0	1,5
≥ 10 Makrophagen barrierenah	0,157	0,2 0 / 0,3	0,1618	0	0,4
≥ 10 Makrophagen barrierefern	0,14	0 0 / 0	0,03787	0	0,1
≥ 10 Makrophagen Barriere	0,1429	0,2 0 / 0,3	0,13973	0	0,3
Fremdkörperriesenzellen barrierenah	0,771	0,6 0,4 / 1,3	0,5529	0,1	1,7
Fremdkörperriesenzellen barrierefern	0,129	0,1 0 / 0,2	0,1799	0	0,5
Fremdkörperriesenzellen Barriere	0,6429	0,6 0,4 / 1,1	0,39521	0,1	1,2
Fibrose barrierenah	2,86	3 3 / 3	0,378	2	3
Fibrose barrierefern	1,43	1 1 / 2	0,535	1	2
Fibrose Barriere	1,4286	1 1 / 2	0,53452	1	2

Tabelle 41: Statistisches Ergebnis aller Präparate der Adept®-Gruppe

Barriere	Mittelwert	Median Q1 / Q3	Standard-abweichung	Minimum	Maximum
Granulozyten barrierenah	4,714	4,2 3,775/5,65	1,9513	1,4	8,7
Granulozyten barrierefern	2,014	2,1 1,525 / 2,4	0,7553	0,6	3,7
Granulozyten Barriere	2,7	2,45 1,675/3,05	2,0792	-0,6	8,1
Lymphozyten/Plasmazellen barrierenah	0,75	0,55 0,1 / 1,05	0,876	0	3,3
Lymphozyten/Plasmazellen barrierefern	0,064	0 0 / 0,1	0,0929	0	0,3

Barriere	Mittelwert	Median Q1 / Q3	Standard-abweichung	Minimum	Maximum
Lymphozyten/Plasmazellen Barriere	0,6857	0,45 0 / 1,05	0,90796	-0,2	3,3
≥ 10 Makrophagen barrierenah	0,171	0,15 0 / 0,325	0,1541	0	0,4
≥ 10 Makrophagen barrierefern	0,193	0 0 / 0,1	0,537	0	2
≥ 10 Makrophagen Barriere	-0,0214	0,05 0 / 0,225	0,53231	-1,8	0,4
Fremdkörperriesenzellen barrierenah	0,829	0,6 0,375/1,325	0,6545	0,1	2,4
Fremdkörperriesenzellen barrierefern	0,093	0,1 0 / 0,1	0,1328	0	0,5
Fremdkörperriesenzellen Barriere	0,7357	0,55 0,375/1,125	0,59175	0,1	2,3
Fibrose barrierenah	2,71	3 2 / 3	0,611	2	4
Fibrose barrierefern	1,29	1 1 / 2	0,469	1	2
Fibrose Barriere	1,4286	1 1 / 2	0,64621	1	3

Tabelle 42: Statistisches Ergebnis der Intercoat®-Gruppe - linke Bauchseite

Barriere	Mittelwert	Median Q1 / Q3	Standard-abweichung	Minimum	Maximum
Granulozyten barrierenah	1,594	1,4 1 / 2,4	0,8066	0,4	3,2
Granulozyten barrierefern	0,641	0,5 0,3 / 0,8	0,4836	0,1	2
Granulozyten Barriere	0,9529	0,8 0,45 / 1,45	0,75756	-0,3	2,7
Lymphozyten/Plasmazellen barrierenah	0,741	0,4 0,2 / 0,9	0,9301	0,1	4
Lymphozyten/Plasmazellen barrierefern	0,329	0,1 0,1 / 0,35	0,6371	0	2,7
Lymphozyten/Plasmazellen Barriere	0,4118	0,3 0,05 / 0,65	1,05527	-1,7	3,8
≥ 10 Makrophagen barrierenah	0,12	0 0 / 0	0,485	0	0,2
≥ 10 Makrophagen barrierefern	0	0 0 / 0	0	0	0
≥ 10 Makrophagen Barriere	0,0118	0 0 / 0	0,04851	0	0,2
Fremdkörperriesenzellen barrierenah	0,029	0 0 / 0	0,1213	0	0,5
Fremdkörperriesenzellen barrierefern	0	0 0 / 0	0	0	0

Barriere	Mittelwert	Median Q1 / Q3	Standard-abweichung	Minimum	Maximum
Fremdkörperriesenzellen Barriere	0,0294	0 0 / 0	0,12127	0	0,5
Fibrose barrierenah	2,24	2 1 / 3	1,147	1	4
Fibrose barrierefern	1,24	1 1 / 1,5	0,437	1	2
Fibrose Barriere	1	1 0 / 2	1,11803	0	3

Tabelle 43: Statistisches Ergebnis der Intercoat®-Gruppe - rechte Bauchseite

Barriere	Mittelwert	Median Q1 / Q3	Standard-abweichung	Minimum	Maximum
Granulozyten barrierenah	2,338	1,7 0,975 / 3,05	1,6753	0,3	6,2
Granulozyten barrierefern	0,6	0,55 0,325 / 0,85	0,3445	0	1,3
Granulozyten Barriere	1,7375	1,1 0,6 / 2,5	1,5756	0,2	4,9
Lymphozyten/Plasmazellen barrierenah	0,569	0,35 0,025 / 1,3	0,6063	0	1,6
Lymphozyten/Plasmazellen barrierefern	0,175	0,1 0,025 / 0,2	0,2082	0	0,8
Lymphozyten/Plasmazellen Barriere	0,3938	0,2 0 / 0,775	0,52848	-0,3	1,5
≥ 10 Makrophagen barrierenah	0	0 0 / 0	0	0	0
≥ 10 Makrophagen barrierefern	0	0 0 / 0	0	0	0
≥ 10 Makrophagen Barriere	0	0 0 / 0	0	0	0
Fremdkörperriesenzellen barrierenah	0,13	0 0 / 0	0,0342	0	0,1
Fremdkörperriesenzellen barrierefern	0	0 0 / 0	0	0	0
Fremdkörperriesenzellen Barriere	0,0125	0 0 / 0	0,03416	0	0,1
Fibrose barrierenah	2,06	2 1 / 3	1,181	1	4
Fibrose barrierefern	1,31	1 1 / 1,75	0,602	1	3
Fibrose Barriere	0,75	0 0 / 1,75	1	0	3

Tabelle 44: Statistisches Ergebnis aller Präparate der Intercoat®-Gruppe

Barriere	Mittelwert	Median Q1 / Q3	Standard-abweichung	Minimum	Maximum
Granulozyten barrierenah	1,955	1,5 1 / 2,55	1,3354	0,3	6,2
Granulozyten barrierefern	0,621	0,5 0,35 / 0,8	0,4159	0	2
Granulozyten Barriere	1,3333	1 0,55 / 1,8	1,26853	-0,3	4,9
Lymphozyten/Plasmazellen barrierenah	0,658	0,4 0,2 / 1	0,7826	0	4
Lymphozyten/Plasmazellen barrierefern	0,255	0,1 0,1 / 0,25	0,479	0	2,7
Lymphozyten/Plasmazellen Barriere	0,403	0,2 0 / 0,7	0,82934	-1,7	3,8
≥ 10 Makrophagen barrierenah	0,006	0 0 / 0	0,0348	0	0,2
≥ 10 Makrophagen barrierefern	0	0 0 / 0	0	0	0
≥ 10 Makrophagen Barriere	0,0061	0 0 / 0	0,03482	0	0,2
Fremdkörperriesenzellen barrierenah	0,021	0 0 / 0	0,0893	0	0,5
Fremdkörperriesenzellen barrierefern	0	0 0 / 0	0	0	0
Fremdkörperriesenzellen Barriere	0,0212	0 0 / 0	0,08929	0	0,5
Fibrose barrierenah	2,15	2 1 / 3	1,149	1	4
Fibrose barrierefern	1,27	1 1 / 1,5	0,517	1	3
Fibrose Barriere	0,8788	0 0 / 2	1,05349	0	3

Tabelle 45: Statistisches Ergebnis der Spraygel®-Gruppe

Barriere	Mittelwert	Median Q1 / Q3	Standard-abweichung	Minimum	Maximum
Granulozyten barrierenah	14,488	7,65 4,45/29,125	13,059	1,6	32,3
Granulozyten barrierefern	1,513	1,4 0,85 / 2,025	0,8408	0,5	3,1
Granulozyten Barriere	12,975	6,05 3,15 / 27,75	12,73597	0,6	30,5
Lymphozyten/Plasmazellen barrierenah	0,638	0,25 0 / 1,375	0,9395	0	2,5
Lymphozyten/Plasmazellen barrierefern	0,075	0 0 / 0,1	0,1389	0	0,4

Barriere	Mittelwert	Median Q1 / Q3	Standard-abweichung	Minimum	Maximum
Lymphozyten/Plasmazellen Barriere	0,5625	0,2 0 / 1,3	0,8193	0	2,1
≥ 10 Makrophagen barrierenah	0,05	0 0 / 0,075	0,1069	0	0,3
≥ 10 Makrophagen barrierefern	0	0 0 / 0	0	0	0
≥ 10 Makrophagen Barriere	0,05	0 0 / 0,075	0,1069	0	0,3
Fremdkörperriesenzellen barrierenah	0,138	0,1 0,025/0,275	0,1188	0	0,3
Fremdkörperriesenzellen barrierefern	0	0 0 / 0	0	0	0
Fremdkörperriesenzellen Barriere	0,1375	0,1 0,025/0,275	0,11877	0	0,3
Fibrose barrierenah	2	2 1 / 2,75	1,069	1	4
Fibrose barrierefern	1,25	1 1 / 1,75	0,463	1	2
Fibrose Barriere	0,75	0 0 / 1,75	1,16496	0	3

Tabelle 46: Statistisches Ergebnis der Seprafilm®-Gruppe - linke Bauchseite

Barriere	Mittelwert	Median Q1 / Q3	Standard-abweichung	Minimum	Maximum
Granulozyten barrierenah	3,979	3,15 1,6 / 5,25	3,1798	0,9	12,9
Granulozyten barrierefern	0,864	0,5 0,475 / 1,05	0,7541	0	2,5
Granulozyten Barriere	3,1143	2,4 1,025/4,525	2,72251	0,5	10,5
Lymphozyten/Plasmazellen barrierenah	2,05	1,3 0,2 / 3,65	2,1389	0	6,4
Lymphozyten/Plasmazellen barrierefern	0,721	0,35 0 / 1,5	0,8341	0	2,7
Lymphozyten/Plasmazellen Barriere	1,3286	0,95 0,15 / 2,45	1,50815	-0,1	4,9
≥ 10 Makrophagen barrierenah	0,043	0 0 / 0,1	0,0646	0	0,2
≥ 10 Makrophagen barrierefern	0	0 0 / 0	0	0	0
≥ 10 Makrophagen Barriere	0,0429	0 0 / 0,1	0,06462	0	0,2
Fremdkörperriesenzellen barrierenah	0,007	0 0 / 0	0,0267	0	0,1
Fremdkörperriesenzellen barrierefern	0	0 0 / 0	0	0	0

Barriere	Mittelwert	Median Q1 / Q3	Standard-abweichung	Minimum	Maximum
Fremdkörperriesenzellen Barriere	0,0071	0 0 / 0	0,02673	0	0,1
Fibrose barrierenah	2,43	3 2 / 3	0,756	1	3
Fibrose barrierefern	1,21	1 1 / 1	0,579	1	3
Fibrose Barriere	1,2143	1 0,75 / 2	0,80178	0	2

Tabelle 47: Statistisches Ergebnis der Seprafilm®-Gruppe - rechte Bauchseite

Barriere	Mittelwert	Median Q1 / Q3	Standard-abweichung	Minimum	Maximum
Granulozyten barrierenah	5,013	3,2 2,1 / 5,8	4,5403	1,2	15,7
Granulozyten barrierefern	0,833	0,7 0,4 / 1,1	0,579	0,1	2,1
Granulozyten Barriere	41,8	2,7 1,5 / 5,1	4,43238	0,4	14,8
Lymphozyten/Plasmazellen barrierenah	2,74	3,4 0,1 / 5,5	2,5416	0	6,8
Lymphozyten/Plasmazellen barrierefern	1,127	1,1 0 / 2	1,2015	0	3,6
Lymphozyten/Plasmazellen Barriere	1,6133	1,8 0,1 / 3,2	1,4357	-0,1	3,7
≥ 10 Makrophagen barrierenah	0,06	0 0 / 0,1	0,0828	0	0,2
≥ 10 Makrophagen barrierefern	0,02	0 0 / 0	0,0775	0	0,3
≥ 10 Makrophagen Barriere	0,04	0 0 / 0,1	0,08281	-0,1	0,2
Fremdkörperriesenzellen barrierenah	0,013	0 0 / 0	0,0516	0	0,2
Fremdkörperriesenzellen barrierefern	0,007	0 0 / 0	0,0258	0	0,1
Fremdkörperriesenzellen Barriere	0,0067	0 0 / 0	0,02582	0	0,1
Fibrose barrierenah	3,13	3 3 / 4	0,915	1	4
Fibrose barrierefern	1,33	1 1 / 2	0,488	1	2
Fibrose Barriere	1,8	2 1 / 3	0,94112	0	3

Tabelle 48: Statistisches Ergebnis aller Präparate der Seprafilm®-Gruppe

Barriere	Mittelwert	Median Q1 / Q3	Standard-abweichung	Minimum	Maximum
Granulozyten barrierenah	4,514	3,2 1,85 / 5,4	3,9088	0,9	15,7
Granulozyten barrierefern	0,848	0,5 0,45 / 1,1	0,6572	0	2,5
Granulozyten Barriere	3,6655	2,6 1,25 / 4,75	3,68213	0,4	14,8
Lymphozyten/Plasmazellen barrierenah	2,407	1,3 0,2 / 4,3	2,3403	0	6,8
Lymphozyten/Plasmazellen barrierefern	0,931	0,4 0 / 1,65	1,0427	0	3,6
Lymphozyten/Plasmazellen Barriere	1,4759	1 0,15 / 2,75	1,45176	-0,1	4,9
≥ 10 Makrophagen barrierenah	0,052	0 0 / 0,1	0,0738	0	0,2
≥ 10 Makrophagen barrierefern	0,01	0 0 / 0	0,0557	0	0,3
≥ 10 Makrophagen Barriere	0,0414	0 0 / 0,1	0,07328	-0,1	0,2
Fremdkörperriesenzellen barrierenah	0,01	0 0 / 0	0,0409	0	0,2
Fremdkörperriesenzellen barrierefern	0,003	0 0 / 0	0,0186	0	0,1
Fremdkörperriesenzellen Barriere	0,0069	0 0 / 0	0,02579	0	0,1
Fibrose barrierenah	2,43	3 2 / 3	0,756	1	3
Fibrose barrierefern	1,21	1 1 / 1,5	0,579	1	3
Fibrose Barriere	1,2143	2 1 / 2	0,80178	0	2

Tabelle 49: Statistisches Ergebnis der SupraSeal®-Gruppe - linke Bauchseite

Barriere	Mittelwert	Median Q1 / Q3	Standard-abweichung	Minimum	Maximum
Granulozyten barrierenah	20,738	17,7 5,25 / 28,45	19,8867	0,6	62,9
Granulozyten barrierefern	1,025	0,9 0,6 / 1,575	0,5497	0,4	1,9
Granulozyten Barriere	19,7125	16,65 4,125/27,825	19,57319	0	61
Lymphozyten/Plasmazellen barrierenah	0,088	0 0 / 0,175	0,1458	0	0,4
Lymphozyten/Plasmazellen barrierefern	0,125	0 0 / 0,075	0,3151	0	0,9

Barriere	Mittelwert	Median Q1 / Q3	Standard-abweichung	Minimum	Maximum
Lymphozyten/Plasmazellen Barriere	-0,0375	0 0 / 0,075	0,19226	-0,5	0,1
≥ 10 Makrophagen barrierenah	0	0 0 / 0	0	0	0
≥ 10 Makrophagen barrierefern	0,025	0 0 / 0	0,0707	0	0,2
≥ 10 Makrophagen Barriere	-0,025	0 0 / 0	0,07071	-0,2	0
Fremdkörperriesenzellen barrierenah	0,725	0,6 0,325 / 0,95	0,6364	0	2,1
Fremdkörperriesenzellen barrierefern	0,05	0 0 / 0,1	0,0756	0	0,2
Fremdkörperriesenzellen Barriere	0,675	0,55 0,325 / 0,925	0,62278	-0,1	2
Fibrose barrierenah	1,38	1 1 / 1,75	0,744	1	3
Fibrose barrierefern	1,13	1 1 / 1	0,354	1	2
Fibrose Barriere	0,25	0 0 / 0,75	0,46291	0	1

Tabelle 50: Statistisches Ergebnis der SupraSeal®-Gruppe - rechte Bauchseite

Barriere	Mittelwert	Median Q1 / Q3	Standard-abweichung	Minimum	Maximum
Granulozyten barrierenah	12,7	11,05 5,125/22,45	8,1628	3,4	22,6
Granulozyten barrierefern	1,6	1,3 0,325/3,125	1,3755	0,1	3,5
Granulozyten Barriere	11,1	10,25 3,325 / 19,9	8,39595	0,4	22,3
Lymphozyten/Plasmazellen barrierenah	0,917	0,3 0,1 / 2,225	1,125	0,1	2,6
Lymphozyten/Plasmazellen barrierefern	0,233	0 0 / 0,55	0,4082	0	1
Lymphozyten/Plasmazellen Barriere	0,6833	0,3 0,1 / 1,375	0,83046	0,1	2,2
≥ 10 Makrophagen barrierenah	0,083	0 0 / 0,225	0,1329	0	0,3
≥ 10 Makrophagen barrierefern	0,017	0 0 / 0,25	0,0408	0	0,1
≥ 10 Makrophagen Barriere	0,0667	0 0 / 0,2	0,10328	0	0,2
Fremdkörperriesenzellen barrierenah	0,867	0,95 0,3 / 1,325	0,6055	0	1,7
Fremdkörperriesenzellen barrierefern	0,05	0,05 0 / 0,1	0,0548	0	0,1

Barriere	Mittelwert	Median Q1 / Q3	Standard-abweichung	Minimum	Maximum
Fremdkörperriesenzellen Barriere	0,8167	0,9 0,225 / 1,25	0,61455	0	1,7
Fibrose barrierenah	1,5	1 1 / 2,25	0,837	1	3
Fibrose barrierefern	1,17	1 1 / 1,25	0,408	1	2
Fibrose Barriere	0,3333	0 0 / 1	0,5164	0	1

Tabelle 51: Statistisches Ergebnis aller Präparate der SupraSeal®-Gruppe

Barriere	Mittelwert	Median Q1 / Q3	Standard-abweichung	Minimum	Maximum
Granulozyten barrierenah	17,293	11,75 5,225/23,28	15,988	0,6	62,9
Granulozyten barrierefern	1,271	1,15 0,55 / 1,75	0,9887	0,1	3,5
Granulozyten Barriere	16,0214	11,35 3,9 / 22,425	15,90487	0	61
Lymphozyten/Plasmazellen barrierenah	0,443	0,1 0 / 0,325	0,8244	0	2,6
Lymphozyten/Plasmazellen barrierefern	0,171	0 0 / 0,175	0,3474	0	1
Lymphozyten/Plasmazellen Barriere	0,2714	0,1 0 / 0,3	0,64977	-0,5	2,2
≥ 10 Makrophagen barrierenah	0,036	0 0 / 0	0,0929	0	0,3
≥ 10 Makrophagen barrierefern	0,021	0 0 / 0	0,0579	0	0,2
≥ 10 Makrophagen Barriere	0,0143	0 0 / 0	0,09493	-0,2	0,2
Fremdkörperriesenzellen barrierenah	0,786	0,75 0,375/1,125	0,6037	0	2,1
Fremdkörperriesenzellen barrierefern	0,05	0 0 / 0,1	0,065	0	0,2
Fremdkörperriesenzellen Barriere	0,7357	0,65 0,3 / 1,1	0,59950	-0,1	2
Fibrose barrierenah	1,43	1 1 / 2	0,756	1	3
Fibrose barrierefern	1,14	1 1 / 1	0,363	1	2
Fibrose Barriere	0,2857	0 0 / 1	0,46881	0	1

Tabelle 52: Statistisches Ergebnis der Kontrollgruppe (n=7) bzgl. CD68-positiver Makrophagen

Barriere	Gewebereaktion		Median	Q1 / Q3	Minimum	Maximum
Kontroll-Gruppe	Granulozyten	nahe der Läsion	3,5	2,4 / 5,1	2,1	12,0
		fern der Läsion	1,4	0,6 / 2,4	0,4	3,3
		Barrierewert	1,8	1,3 / 4,1	1,1	8,7
	Lymphozyten/ Plasmazellen	nahe der Läsion	0,2	0 / 1,1	0	1,6
		fern der Läsion	0	0 / 0,1	0	0,1
		Barrierewert	0,2	0 / 1	0	8,7
	Makrophagen	nahe der Läsion	7,1	5,2 / 10,2	2,9	36,7
		fern der Läsion	1,9	0,6 / 2,4	0	2,7
		Barrierewert	5,2	3 / 10,2	2,3	34,3
	Fremdkörper-riesenzellen	nahe der Läsion	0	0 / 0	0	0,3
		fern der Läsion	0	0 / 0	0	0
		Barrierewert	0	0 / 0	0	0,3
	Fibroseband	nahe der Läsion	mäßig breit	mäßig breit/ breit	schmal	breit
		fern der Läsion	schmal	schmal/ mäßig breit	schmal	mäßig breit
		Barrierewert	schmal	keine Fibrose/ mäßig breit	keine Fibrose	mäßig breit

Tabelle 53: Statistisches Ergebnis von Adept® (n=7) in der Auswertung CD68-positiver Makrophagen

Barriere	Gewebereaktion		Median	Q1 / Q3	Minimum	Maximum
Adept®	Granulozyten	nahe der Läsion	4	3,8 / 6,7	3,7	8,7
		fern der Läsion	1,7	1,3 / 2,4	0,6	3,7
		Barrierewert	2,5	1,8 / 3	1,6	8,1
	Lymphozyten/ Plasmazellen	nahe der Läsion	0,4	0,1 / 0,7	0	3,3
		fern der Läsion	0,1	0 / 0,2	0	0,3
		Barrierewert	0,3	-0,1 / 0,7	-0,2	3,3
	Makrophagen	nahe der Läsion	5,4	1,3 / 7,4	0,5	12,8
		fern der Läsion	1,4	0,8 / 4,5	0,5	5
		Barrierewert	3,2	0,8 / 4,6	-0,9	7,8
	Fremdkörper-riesenzellen	nahe der Läsion	0,6	0,3 / 1,4	0,2	2,4
		fern der Läsion	0,1	0 / 0,1	0	0,1
		Barrierewert	0,5	0,3 / 1,3	0,1	2,3
	Fibroseband	nahe der Läsion	mäßig breit	mäßig breit/ breit	mäßig breit	ausgedehnt
		fern der Läsion	schmal	schmal/ schmal	schmal	mäßig breit
		Barrierewert	schmal	schmal/ mäßig breit	schmal	breit

Tabelle 54: Statistisches Ergebnis von Intercoat® (n=7) bzgl. CD68-positiver Makrophagen

Barriere	Gewebereaktion		Median	Q1 / Q3	Minimum	Maximum
Intercoat®	Granulozyten	nahe der Läsion	1,4	1 / 2,6	0,5	3,2
		fern der Läsion	0,4	0,2 / 0,5	0,1	1,2
		Barrierewert	1,1	0,6 / 1,4	0,4	2,7
	Lymphozyten/ Plasmazellen	nahe der Läsion	0,3	0,2 / 1	0,2	1,6
		fern der Läsion	0,1	0,1 / 0,7	0	2,7
		Barrierewert	0,1	-0,2 / 0,3	-1,7	0,9
	Makrophagen	nahe der Läsion	44,9	28 / 57,5	21,7	80,8
		fern der Läsion	12,2	1,2 / 28,1	0,8	50,7
		Barrierewert	28,8	20,5 / 35,2	17,7	42,8
	Fremdkörper-riesenzellen	nahe der Läsion	0	0 / 0	0	0
		fern der Läsion	0	0 / 0	0	0
		Barrierewert	0	0 / 0	0	0
	Fibroseband	nahe der Läsion	breit	schmal/ ausgedehnt	schmal	ausgedehnt
		fern der Läsion	schmal	schmal/ schmal	schmal	mäßig breit
		Barrierewert	mäßig breit	keine Fibrose/ mäßig breit	keine Fibrose	breit

Tabelle 55: Statistisches Ergebnis von Spraygel® (n=7) bzgl. CD68-positiver Makrophagen

Barriere	Gewebereaktion		Median	Q1 / Q3	Minimum	Maximum
Spraygel®	Granulozyten	nahe der Läsion	9,1	4,6 / 29,4	4,4	32,2
		fern der Läsion	1,7	0,8 / 2,1	0,5	3,1
		Barrierewert	7	3,9 / 28,6	2,9	30,5
	Lymphozyten/ Plasmazellen	nahe der Läsion	0,2	0 / 0,4	0	1,7
		fern der Läsion	0	0 / 0,1	0	0,1
		Barrierewert	0,1	0 / 0,4	0	1,6
	Makrophagen	nahe der Läsion	24,2	7,4 / 29,8	6,8	41,6
		fern der Läsion	7,5	2,5 / 9,3	1,1	18,3
		Barrierewert	10,3	4,9 / 20,5	1,9	34,1
	Fremdkörper-riesenzellen	nahe der Läsion	0,1	0 / 0,2	0	0,3
		fern der Läsion	0	0 / 0	0	0
		Barrierewert	0,1	0 / 0,2	0	0,3
	Fibroseband	nahe der Läsion	mäßig breit	schmal/ breit	schmal	ausgedehnt
		fern der Läsion	schmal	schmal/ mäßig breit	schmal	mäßig breit
		Barrierewert	keine Fibrose	keine Fibrose/ mäßig breit	keine Fibrose	breit

Tabelle 56: Statistisches Ergebnis von Seprafilm® (n=7) bzgl. CD68-positiver Makrophagen

Barriere	Gewebereaktion		Median	Q1 / Q3	Minimum	Maximum
Seprafilm®	Granulozyten	nahe der Läsion	1,6	1 / 3,9	0,9	5,1
		fern der Läsion	0,5	0,4 / 0,8	0,3	2,5
		Barrierewert	1,1	0,5 / 2,2	0,5	4,3
	Lymphozyten/ Plasmazellen	nahe der Läsion	0,2	0,1 / 0,2	0	1,3
		fern der Läsion	0	0 / 0,3	0	0,4
		Barrierewert	0,2	0 / 0,2	-0,1	0,9
	Makrophagen	nahe der Läsion	23,8	13,1 / 24,8	1	48,1
		fern der Läsion	7	2,6 / 19,6	1,8	33,6
		Barrierewert	10,5	5,2 / 14,5	-0,8	18,9
	Fremdkörper- riesenzellen	nahe der Läsion	0	0 / 0	0	0,1
		fern der Läsion	0	0 / 0	0	0
		Barrierewert	0	0 / 0	0	0,1
	Fibroseband	nahe der Läsion	mäßig breit	schmal/ breit	schmal	breit
		fern der Läsion	schmal	schmal/ schmal	schmal	breit
		Barrierewert	schmal	keine Fibrose/ schmal	keine Fibrose	mäßig breit

Tabelle 57: Statistisches Ergebnis von SupraSeal® (n=7) bzgl. CD68-positiver Makrophagen

Barriere	Gewebereaktion		Median	Q1 / Q3	Minimum	Maximum
SupraSeal®	Granulozyten	nahe der Läsion	23,2	3,8 / 30,1	0,6	62,9
		fern der Läsion	0,7	0,6 / 1,7	0,4	1,9
		Barrierewert	21,5	2,7 / 29,5	0	61
	Lymphozyten/ Plasmazellen	nahe der Läsion	0	0 / 0,2	0	0,4
		fern der Läsion	0	0 / 0,1	0	0,9
		Barrierewert	0	0 / 0,1	-0,5	0,1
	Makrophagen	nahe der Läsion	36,6	22,5 / 47,2	11,9	54,3
		fern der Läsion	4,3	2 / 14,2	1,3	16,9
		Barrierewert	32,4	20,5 / 37,4	7,6	40,1
	Fremdkörper- riesenzellen	nahe der Läsion	0,5	0,3 / 0,8	0	2,1
		fern der Läsion	0	0 / 0,1	0	0,2
		Barrierewert	0,5	0,3 / 0,7	-0,1	2
	Fibroseband	nahe der Läsion	schmal	schmal/ schmal	schmal	breit
		fern der Läsion	schmal	schmal / schmal	schmal	mäßig breit
		Barrierewert	keine Fibrose	keine Fibrose/ keine Fibrose	keine Fibrose	schmal

Tabelle 58: Statistisches Ergebnis der flüssigen Barrieren (n = 55)

Barriere	Mittelwert	Median Q1 / Q3	Standard-abweichung	Minimum	Maximum
Granulozyten barrierenah	4,48	2,6 1,4 / 4,5	6,5444	0,3	32,3
Granulozyten barrierefern	1,105	0,8 0,5 / 1,7	0,8447	0	3,7
Granulozyten Barriere	3,3745	1,6 0,6 / 3	6,27214	-0,6	30,5
Lymphozyten/Plasmazellen barrierenah	0,678	0,4 0,1 / 1	0,8148	0	4
Lymphozyten/Plasmazellen barrierefern	0,18	0,1 0 / 0,2	0,3861	0	2,7
Lymphozyten/Plasmazellen Barriere	0,4982	0,3 0 / 0,8	0,84162	-1,7	3,8
≥ 10 Makrophagen barrierenah	0,055	0 0 / 0	0,1136	0	0,4
≥ 10 Makrophagen barrierefern	0,049	0 0 / 0	0,2768	0	2
≥ 10 Makrophagen Barriere	0,0055	0 0 / 0	0,26626	-1,8	0,4
Fremdkörperriesenzellen barrierenah	0,244	0 0 / 0,3	0,4799	0	2,4
Fremdkörperriesenzellen barrierefern	0,024	0 0 / 0	0,0769	0	0,5
Fremdkörperriesenzellen Barriere	0,22	0 0 / 0,3	0,43007	0	2,3
Fibrose barrierenah	2,27	2 1 / 3	1,044	1	4
Fibrose barrierefern	1,27	1 1 / 2	0,489	1	3
Fibrose Barriere	1	1 0 / 2	1	0	3

Tabelle 59: Statistisches Ergebnis der festen Barrieren (n = 43)

Barriere	Mittelwert	Median Q1 / Q3	Standard-abweichung	Minimum	Maximum
Granulozyten barrierenah	8,674	4,5 2,4 / 11,3	11,2257	0,6	62,9
Granulozyten barrierefern	0,986	0,7 0,5 / 1,4	0,7942	0	3,5
Granulozyten Barriere	7,6884	3,6 1,5 / 10,5	11,02988	0	61
Lymphozyten/Plasmazellen barrierenah	1,767	0,4 0,1 / 3,5	2,1746	0	6,8
Lymphozyten/Plasmazellen barrierefern	0,684	0,1 0 / 1,3	0,9444	0	3,6

Barriere	Mittelwert	Median Q1 / Q3	Standard-abweichung	Minimum	Maximum
Lymphozyten/Plasmazellen Barriere	1,0837	0,3 0 / 2,2	1,3645	-0,5	4,9
≥ 10 Makrophagen barrierenah	0,047	0 0 / 0,1	0,0797	0	0,3
≥ 10 Makrophagen barrierefern	0,014	0 0 / 0	0,056	0	0,3
≥ 10 Makrophagen Barriere	0,0326	0 0 / 0,1	0,08083	-0,2	0,2
Fremdkörperriesenzellen barrierenah	0,263	0 0 / 0,4	0,4991	0	2,1
Fremdkörperriesenzellen barrierefern	0,019	0 0 / 0	0,045	0	0,2
Fremdkörperriesenzellen Barriere	0,2442	0 0 / 0,3	0,48072	-0,1	2
Fibrose barrierenah	2,35	3 1 / 3	1,066	1	4
Fibrose barrierefern	1,23	1 1 / 1	0,48	1	3
Fibrose Barriere	1,1163	1 0 / 2	0,98099	0	3

Tabelle 60: Statistik nach Seiten aufgeteilt sowie alle Präparate insgesamt für die Variable Granulozyten in der spezifischen Gewebereaktion der Barrierekonsistenz (sog. Barrierewert)

Bauchseite	Gewebereaktion/ Barrierekonsistenz	Mittelwert	Median Q1 / Q3	Standard-abweichung	Minimum	Maximum
linke Bauchseite	Granulozyten Kontrollgruppe	3,775	1,8 1,15/7,6	3,93655	0,3	10,9
	Granulozyten flüssige Barrieren	4,4375	1,65 0,625/2,975	7,98368	-0,3	30,5
	Granulozyten feste Barrieren	9,15	3,4 1,325/10,825	14,10956	0	61
rechte Bauchseite	Granulozyten Kontrollgruppe	1,6167	1,2 0,4/2,825	1,47026	0,4	4,1
	Granulozyten flüssige Barrieren	1,8957	1,6 0,6/3,0	1,67833	-0,6	1,6
	Granulozyten feste Barrieren	6,1571	3,9 1,5/10,25	6,45264	0,4	22,3
Präparate insgesamt	Granulozyten Kontrollgruppe	2,85	1,75 0,55 / 4,15	3,22556	0,3	10,9
	Granulozyten flüssige Barrieren	3,3745	1,6 0,6 / 3	6,27214	-0,6	30,5
	Granulozyten feste Barrieren	7,6884	3,6 1,5 / 10,5	11,02988	0	61

Tabelle 61: Statistik nach Seiten aufgeteilt sowie alle Präparate insgesamt für die Variable Lymphozyten/Plasmazellen in der spezifischen Gewebereaktion der Barrierekonsistenz (sog. Barrierewert)

Bauchseite	Gewebereaktion/ Barrierekonsistenz	Mittelwert	Median Q1 / Q3	Standard- abweichung	Minimum	Maximum
linke Bauchseite	Lymphozyten/ Plasmazellen Kontrollgruppe	0,375	0,15 0 / 0,8	0,56252	0	1,5
	Lymphozyten/ Plasmazellen flüssige Barrieren	0,4969	0,3 0 / 0,675	1,01138	-1,7	3,8
	Lymphozyten/ Plasmazellen feste Barrieren	0,8318	0,15 0 / 1,375	1,36848	-0,5	4,9
rechte Bauchseite	Lymphozyten/ Plasmazellen Kontrollgruppe	0,2	0,1 0 / 0,4	0,26833	0	0,7
	Lymphozyten/ Plasmazellen flüssige Barrieren	0,5	0,4 0 / 1	0,54523	-0,3	1,5
	Lymphozyten/ Plasmazellen feste Barrieren	1,3476	0,7 0,1 / 2,7	1,34187	-0,1	3,7
Präparate insgesamt	Lymphozyten/ Plasmazellen Kontrollgruppe	0,3	0,1 0 / 0,4	0,45404	0	1,5
	Lymphozyten/ Plasmazelle flüssige Barrieren	0,4982	0,3 0 / 0,8	0,84162	-1,7	3,8
	Lymphozyten/ Plasmazellen feste Barrieren	1,0837	0,3 0 / 2,2	1,3645	-0,5	4,9

Tabelle 62: Statistik nach Seiten aufgeteilt sowie alle Präparate insgesamt für zehn oder mehr Makrophagen/Gesichtsfeld in der spezifischen Gewebereaktion der Barrierekonsistenz (sog. Barrierewert)

Bauchseite	Gewebereaktion/ Barrierekonsistenz	Mittelwert	Median Q1 / Q3	Standard- abweichung	Minimum	Maximum
linke Bauchseite	≥ 10 Makrophagen Kontrollgruppe	0,0375	0 0 / 0,075	0,0744	0	0,2
	≥ 10 Makrophagen flüssige Barrieren	-0,0219	0 0 / 0	0,33863	-1,8	0,4
	≥ 10 Makrophagen feste Barrieren	0,0182	0 0 / 0,025	0,07327	-0,2	0,2
rechte Bauchseite	≥ 10 Makrophagen Kontrollgruppe	0,0333	0 0 / 0,1	0,05164	0	0,1
	≥ 10 Makrophagen flüssige Barrieren	0,0435	0 0 / 0	0,09921	0	0,3
	≥ 10 Makrophagen feste Barrieren	0,0476	0 0 / 0,1	0,08729	-0,1	0,2

Bauchseite	Gewebereaktion/ Barrierekonsistenz	Mittelwert	Median Q1 / Q3	Standard-abweichung	Minimum	Maximum
Präparate insgesamt	≥ 10 Makrophagen Kontrollgruppe	0,0357	0 0 / 0,1	0,06333	0	0,2
	≥ 10 Makrophagen flüssige Barrieren	0,0055	0 0 / 0	0,26626	-1,8	0,4
	≥ 10 Makrophagen feste Barrieren	0,0326	0 0 / 0,1	0,08083	-0,2	0,2

Tabelle 63: Statistik nach Seiten aufgeteilt sowie alle Präparate insgesamt für die Variable Fremdkörperriesenzellen in der spezifischen Gewebereaktion der Barrierekonsistenz (sog. Barrierewert)

Bauchseite	Gewebereaktion/ Barrierekonsistenz	Mittelwert	Median Q1 / Q3	Standard-abweichung	Minimum	Maximum
linke Bauchseite	Fremdkörperriesenzellen Kontrollgruppe	0,0375	0 0 / 0	0,10607	0	0,3
	Fremdkörperriesenzellen flüssige Barrieren	0,2312	0 0 / 0,3	0,47819	0	2,3
	Fremdkörperriesenzellen feste Barrieren	0,25	0 0 / 0,425	0,48771	-0,1	2
rechte Bauchseite	Fremdkörperriesenzellen Kontrollgruppe	0,0833	0 0 / 0,225	0,13292	0	0,3
	Fremdkörperriesenzellen flüssige Barrieren	0,2043	0 0 / 0,4	0,36241	0	1,2
	Fremdkörperriesenzellen feste Barrieren	0,2381	0 0 / 0,2	0,48526	0	1,7
Präparate insgesamt	Fremdkörperriesenzellen Kontrollgruppe	0,0571	0 0 / 0,05	0,11579	0	0,3
	Fremdkörperriesenzellen flüssige Barrieren	0,22	0 0 / 0,3	0,43007	0	2,3
	Fremdkörperriesenzellen feste Barrieren	0,2442	0 0 / 0,3	0,48072	-0,1	2

Tabelle 64: Statistik nach Seiten aufgeteilt sowie alle Präparate insgesamt für die Variable Fibrose in der spezifischen Gewebereaktion der Barrierekonsistenz (sog. Barrierewert)

Bauchseite	Gewebereaktion/ Barrierekonsistenz	Mittelwert	Median Q1 / Q3	Standard-abweichung	Minimum	Maximum
linke Bauchseite	Fibrose Kontrollgruppe	0,875	1 0 / 1,75	0,83452	0	2
	Fibrose flüssige Barrieren	1,0313	1 0 / 2	1,06208	0	3
	Fibrose feste Barrieren	0,8636	1 0 / 2	0,83355	0	2
rechte Bauchseite	Fibrose Kontrollgruppe	1,3333	1,5 0,75 / 2	0,8165	0	2
	Fibrose flüssige Barrieren	0,9565	1 0 / 2	0,92826	0	3
	Fibrose feste Barrieren	1,381	1 0,5 / 2	1,07127	0	3

Bauchseite	Gewebereaktion/ Barrierekonsistenz	Mittelwert	Median Q1 / Q3	Standard-abweichung	Minimum	Maximum
Präparate insgesamt	Fibrose Kontrollgruppe	1,0714	1 0 / 2	0,82874	0	2
	Fibrose flüssige Barrieren	1	1 0 / 2	1	0	3
	Fibrose feste Barrieren	1,1163	1 0 / 2	0,98099	0	3

Tabelle 65: Statistischer Vergleich aller Variablen hinsichtlich der Barrierekonsistenz

Gewebereaktion/ Barrierekonsistenz	Mittelwert	Median Q1 / Q3	Standard-abweichung	Minimum	Maximum
Granulozyten Kontrollgruppe	2,85	1,75 0,55 / 4,15	3,22556	0,3	10,9
Granulozyten flüssige Barrieren	3,3745	1,6 0,6 / 3	6,27214	-0,6	30,5
Granulozyten feste Barrieren	7,6884	3,6 1,5 / 10,5	11,02988	0	61
Lymphozyten/Plasmazellen Kontrollgruppe	0,3	0,1 0 / 0,4	0,45404	0	1,5
Lymphozyten/Plasmazellen flüssige Barrieren	0,4982	0,3 0 / 0,8	0,84162	-1,7	3,8
Lymphozyten/Plasmazellen feste Barrieren	1,0837	0,3 0 / 2,2	1,3645	-0,5	4,9
≥ 10 Makrophagen Kontrollgruppe	0,0357	0 0 / 0,1	0,06333	0	0,2
≥ 10 Makrophagen flüssige Barrieren	0,0055	0 0 / 0	0,26626	-1,8	0,4
≥ 10 Makrophagen feste Barrieren	0,0326	0 0 / 0,1	0,08083	-0,2	0,2
Fremdkörperriesenzellen Kontrollgruppe	0,0571	0 0 / 0,05	0,11579	0	0,3
Fremdkörperriesenzellen flüssige Barrieren	0,22	0 0 / 0,3	0,43007	0	2,3
Fremdkörperriesenzellen feste Barrieren	0,2442	0 0 / 0,3	0,48072	-0,1	2
Fibrose Kontrollgruppe	1,0714	1 0 / 2	0,82874	0	2
Fibrose flüssige Barrieren	1	1 0 / 2	1	0	3
Fibrose feste Barrieren	1,1163	1 0 / 2	0,98099	0	3

Tabelle 66: Statistisches Ergebnis des barrierenahen Gewebes flüssiger und fester Barrieren sowie der Kontrollgruppe in der Auswertung nach CD68-positiven Makrophagen

Gewebereaktion/ Barrierekonsistenz	Mittelwert	Median Q1 / Q3	Standardabweichung	Minimum	Maximum
Granulozyten Kontrollgruppe	4,571	3,5 2,4 / 5,1	3,4155	2,1	12
Granulozyten flüssige Barrieren	7,667	4 2,05 / 7,7	9,6419	0,5	32,3
Granulozyten feste Barrieren	12,35	3,85 1,45 / 23,275	17,6191	0,6	62,9
Lymphozyten/Plasmazellen Kontrollgruppe	0,486	0,2 0 / 1,1	0,623	0	1,6
Lymphozyten/Plasmazellen flüssige Barrieren	0,557	0,3 0,1 / 0,65	0,7909	0	3,3
Lymphozyten/Plasmazellen feste Barrieren	0,207	0,15 0 / 0,2	0,3362	0	1,3
CD68-pos. Makrophagen Kontrollgruppe	10,7429	7,1 5,2 / 10,2	11,66317	2,9	36,7
CD68-pos. Makrophagen flüssige Barrieren	24,0048	21,7 6,1 / 35,75	21,94672	0,5	80,8
CD68-pos. Makrophagen feste Barrieren	28,75	24,7 16,85 / 43,9	15,59062	1	54,3
Fremdkörperriesenzellen Kontrollgruppe	0,043	0 0 / 0	0,1134	0	0,3
Fremdkörperriesenzellen flüssige Barrieren	0,333	0,1 0 / 0,35	0,5919	0	2,4
Fremdkörperriesenzellen feste Barrieren	0,35	0,05 0 / 0,55	0,5775	0	2,1
Fibrose Kontrollgruppe	2,14	2 2 / 3	0,69	1	3
Fibrose flüssige Barrieren	2,38	2 1,5 / 3	1,071	1	4
Fibrose feste Barrieren	1,64	1 1 / 2,25	0,842	1	3

Tabelle 67: Statistisches Ergebnis des barrierefernen Gewebes flüssiger und fester Barrieren sowie der Kontrollgruppe in der Auswertung nach CD68-positiven Makrophagen

Gewebereaktion/ Barrierekonsistenz	Mittelwert	Median Q1 / Q3	Standardabweichung	Minimum	Maximum
Granulozyten Kontrollgruppe	1,629	1,4 0,6 / 2,4	1,0688	0,4	3,3
Granulozyten flüssige Barrieren	1,305	1,2 0,5 / 1,95	0,9902	0,1	3,7
Granulozyten feste Barrieren	0,914	0,65 0,475/1,25	0,6597	0,3	2,5
Lymphozyten/Plasmazellen Kontrollgruppe	0,043	0 0 / 0,1	0,0535	0	0,1

Gewebereaktion/ Barrierekonsistenz	Mittelwert	Median Q1 / Q3	Standard-abweichung	Minimum	Maximum
Lymphozyten/Plasmazellen flüssige Barrieren	0,243	0,1 0 / 0,15	0,5879	0	2,7
Lymphozyten/Plasmazellen feste Barrieren	0,129	0 0 / 0,15	0,2555	0	0,9
CD68-pos. Makrophagen Kontrollgruppe	1,5857	1,9 0,6 / 2,4	0,96511	0	2,7
CD68-pos. Makrophagen flüssige Barrieren	8,9048	4,9 1,3 / 10,95	11,85337	0,5	50,7
CD68-pos. Makrophagen feste Barrieren	9,5929	5,15 2,45 / 17	9,44315	1,3	33,6
Fremdkörperriesenzellen Kontrollgruppe	0	0 0 / 0	0	0	0
Fremdkörperriesenzellen flüssige Barrieren	0,019	0 0 / 0	0,0402	0	0,1
Fremdkörperriesenzellen feste Barrieren	0,029	0 0 / 0,025	0,0611	0	0,2
Fibrose Kontrollgruppe	1,29	1 1 / 2	0,488	1	2
Fibrose flüssige Barrieren	1,19	1 1 / 1	0,402	1	2
Fibrose feste Barrieren	1,21	1 1 / 1	0,579	1	3

Tabelle 68: Statistisches Ergebnis der spezifischen Gewebereaktion (sog. Barrierewert) flüssiger und fester Barrieren sowie der Kontrollgruppe in der Auswertung nach CD68-positiven Makrophagen

Gewebereaktion/ Barrierekonsistenz	Mittelwert	Median Q1 / Q3	Standard-abweichung	Minimum	Maximum
Granulozyten Kontrollgruppe	2,9429	1,8 1,3 / 4,1	2,72388	1,1	8,7
Granulozyten flüssige Barrieren	6,3619	2,6 1,35 / 6,05	9,33967	0,4	30,5
Granulozyten feste Barrieren	11,4357	2,45 0,725/21,825	17,35745	0	61
Lymphozyten/Plasmazellen Kontrollgruppe	0,4429	0,2 0 / 1	0,57982	0	1,5
Lymphozyten/Plasmazellen flüssige Barrieren	0,3143	0,1 0 / 0,4	0,90459	-1,7	3,3
Lymphozyten/Plasmazellen feste Barrieren	0,0786	0 0 / 0,2	0,29399	-0,5	0,9
CD68-pos. Makrophagen Kontrollgruppe	9,1571	5,2 3 / 10,2	11,39749	2,3	34,3
CD68-pos. Makropha-gen flüssige Barrieren	15,1	10,3 3,7 / 28	13,41708	-0,9	42,8
CD68-pos. Makrophagen feste Barrieren	19,1571	16,7 7,525 / 32,6	13,29781	-0,8	40,1

Gewebereaktion/ Barrierekonsistenz	Mittelwert	Median Q1 / Q3	Standardabweichung	Minimum	Maximum
Fremdkörperriesenzellen Kontrollgruppe	0,0429	0 0 / 0	0,11339	0	0,3
Fremdkörperriesenzellen flüssige Barrieren	0,3143	0,1 0 / 0,35	0,56505	0	2,3
Fremdkörperriesenzellen feste Barrieren	0,3214	0,05 0 / 0,525	0,54938	-0,1	2
Fibrose Kontrollgruppe	0,8571	1 0 / 2	0,89974	0	2
Fibrose flüssige Barrieren	1,1905	1 0 / 2	1,07792	0	3
Fibrose feste Barrieren	0,4286	0 0 / 1	0,64621	0	2

Tabelle 69: p-Werte des Kruskal-Wallis-Tests der barrierenahen und barrierefernen Areale sowie der spezifischen Gewebereaktion der Barrieren (sog. Barrierewert) für die Variablen Granulozyten und zehn oder mehr Makrophagen. Ein Unterschied lag vor, wenn p < 0,05 war. Grau markiert sind alle p > 0,05, bei diesen wurde kein Unterschied nachgewiesen. Bei allen nicht markierten Kombinationen war ein Unterschied vorhanden.

getestete Barrieren		Granulozyten			Makrophagen (≥10/Gesichtsfeld in HE)		
		barriere-nah	Barriere-fern	Barriere-wert	barriere-nah	Barriere-fern	Barriere-wert
Kontrolle & Adept	links	0,000	0,003	0,003	0,001	0,003	0,644
	rechts	0,077	0,000	0,655	0,005	0,208	0,005
	alle	0,000	0,000	0,013	0,000	0,001	0,021
Kontrolle & Intercoat	links	0,006	0,019	0,033	0,197	1,000	0,197
	rechts	0,356	0,029	0,912	0,018	1,000	0,018
	alle	0,007	0,001	0,127	0,012	1,000	0,012
Kontrolle & Spraygel	links	0,128	0,674	0,115	0,945	1,000	0,945
	alle	0,047	0,016	0,033	0,753	0,684	0,960
Kontrolle & Seprafilm	links	0,633	0,159	0,973	0,708	1,000	0,708
	rechts	0,311	0,160	0,119	0,589	0,527	1,000
	alle	0,785	0,023	0,243	0,508	0,487	0,806

getestete Barrieren		Granulozyten			Makrophagen (≥10/Gesichtsfeld in HE)		
		barriere-nah	fern	Barriere-wert	barriere-nah	fern	Barriere-wert
Kontrolle & Supra-seal	links	0,029	0,140	0,033	0,350	0,290	0,181
	rechts	0,017	0,316	0,048	0,860	0,578	0,894
	alle	0,001	0,038	0,002	0,619	0,271	0,660
Adept & Intercoat	links	0,000	0,002	0,001	0,000	0,005	0,646
	rechts	0,038	0,000	0,348	0,001	0,131	0,001
	alle	0,000	0,000	0,003	0,000	0,002	0,012
Adept & Spraygel	links	0,082	0,385	0,064	0,031	0,047	0,900
	alle	0,000	0,000	0,000	0,000	0,001	0,059
Adept & Sepra-film	links	0,000	0,007	0,004	0,002	0,001	0,460
	rechts	0,057	0,000	0,166	0,009	0,458	0,021
	alle	0,000	0,000	0,002	0,000	0,001	0,030
Adept & Supra-seal	links	0,000	0,004	0,000	0,001	0,002	0,308
	rechts	0,003	0,001	0,034	0,024	0,511	0,041
	alle	0,000	0,000	0,000	0,000	0,004	0,082
Intercoat & Spraygel	links	0,000	0,006	0,001	0,180	1,000	0,180
	alle	0,000	0,001	0,000	0,012	0,594	0,049
Intercoat & Sepra-film	links	0,004	0,074	0,01	0,161	1,000	0,161
	rechts	0,071	0,088	0,077	0,121	0,480	0,122
	alle	0,001	0,004	0,002	0,004	0,445	0,020
Intercoat & Su-praseal	links	0,000	0,020	2,000	0,183	0,209	0,101
	rechts	0,002	0,114	0,018	0,054	0,393	0,176
	alle	0,000	0,001	0,000	0,024	0,113	0,089

getestete Barrieren		Granulozyten			Makrophagen (≥10/Gesichtsfeld in HE)		
		barriere-nah	fern	Barriere-wert	barriere-nah	fern	Barriere-wert
Spraygel & Sepra-film	links	0,024	0,035	0,041	0,739	1,000	0,739
	alle	0,019	0,020	0,031	0,616	0,599	0,845
Spraygel & Supra-Seal	links	0,674	0,247	0,674	0,144	0,317	0,090
	alle	0,785	0,412	0,838	0,577	0,274	0,403
Sepra-film & Supra-Seal	links	0,020	0,086	0,024	0,188	0,253	0,093
	rechts	0,019	0,310	0,094	0,893	0,541	0,654
	alle	0,001	0,048	0,005	0,440	0,302	0,473

Tabelle 70: p-Werte des Kruskal-Wallis-Tests der barrierenahen und barrierefernen Areale sowie der spezifischen Gewebereaktion der Barrieren (sog. Barrierewert) für Lymphozyten/Plasmazellen und Fremdkörperriesenzellen. Ein Unterschied lag vor, wenn p < 0,05 war. Grau markiert sind alle p > 0,05, bei diesen wurde kein Unterschied nachgewiesen. Bei allen nicht markierten Kombinationen war ein Unterschied vorhanden.

getestete Barrieren		Lymphozyten/Plasmazellen			Fremdkörperriesenzellen		
		barriere-nah	fern	Barriere-wert	barriere-nah	fern	Barriere-wert
Kontrolle & Adept	links	0,271	0,072	0,949	0,000	0,000	0,000
	rechts	0,250	0,010	0,169	0,000	0,001	0,000
	alle	0,148	0,003	0,467	0,000	0,000	0,000
Kontrolle & Intercoat	links	0,120	0,027	0,747	0,621	1,000	0,621
	rechts	0,332	0,044	0,628	0,188	1,000	0,188
	alle	0,069	0,003	0,590	0,229	1,000	0,229
Kontrolle & Spraygel	links	0,705	0,951	0,666	0,036	1,000	0,036
	alle	0,007	0,003	0,032	0,000	0,684	0,000
Kontrolle & Sepra-film	links	0,046	0,023	0,138	0,632	1,000	0,632
	rechts	0,046	0,051	0,066	0,110	0,527	0,097
	alle	0,004	0,003	0,015	0,136	0,487	0,130

getestete Barrieren		Lymphozyten/Plasmazellen			Fremdkörperriesenzellen		
		barriere-nah	fern	Barriere-wert	barriere-nah	fern	Barriere-wert
Kontrolle & Supra-Seal	links	0,016	0,028	0,022	0,000	0,008	0,000
	rechts	0,081	0,064	0,111	0,001	0,024	0,001
	alle	0,003	0,002	0,014	0,000	0,000	0,000
Adept & Intercoat	links	0,425	0,371	0,848	0,000	0,001	0,000
	rechts	0,401	0,009	0,139	0,000	0,001	0,000
	alle	0,797	0,014	0,351	0,000	0,000	0,000
Adept & Spraygel	links	0,559	0,263	0,770	0,004	0,016	0,008
	alle	0,016	0,000	0,037	0,000	0,000	0,000
Adept & Sepra-film	links	0,160	0,047	0,312	0,000	0,000	0,000
	rechts	0,064	0,009	0,051	0,000	0.001	0,000
	alle	0,011	0,001	0,019	0,000	0,000	0,000
Adept & Supra-Seal	links	0,012	0,017	0,073	0,000	0,000	0,000
	rechts	0,106	0,017	0,081	0,000	0,001	0,000
	alle	0,005	0,000	0,023	0,000	0,000	0,000
Intercoat & Spraygel	links	0,265	0,042	0,977	0,001	1,000	0,001
	alle	0,009	0,001	0,021	0,000	0,594	0,000
Intercoat & Sepra-film	links	0,106	0,032	0.188	0,851	1,000	0,851
	rechts	0,040	0,048	0,044	0,220	0,480	0,202
	alle	0,005	0,002	0,009	0,284	0,445	0,276
Intercoat & Supra-Seal	links	0,007	0,012	0,034	0,000	0,001	0,000
	rechts	0,073	0,070	0,072	0,000	0,003	0,000
	alle	0,003	0,001	0,015	0,000	0,000	0,000
Spraygel & Sepra-film	links	0,121	0,037	0,287	0,001	1,000	0,001
	alle	0,050	0,025	0,124	0,000	0,599	0,000

getestete Barrieren		Lymphozyten/Plasmazellen			Fremdkörperriesenzellen		
		barriere- nah	fern	Barriere- wert	barriere- nah	fern	Barriere- wert
Spraygel & Supra- Seal	links	0,160	0,700	0,049	0,011	0,064	0,015
	alle	0,648	0,901	0,418	0,005	0,035	0,007
Sepra- film & Supra- Seal	links	0,011	0,029	0,014	0,000	0,012	0,000
	rechts	0,184	0,089	0,275	0,000	0,026	0,000
	alle	0,006	0,006	0,017	0,000	0,001	0,000

Tabelle 71: p-Werte des Mann-Whitney-U-Tests der barrierenahen und barrierefernen Areale sowie der spezifischen Gewebereaktion der Barrieren (sog. Barrierewert) für die Variablen Granulozyten und zehn oder mehr Makrophagen. Ein Unterschied lag vor, wenn $p < 0,05$ war. Grau markiert sind alle $p > 0,05$, bei diesen wurde kein Unterschied nachgewiesen. Bei allen nicht markierten Kombinationen war ein Unterschied vorhanden.

getestete Barrieren		Granulozyten			Makrophagen (≥10/Gesichtsfeld in HE)		
		barriere- nah	fern	Barriere- wert	barriere- nah	fern	Barriere- wert
Kontrolle & Adept	links	0,297	0,862	0,563	0,026	0,047	0,900
	rechts	0,116	0,012	0,567	0,161	0,355	0,160
	alle	0,089	0,069	0,448	0,009	0,034	0,341
Kontrolle & Intercoat	links	0,006	0,019	0,033	0,197	1,000	0,197
	rechts	0,356	0,029	0,912	0,018	1,000	0,018
	alle	0,007	0,001	0,127	0,012	1,000	0,012
Kontrolle & Spraygel	links	0,128	0,674	0,115	0,945	1,000	0,945
	alle	0,031	0,918	0,022	0,965	1,000	0,965
Kontrolle & Seprafilm	links	0,633	0,159	0,973	0,708	1,000	0,708
	rechts	0,311	0,160	0,119	0,589	0,527	1,000
	alle	0,785	0,023	0,243	0,508	0,487	0,806

getestete Barrieren		Granulozyten			Makrophagen (≥10/Gesichtsfeld in HE)		
		barriere-nah	fern	Barriere-wert	barriere-nah	fern	Barriere-wert
Kontrolle & Supra-Seal	links	0,052	0,206	0,046	0,144	0,317	0,090
	rechts	0,010	0,810	0,036	0,702	0,317	0,702
	alle	0,004	0,447	0,004	0,501	0,150	0,333
Adept & Intercoat	links	0,000	0,002	0,001	0,000	0,005	0,646
	rechts	0,038	0,000	0,348	0,001	0,131	0,001
	alle	0,000	0,000	0,003	0,000	0,002	0,012
Adept & Spraygel	links	0,082	0,385	0,064	0,031	0,047	0,900
	alle	0,048	0,142	0,024	0,044	0,104	0,510
Adept & Seprafilm	links	0,167	0,018	0,794	0,016	0,010	0,744
	rechts	0,698	0,001	0,525	0,162	0,621	0,089
	alle	0,173	0,000	0,766	0,008	0,018	0,328
Adept & Supra-Seal	links	0,072	0,055	0,028	0,002	0,181	0,433
	rechts	0,032	0,316	0,045	0,389	0,909	0,268
	alle	0,007	0,016	0,003	0,005	0,336	0,160
Intercoat & Spraygel	links	0,000	0,006	0,001	0,180	1,000	0,180
	alle	0,000	0,002	0,001	0,035	1,000	0,035
Intercoat & Seprafilm	links	0,005	0,433	0,005	0,053	1,000	0,053
	rechts	0,025	0,321	0,036	0,006	0,302	0,066
	alle	0,000	0,214	0,000	0,001	0,286	0,007
Intercoat & Supra-Seal	links	0,002	0,074	0,002	0,493	0,145	0,137
	rechts	0,001	0,111	0,015	0,018	0,102	0,018
	alle	0,000	0,018	0,000	0,146	0,028	0,631

getestete Barrieren		Granulozyten			Makrophagen (≥10/Gesichtsfeld in HE)		
		barriere-nah	fern	Barriere-wert	barriere-nah	fern	Barriere-wert
Spraygel & Seprafilm	links	0,024	0,035	0,041	0,739	1,000	0,793
	alle	0,019	0,020	0,031	0,616	0,599	0,845
Spraygel & Supra-Seal	links	0,674	0,247	0,674	0,144	0,317	0,090
	alle	0,785	0,412	0,838	0,577	0,274	0,403
Seprafilm & Supra-Seal	links	0,020	0,257	0,017	0,062	0,186	0,032
	rechts	0,019	0,310	0,094	0,893	0,541	0,654
	alle	0,001	0,138	0,003	0,212	0,218	0,235

Tabelle 72: p-Werte des Mann-Whitney-U-Tests der barrierenahen und barrierefernen Areale sowie der spezifischen Gewebereaktion der Barrieren (sog. Barrierewert) für Lymphozyten/Plasmazellen und Fremdkörperriesenzellen. Ein Unterschied lag vor, wenn $p < 0,05$ war. Grau markiert sind alle $p > 0,05$, bei diesen wurde kein Unterschied nachgewiesen. Bei allen nicht markierten Kombinationen war ein Unterschied vorhanden.

getestete Barrieren		Lymphozyten/Plasmazellen			Fremdkörperriesenzellen		
		barriere-nah	fern	Barriere-wert	barriere-nah	fern	Barriere-wert
Kontrolle & Adept	links	0,482	0,191	0,953	0,001	0,016	0,001
	rechts	0,072	0,435	0,061	0,006	0,036	0,006
	alle	0,104	0,615	0,246	0,000	0,000	0,000
Kontrolle & Intercoat	links	0,120	0,027	0,747	0,621	1,000	0,621
	rechts	0,332	0,044	0,628	0,188	1,000	0,188
	alle	0,069	0,003	0,590	0,229	1,000	0,229
Kontrolle & Spraygel	links	0,705	0,951	0,666	0,036	1,000	0,036
	alle	0,649	0,841	0,599	0,050	1,000	0,050
Kontrolle & Seprafilm	links	0,046	0,023	0,138	0,632	1,000	0,632
	rechts	0,046	0,051	0,066	0,110	0,527	0,097
	alle	0,004	0,003	0,015	0,136	0,487	0,130

getestete Barrieren		Lymphozyten/Plasmazellen			Fremdkörperriesenzellen		
		barriere-nah	fern	Barriere-wert	barriere-nah	fern	Barriere-wert
Kontrolle & Supra-Seal	links	0,216	0,700	0,049	0,002	0,064	0,010
	rechts	0,257	0,702	0,139	0,020	0,056	0,024
	alle	0,869	1,000	0,585	0,000	0,007	0,000
Adept & Intercoat	links	0,425	0,371	0,848	0,000	0,001	0,000
	rechts	0,401	0,009	0,139	0,000	0,001	0,000
	alle	0,797	0,014	0,351	0,000	0,000	0,000
Adept & Spraygel	links	0,559	0,263	0,770	0,004	0,016	0,008
	alle	0,410	0,877	0,731	0,001	0,010	0,002
Adept & Sepra-film	links	0,177	0,120	0,217	0,000	0,002	0,000
	rechts	0,290	0,016	0,340	0,000	0,008	0,000
	alle	0,077	0,006	0,132	0,000	0,000	0,000
Adept & Supra-Seal	links	0,041	0,145	0,256	0,817	0,648	0,862
	rechts	0,886	0,334	0,667	0,830	0,485	0,719
	alle	0,078	0,747	0,138	0,945	0,401	0,982
Intercoat & Spraygel	links	0,265	0,042	0,977	0,001	1,000	0,001
	alle	0,467	0,042	0,882	0,000	1,000	0,000
Intercoat & Sepra-film	links	0,368	0,251	0,112	0,926	1,000	0,926
	rechts	0,039	0,141	0,026	0,644	0,302	0,589
	alle	0,030	0,062	0,007	0,754	0,286	0,731
Intercoat & Supra-Seal	links	0,001	0,027	0,023	0,000	0,008	0,001
	rechts	0,504	0,444	0,336	0,001	0,003	0,001
	alle	0,042	0,029	0,276	0,000	0,000	0,000
Spraygel & Sepra-film	links	0,121	0,037	0,287	0,001	1,000	0,001
	alle	0,050	0,025	0,124	0,000	0,599	0,000

getestete Barrieren		Lymphozyten/Plasmazellen			Fremdkörperriesenzellen		
		barriere-nah	barriere-fern	Barriere-wert	barriere-nah	barriere-fern	Barriere-wert
Spraygel & Supra-Seal	links	0,160	0,700	0,049	0,011	0,064	0,015
	alle	0,648	0,901	0,418	0,005	0,035	0,007
Sepra-film & Supra-Seal	links	0,004	0,031	0,005	0,000	0,016	0,001
	rechts	0,184	0,089	0,275	0,000	0,026	0,000
	Alle	0,003	0,007	0,007	0,000	0,001	0,000

Tabelle 73: Kreuztabelle der Fibrosebildung in den barrierenahen Arealen

Barriere	keine Fibrose		schmales Band		mäßig breites Band		breites Band		ausgedehntes Band	
	Präparate	Prozent	Präparate	Prozent	Präparate	Prozent	Präparate	Prozent	Präparate	Prozent
Kontrolle® (n=14)	0	0%	2	14,3%	7	50%	5	35,7%	0	0%
Adept® (n=14)	0	0%	5	35,7%	8	57,1%	1	7,1%	0	0%
Intercoat® (n=33)	0	0%	13	39,4%	8	24,2%	6	18,2%	6	18,2%
Spraygel® (n=8)	0	0%	3	37,5%	3	37,5%	1	12,5%	1	12,5%
Seprafilm® (n=29)	0	0%	3	10,3%	6	20,7%	14	48,3%	6	20,7%
SupraSeal® (n=14)	0	0%	10	71,4%	2	14,3%	2	14,3%	0	0%

Tabelle 74: Kreuztabelle der Fibrosebildung in den barrierefernen Arealen

Barriere	keine Fibrose		schmales Band		mäßig breites Band		breites Band		ausgedehntes Band	
	Präparate	Prozent	Präparate	Prozent	Präparate	Prozent	Präparate	Prozent	Präparate	Prozent
Kontrolle® (n=14)	0	0%	12	85,7%	2	14,3%	0	0%	0	0%
Adept® (n=14)	0	0%	10	71,4%	4	28,6%	0	0%	0	0%
Intercoat® (n=33)	0	0%	25	75,8%	7	21,2%	1	3%	0	0%
Spraygel® (n=8)	0	0%	6	75%	2	25%	0	0%	0	0%
Seprafilm® (n=29)	0	0%	22	75,9%	6	20,7%	1	3,4%	0	0%
SupraSeal® (n=14)	0	0%	12	85,7%	2	14,3%	0	0%	0	0%

Tabelle 75: Kreuztabelle der barrierespezifischen Fibrosebildung (Barrierewert) der linken Bauchseite

Barriere	keine Fibrose		schmales Band		mäßig breites Band		breites Band		ausgedehntes Band	
	Präparate	Prozent	Präparate	Prozent	Präparate	Prozent	Präparate	Prozent	Präparate	Prozent
Kontrolle (n=8)	3	37,5%	3	37,5%	2	25%	0	0%	0	0%
Adept® (n=7)	0	0%	5	71,4%	1	14,3%	1	14,3%	0	0%
Intercoat® (n=17)	8	47,1%	3	17,6%	4	23,5%	2	11,8%	0	0%
Spraygel® (n=8)	5	62,5%	1	12,5%	1	12,5%	1	12,5%	0	0%
Seprafilm® (n=14)	3	21,4%	5	35,7%	6	42,9%	0	0%	0	0%
SupraSeal® (n=8)	6	75%	2	25%	0	0%	0	0%	0	0%

Tabelle 76:Kreuztabelle der barrierespezifischen Fibrosebildung (Barrierewert) der rechten Bauchseite

Barriere	keine Fibrose		schmales Band		mäßig breites Band		breites Band		ausgedehntes Band	
	Präparate	Prozent	Präparate	Prozent	Präparate	Prozent	Präparate	Prozent	Präparate	Prozent
Kontrolle (n=6)	1	16,7%	2	33,3%	3	50%	0	0%	0	0%
Adept® (n=7)	0	0%	4	57,1%	3	42,9%	0	0%	0	0%
Intercoat® (n=16)	9	56,3%	3	18,8%	3	18,8%	1	6,3%	0	0%
Spraygel® (n=0)										
Seprafilm® (n=15)	1	6,7%	5	33,3%	5	33,3%	4	26,7%	0	0%
SupraSeal® (n=6)	4	66,7%	2	33,3%	0	0%	0	0%	0	0%

Tabelle 77: p-Werte des Kruskal-Wallis-Tests der barrierenahen und barrierefernen Areale sowie der spezifischen Gewebereaktion der Barrieren (sog. Barrierewert) für Granulozyten und Lymphozyten/Plasmazellen in der Untersuchung der CD68-positiven Makrophagen. Ein Unterschied lag vor, wenn $p < 0{,}05$ war. Grau markiert sind alle p-Werte größer als 0,05, bei diesen wurde kein Unterschied nachgewiesen. Bei allen nicht markierten Kombinationen war ein Unterschied vorhanden.

getestete Barrieren	Granulozyten			Lymphozyten/Plasmazellen		
	barriere-nah	fern	Barriere-wert	barriere-Nah	fern	Barriere-wert
Kontrolle & Adept	0,110	0,654	0,371	0,699	0,165	0,797
Kontrolle & Intercoat	0,002	0,006	0,024	0,737	0,088	0,719
Kontrolle & Spraygel	0,000	0,009	0,001	0,675	0,041	0,897
Kontrolle & Seprafilm	0,000	0,006	0,001	0,676	0,091	0,917
Kontrolle & SupraSeal	0,000	0,007	0,001	0,249	0,122	0,481
Adept & Intercoat	0,002	0,003	0,013	0,700	0,285	0,520
Adept & Spraygel	0,000	0,004	0,001	0,487	0,043	0,848
Adept & Seprafilm	0,000	0,004	0,001	0,479	0,092	0,935
Adept & SupraSeal	0,001	0,005	0,001	0,142	0,114	0,545
Intercoat & Spraygel	0,002	0,008	0,002	0,298	0,021	0,746
Intercoat & Seprafilm	0,002	0,015	0,002	0,282	0,056	0,902
Intercoat & SupraSeal	0,002	0,018	0,003	0,097	0,089	0,380
Spraygel & Seprafilm	0,004	0,062	0,004	1,000	0,410	0,646

getestete Barrieren	Granulozyten			Lymphozyten/Plasmazellen		
	barriere-nah	Fern	Barriere-wert	barriere-Nah	fern	Barriere-wert
Spraygel & SupraSeal	0,017	0,128	0,014	0,389	0,730	0,216
Seprafilm & SupraSeal	0,047	0,369	0,035	0,141	0,655	0,160

Tabelle 78: p-Werte des Kruskal-Wallis-Tests der barrierenahen und barrierefernen Areale sowie der spezifischen Gewebereaktion der Barrieren (sog. Barrierewert) für CD68-positive Makrophagen und Fremdkörperriesenzellen in der Untersuchung der CD68-positiven Makrophagen. Ein Unterschied lag vor, wenn $p < 0{,}05$ war. Grau markiert sind alle p-Werte größer als 0,05, bei diesen wurde kein Unterschied nachgewiesen. Bei allen nicht markierten Kombinationen war ein Unterschied vorhanden.

getestete Barrieren	CD68-positive Makrophagen			Fremdkörperriesenzellen		
	barriere-nah	Fern	Barrieren	barriere-nah	fern	Barrieren
Kontrolle & Adept	0,250	0,654	0,142	0,002	0,023	0,002
Kontrolle & Intercoat	0,002	0,099	0,002	0,000	0,009	0,000
Kontrolle & Spraygel	0,001	0,037	0,002	0,000	0,004	0,000
Kontrolle & Seprafilm	0,001	0,020	0,001	0,000	0,002	0,000
Kontrolle & SupraSeal	0,000	0,024	0,000	0,000	0,005	0,000
Adept & Intercoat	0,002	0,073	0,002	0,001	0,023	0,001
Adept & Spraygel	0,001	0,071	0,001	0,000	0,009	0,000
Adept & Seprafilm	0,001	0,081	0,001	0,000	0,004	0,000
Adept & SupraSeal	0,001	0,126	0,000	0,000	0,012	0,000

getestete Barrieren	CD68-positive Makrophagen			Fremdkörperriesenzellen		
	barriere- nah	Fern	Barrieren	barriere- nah	fern	Barrieren
Intercoat & Spraygel	0,035	0,277	0,021	0,009	1,000	0,009
Intercoat & Seprafilm	0,040	0,629	0,007	0,008	1,000	0,008
Intercoat & SupraSeal	0,049	0,667	0,004	0,001	0,021	0,004
Spraygel & Seprafilm	0,949	0,609	0,655	0,031	1,000	0,031
Spraygel & SupraSeal	0,174	0,572	0,022	0,004	0,036	0,012
Seprafilm & SupraSeal	0,180	0,277	0,009	0,005	0,061	0,020

Tabelle 79: p-Werte des Mann-Whitney-U-Tests der barrierenahen und barriereferne Areale sowie der spezifischen Gewebereaktion der Barrieren (sog. Barrierewert) für Granulozyten und Lymphozyten/Plasmazellen in der Untersuchung der CD68-positiven Makrophagen. Ein Unterschied lag vor, wenn $p < 0,05$ war. Grau markiert sind alle p-Werte größer als 0,05, bei diesen wurde kein Unterschied nachgewiesen. Bei allen nicht markierten Kombinationen war ein Unterschied vorhanden.

getestete Barrieren	Granulozyten			Lymphozyten/Plasmazellen		
	barriere- nah	fern	Barrieren	barriere- nah	fern	Barrieren
Kontrolle & Adept	0,110	0,654	0,371	0,699	0,165	0,797
Kontrolle & Intercoat	0,009	0,015	0,047	0,437	0,041	0,478
Kontrolle & Spraygel	0,018	0,949	0,018	0,743	0,591	0,743
Kontrolle & Seprafilm	0,124	0,124	0,159	0,895	0,667	0,360
Kontrolle & SupraSeal	0,048	0,304	0,048	0,182	0,762	0,038

getestete Barrieren	Granulozyten			Lymphozyten/Plasmazellen		
	barriere-nah	fern	Barrieren	barriere-nah	fern	Barrieren
Adept & Intercoat	0,002	0,003	0,013	0,700	0,285	0,520
Adept & Spraygel	0,018	0,522	0,013	0,331	0,080	1,000
Adept & Seprafilm	0,025	0,034	0,035	0,603	0,637	0,699
Adept & SupraSeal	0,124	0,072	0,048	0,066	0,214	0,266
Intercoat & Spraygel	0,002	0,008	0,002	0,298	0,021	0,746
Intercoat & Seprafilm	0,370	0,154	0,848	0,088	0,128	1,000
Intercoat & SupraSeal	0,018	0,029	0,030	0,016	0,069	0,214
Spraygel & Seprafilm	0,004	0,062	0,004	1,000	0,410	0,646
Spraygel & SupraSeal	0,949	0,178	0,949	0,374	0,872	0,115
Seprafilm & SupraSeal	0,047	0,369	0,035	0,141	0,655	0,160

Tabelle 80: p-Werte des Mann-Whitney-U-Tests der barrierenahen und barrierefernen Areale sowie der spezifischen Gewebereaktion der Barrieren (sog. Barrierewert) für CD68-positive Makrophagen und Fremdkörperriesenzellen in der Untersuchung der CD68-positiven Makrophagen. Ein Unterschied lag vor, wenn $p < 0{,}05$ war. Grau markiert sind alle p-Werte größer als 0,05, bei diesen wurde kein Unterschied nachgewiesen. Bei allen nicht markierten Kombinationen war ein Unterschied vorhanden.

getestete Barrieren	CD68-positive Makrophagen			Fremdkörperriesenzellen		
	barriere-nah	fern	Barrieren	barriere-nah	fern	Barrieren
Kontrolle & Adept	0,250	0,654	0,142	0,002	0,023	0,002
Kontrolle & Intercoat	0,006	0,064	0,013	0,317	1,000	0,317

getestete Barrieren	CD68-positive Makrophagen			Fremdkörperriesenzellen		
	barriere-nah	fern	Barrieren	barriere-nah	fern	Barrieren
Kontrolle & Spraygel	0,096	0,018	0,338	0,087	1,000	0,087
Kontrolle & Seprafilm	0,110	0,013	0,306	0,917	1,000	0,917
Kontrolle & SupraSeal	0,009	0,025	0,018	0,006	0,061	0,024
Adept & Intercoat	0,002	0,073	0,002	0,001	0,023	0,001
Adept & Spraygel	0,011	0,047	0,018	0,004	0,023	0,008
Adept & Seprafilm	0,018	0,025	0,035	0,001	0,023	0,001
Adept & SupraSeal	0,003	0,110	0,003	0,654	0,830	0,701
Intercoat & Spraygel	0,035	0,277	0,021	0,009	1,000	0,009
Intercoat & Seprafilm	0,025	0,949	0,003	0,317	1,000	0,317
Intercoat & SupraSeal	0,406	0,482	0,609	0,003	0,061	0,017
Spraygel & Seprafilm	0,949	0,609	0,655	0,031	1,000	0,031
Spraygel & SupraSeal	0,064	0,655	0,041	0,020	0,061	0,029
Seprafilm & SupraSeal	0,180	0,277	0,009	0,005	0,061	0,020

Tabelle 81: Die Fibrosebildung in Barrierenähe bzgl. der CD68-positiven Makrophagen

Barriere	keine Fibrose		schmales Band		mäßig breites Band		breites Band		ausgedehntes Band	
	Präparate	Prozent	Präparate	Prozent	Präparate	Prozent	Präparate	Prozent	Präparate	Prozent
Kontrolle (n=7)	0	0%	1	14,3%	4	57,1%	2	28,6%	0	0%
Adept® (n=7)	0	0%	0	0%	4	57,1%	2	28,6%	1	14,3%
Intercoat® (n=7)	0	0%	3	42,9%	0	0%	2	28,6%	2	28,6%
Spraygel® (n=7)	0	0%	2	28,6%	3	42,9%	1	14,3%	1	14,3%
Seprafilm® (n=7)	0	0%	2	28,6%	3	42,9%	2	28,6%	0	0%
SupraSeal® (n=7)	0	0%	6	85,7%	0	0%	1	14,3%	0	0%

Tabelle 82: Die Fibrosebildung fern der Barrieren bzgl. der CD68-positiven Makrophagen

Barriere	keine Fibrose		schmales Band		mäßig breites Band		breites Band		ausgedehntes Band	
	Präparate	Prozent	Präparate	Prozent	Präparate	Prozent	Präparate	Prozent	Präparate	Prozent
Kontrolle (n=7)	0	0%	5	71,4%	2	28,6%	0	0%	0	0%
Adept® (n=7)	0	0%	6	85,7%	1	14,4%	0	0%	0	0%
Intercoat® (n=7)	0	0%	6	85,7%	1	14,3%	0	0%	0	0%
Spraygel® (n=7)	0	0%	5	71,4%	2	28,6%	0	0%	0	0%
Seprafilm® (n=7)	0	0%	6	85,7%	0	0%	1	14,3%	0	0%
SupraSeal® (n=7)	0	0%	6	85,7%	1	14,3%	0	0%	0	0%

Tabelle 83: Die barrierespezifische Fibrosebildung (Barrierewert) bzgl. CD68-positiver Makrophagen

Barriere	keine Fibrose		schmales Band		mäßig breites Band		breites Band		ausgedehntes Band	
	Präparate	Prozent	Präparate	Prozent	Präparate	Prozent	Präparate	Prozent	Präparate	Prozent
Kontrolle (n=7)	3	42,9%	2	28,6%	2	28,6%	0	0%	0	0%
Adept® (n=7)	0	0%	5	71,4%	1	14,3%	1	14,3%	0	0%
Intercoat® (n=7)	3	42,9%	0	0%	3	42,3%	1	14,3%	0	0%
Spraygel® (n=7)	4	57,1%	1	14,3%	1	14,3%	1	14,3%	0	0%
Seprafilm® (n=7)	3	42,9%	3	42,9%	1	14,3%	0	0%	0	0%
SupraSeal® (n=7)	6	86%	1	14,3%	0	0%	0	0%	0	0%

Tabelle 84: p-Werte des Kruskal-Wallis-Tests der Konsistenz für Granulozyten und zehn oder mehr Makrophagen pro Gesichtsfeld. Ein Unterschied lag vor, wenn p < 0,05 war. Grau markiert sind alle p-Werte größer als 0,05, bei diesen wurde kein Unterschied nachgewiesen. Bei allen nicht markierten Kombinationen war ein Unterschied vorhanden.

getestete Barrieren		Granulozyten			≥ 10 Makrophagen		
		barriere-nah	barriere-fern	Barrieren	barriere-nah	barriere-fern	Barrieren
Kontrolle & flüssige Barrieren	links	0,427	0,150	0,577	0,796	0,374	0,563
	rechts	0,936	0,517	0,767	0,594	0,610	0,594
	alle	0,478	0,137	0,817	0,921	0,302	0,431
Kontrolle & feste Barrieren	links	0,249	0,234	0,133	0,802	0,565	0,834
	rechts	0,024	0,678	0,019	0,453	0,615	0,814
	alle	0,016	0,160	0,005	0,905	0,588	0,679
flüssige Barrieren & feste Barrieren	links	0,109	0,485	0,048	0,514	0,498	0,775
	rechts	0,010	0,851	0,010	0,224	0,484	0,568
	alle	0,005	0,509	0,002	0,668	0,942	0,492

Tabelle 85: p-Werte des Kruskal-Wallis-Tests der Konsistenz für Lymphozyten/Plasmazellen und Fremdkörperriesenzellen. Ein Unterschied lag vor, wenn p < 0,05 war. Grau markiert sind alle p > 0,05, bei diesen wurde kein Unterschied nachgewiesen. Bei allen nicht markierten Kombinationen war ein Unterschied vorhanden.

getestete Barrieren		Lymphozyten/Plasmazellen			Fremdkörperriesenzellen		
		barriere-Nah	barriere-fern	Barrieren	barriere-nah	barriere-fern	Barrieren
Kontrolle & flüssige Barrieren	links	0,221	0,091	0,760	0,115	0,298	0,115
	rechts	0,166	0,201	0,290	0,666	0,281	0,666
	alle	0,074	0,032	0,404	0,136	0,132	0,138
Kontrolle & feste Barrieren	links	0,477	0,225	0,960	0,294	0,554	0,326
	rechts	0,055	0,110	0,057	0,852	0,531	0,850
	alle	0,088	0,033	0,179	0,333	0,288	0,339
flüssige Barrieren & feste Barrieren	links	0,683	0,616	0,908	0,859	0,856	0,739
	rechts	0,077	0,118	0,061	0,636	1,000	0,626
	alle	0,305	0,150	0,150	0,619	0,846	0,516

Tabelle 86: p-Werte des Mann-Whitney-U-Tests der Konsistenz für Granulozyten & 10 oder mehr Makrophagen pro Gesichtsfeld. Ein Unterschied lag vor, wenn p < 0,05 war. Grau markiert sind alle p > 0,05, bei diesen wurde kein Unterschied nachgewiesen. Bei allen nicht markierten Kombinationen war ein Unterschied vorhanden.

getestete Barrieren		Granulozyten			≥ 10 Makrophagen		
		barriere-nah	fern	Barrieren	barriere-nah	fern	Barrieren
Kontrolle & flüssige Barrieren	links	0,427	0,150	0,577	0,796	0,374	0,563
	rechts	0,936	0,517	0,767	0,594	0,610	0,594
	alle	0,478	0,137	0,817	0,921	0,302	0,431
Kontrolle & feste Barrieren	links	0,590	0,126	0,360	0,824	0,546	0,694
	rechts	0,091	0,335	0,054	0,588	0,441	0,892
	alle	0,170	0,053	0,047	0,800	0,314	0,857
flüssige Barrieren & feste Barrieren	links	0,109	0,485	0,048	0,514	0,498	0,775
	rechts	0,010	0,851	0,010	0,224	0,484	0,568
	alle	0,005	0,509	0,002	0,668	0,942	0,492

Tabelle 87: p-Werte des Mann-Whitney-U-Tests der Konsistenz für Lymphozyten/Plasmazellen und Fremdkörperriesenzellen. Ein Unterschied lag vor, wenn p < 0,05 war. Grau markiert sind alle p > 0,05, bei diesen wurde kein Unterschied nachgewiesen. Bei allen nicht markierten Kombinationen war ein Unterschied vorhanden.

getestete Barrieren		Lymphozyten/Plasmazellen			Fremdkörperriesenzellen		
		barriere-Nah	fern	Barrieren	barriere-nah	fern	Barrieren
Kontrolle & flüssige Barrieren	links	0,221	0,091	0,760	0,115	0,298	0,115
	rechts	0,166	0,201	0,290	0,666	0,281	0,666
	alle	0,074	0,032	0,404	0,136	0,132	0,138
Kontrolle & feste Barrieren	links	0,390	0,145	0,848	0,174	0,280	0,264
	rechts	0,057	0,108	0,057	0,914	0,256	0,971
	alle	0,048	0,028	0,125	0,271	0,110	0,356
flüssige Barrieren & feste Barrieren	links	0,683	0,616	0,908	0,859	0,856	0,739
	rechts	0,077	0,118	0,061	0,636	1,000	0,626
	alle	0,305	0,150	0,150	0,619	0,846	0,516

Tabelle 88: Kreuztabelle der Fibrosebildung in den barrierenahen Arealen

Konsistenz	keine Fibrose		schmales Band		mäßig breites Band		breites Band		ausgedehntes Band	
	Präparate	Prozent	Präparate	Prozent	Präparate	Prozent	Präparate	Prozent	Präparate	Prozent
Kontrolle (n=14)	0	0,0%	2	14,3%	7	50,0%	5	35,70%	0	0%
flüssig (n=55)	0	0,0%	16	29,1%	16	29,1%	15	27,3%	8	14,5%
fest (n=43)	0	0,0%	13	30,2%	8	18,6%	16	37,2%	6	14,0%

Tabelle 89: Kreuztabelle der Fibrosebildung in den barrierefernen Arealen

Konsistenz	keine Fibrose		schmales Band		mäßig breites Band		breites Band		ausgedehntes Band	
	Präparate	Prozent	Präparate	Prozent	Präparate	Prozent	Präparate	Prozent	Präparate	Prozent
Kontrolle (n=14)	0	0,0%	12	85,7%	2	14,3%	0	0,00%	0	0%
flüssig (n=55)	0	0,0%	41	74,5%	13	23,6%	1	1,8%	0	0,0%
fest (n=43)	0	0,0%	34	79,1%	8	18,6%	1	2,3%	0	0,0%

Tabelle 90: Kreuztabelle der barrierespezifischen Fibrosebildung (Barrierewert) der linken Bauchseite

Konsistenz	keine Fibrose		schmales Band		mäßig breites Band		breites Band	
	Präparatezahl	Prozent	Präparatezahl	Prozent	Präparatezahl	Prozent	Präparatezahl	Prozent
Kontrolle (n=8)	3	37,5%	3	37,5%	2	25,0%	0	0%
flüssig (n=32)	13	40,6%	9	28,1%	6	18,8%	4	12,5%
fest (n=22)	9	40,9%	7	31,8%	6	27,3%	0	0,0%

Tabelle 91:Kreuztabelle der barrierespezifischen Fibrosebildung (Barrierewert) der rechten Bauchseite

Konsistenz	keine Fibrose		schmales Band		mäßig breites Band		breites Band	
	Präparatezahl	Prozent	Präparatezahl	Prozent	Präparatezahl	Prozent	Präparatezahl	Prozent
Kontrolle (n=6)	1	16,7%	2	33,3%	3	50,0%	0	0%
flüssig (n=23)	9	39,1%	7	30,4%	6	26,1%	1	4,3%
fest (n=21)	5	23,8%	7	33,3%	5	23,8%	4	19,0%

Tabelle 92: p-Werte des Kruskal-Wallis-Tests für Granulozyten und Lymphozyten/Plasmazellen in der Untersuchung der CD68-positiven Makrophagen im Zusammenhang mit der Barrierekonsistenz. Ein Unterschied lag vor, wenn p < 0,05 war. Grau markiert sind alle p-Werte größer als 0,05, bei diesen wurde kein Unterschied nachgewiesen. Bei allen nicht markierten Kombinationen war ein Unterschied vorhanden.

getestete Barrieren	Granulozyten			Lymphozyten/Plasmazellen		
	barriere-nah	fern	Barrieren	barriere-nah	fern	Barrieren
Kontrolle & flüssige Barrieren	0,577	0,395	0,596	0,728	0,219	0,592
Kontrolle & feste Barrieren	0,888	0,308	0,875	0,178	0,349	0,232
flüssige & feste Barrieren	0,946	0,353	0,880	0,057	0,261	0,219

Tabelle 93: p-Werte des Kruskal-Wallis-Tests für CD68-positive Makrophagen und Fremdkörper-riesenzellen in der Untersuchung der CD68-positiven Makrophagen im Zusammenhang mit der Barrierekonsistenz. Ein Unterschied lag vor, wenn p < 0,05 war. Grau markiert sind alle p-Werte größer als 0,05, bei diesen wurde kein Unterschied nachgewiesen. Bei allen nicht markierten Kombinationen war ein Unterschied vorhanden.

getestete Barrieren	CD68-positive Makrophagen			Fremdkörperriesenzellen		
	barriere-nah	fern	Barrieren	barriere-nah	fern	Barrieren
Kontrolle & flüssige Barrieren	0,176	0,053	0,411	0,069	0,221	0,069
Kontrolle & feste Barrieren	0,072	0,031	0,178	0,177	0,426	0,218
flüssige & feste Barrieren	0,281	0,409	0,266	0,986	0,790	0,888

Tabelle 94: p-Werte des Mann-Whitney-U-Tests für Granulozyten und Lymphozyten/Plasmazellen in der Untersuchung der CD68-positiven Makrophagen im Zusammenhang mit der Barrierekonsistenz. Ein Unterschied lag vor, wenn p < 0,05 war. Grau markiert sind alle p-Werte größer als 0,05, bei diesen wurde kein Unterschied nachgewiesen. Bei allen nicht markierten Kombinationen war ein Unterschied vorhanden.

getestete Barrieren	Granulozyten			Lymphozyten/Plasmazellen		
	barriere-nah	fern	Barrieren	barriere-nah	fern	Barrieren
Kontrolle & flüssige Barrieren	0,577	0,395	0,596	0,728	0,219	0,592

getestete Barrieren	Granulozyten			Lymphozyten/Plasmazellen		
	barriere-nah	fern	Barrieren	barriere-nah	fern	Barrieren
Kontrolle & feste Barrieren	0,794	0,134	0,737	0,397	0,931	0,083
flüssige & feste Barrieren	0,946	0,353	0,880	0,057	0,261	0,219

Tabelle 95: p-Werte des Mann-Whitney-U-Tests für CD68-positive Makrophagen und Fremdkörperriesenzellen in der Untersuchung der CD68-positiven Makrophagen im Zusammenhang mit der Barrierekonsistenz. Ein Unterschied lag vor, wenn p < 0,05 war. Grau markiert sind alle p-Werte größer als 0,05, bei diesen wurde kein Unterschied nachgewiesen. Bei allen nicht markierten Kombinationen war ein Unterschied vorhanden.

getestete Barrieren	CD68-positive Makrophagen			Fremdkörperriesenzellen		
	barriere-Nah	fern	Barrieren	barriere-Nah	fern	Barrieren
Kontrolle & flüssige Barrieren	0,176	0,053	0,411	0,069	0,221	0,069
Kontrolle & feste Barrieren	0,014	0,006	0,048	0,096	0,198	0,172
flüssige & feste Barrieren	0,281	0,409	0,266	0,986	0,790	0,888

Tabelle 96: Die Fibrosebildung in Barrierenähe in der Untersuchung CD68-positiver Makrophagen

Konsistenz	keine Fibrose		schmales Band		mäßig breites Band		breites Band		ausgedehntes Band	
	Präparate	Prozent	Präparate	Prozent	Präparate	Prozent	Präparate	Prozent	Präparate	Prozent
Kontrolle (n=7)	0	0,0%	1	14,3%	4	57,1%	2	28,60%	0	0%
flüssig (n=7)	0	0,0%	5	23,8%	7	33,3%	5	23,8%	4	19,0%
fest (n=7)	0	0,0%	8	57,1%	3	21,4%	3	21,4%	0	0,0%

Tabelle 97: Die Fibrosebildung fern der Barrieren in der Untersuchung CD68-positiver Makrophagen

Konsistenz	keine Fibrose		schmales Band		mäßig breites Band		breites Band		ausgedehntes Band	
	Präparate	Prozent	Präparate	Prozent	Präparate	Prozent	Präparate	Prozent	Präparate	Prozent
Kontrolle (n=7)	0	0,0%	5	71,4%	2	28,6%	0	0,00%	0	0%
flüssig (n=7)	0	0,0%	17	81,0%	4	19,0%	0	0,0%	0	0,0%
Fest (n=7)	0	0,0%	12	85,7%	1	7,1%	1	7,1%	0	0,0%

Tabelle 98: Die barrierespezifische Fibrosebildung (sog. Barrierewert) in der Untersuchung der CD68-positiven Makrophagen

Konsistenz	keine Fibrose		schmales Band		mäßig breites Band		breites Band		ausgedehntes Band	
	Präparate	Prozent	Präparate	Prozent	Präparate	Prozent	Präparate	Prozent	Präparate	Prozent
Kontrolle (n=7)	3	42,9%	2	28,6%	2	28,6%	0	0,00%	0	0%
flüssig (n=7)	7	33,3%	6	28,6%	5	23,8%	3	14,3%	0	0,0%
Fest (n=7)	9	64,3%	4	28,6%	1	7,1%	0	0,0%	0	0,0%

Printed in the United States
By Bookmasters